中医药信息处理的科学问题

崔 蒙　高 博　杨 硕
　　　　　　　　　　　　著
朱 玲　朱 彦　徐丽丽

科　学　出　版　社

北　京

内 容 简 介

本书主要从中医药信息处理中的科学问题着手，着重论述了中医药健康稳态与中医药信息处理之间的关联关系。第一章主要阐述认识、现象、整体、时间四个中医药信息的主要特点，讨论稳态的表现；第二章主要从尺度与维度两个核心科学问题入手，讨论稳态构建的问题；第三章从规模、同步、组织、相似四个内涵探讨稳态实现的机制；第四章尝试分析人类与计算机的个体思维在中医药信息处理中起到的作用和获得的突破，讨论稳态认知的形成；第五章从个体与关联这两个中医药信息处理中最基本的出发点展开讨论，加深对稳态载体的认识。最后讨论了这些科学问题在实际工作中的应用，列举尚未探讨清楚的问题，以期读者的思考与反馈。

本书是继"中医药信息学"丛书后又一次对中医药信息学的深入研究，探讨中医药信息处理实际工作中经常遇到的科学问题，对中医药信息学的研究者具有启发性，也可作为中医药科研人员的参考书。

图书在版编目（CIP）数据

中医药信息处理的科学问题 / 崔蒙等著. —北京：科学出版社，2023.3
ISBN 978-7-03-075289-5

Ⅰ. ①中⋯　Ⅱ. ①崔⋯　Ⅲ. ①中国医药学–医学信息学　Ⅳ. ①R2-03

中国国家版本馆 CIP 数据核字（2023）第 049165 号

责任编辑：李　杰　刘　亚 / 责任校对：刘　芳
责任印制：徐晓晨 / 封面设计：陈　敬

科学出版社 出版
北京东黄城根北街 16 号
邮政编码：100717
http://www.sciencep.com

北京建宏印刷有限公司 印刷
科学出版社发行　各地新华书店经销

*

2023 年 3 月第 一 版　开本：787×1092　1/16
2023 年 3 月第一次印刷　印张：10 1/2
字数：210 000

定价：68.00 元

（如有印装质量问题，我社负责调换）

序　一

　　知识界以历史范畴看待科技文明的进化。西方工业文明以"物"为主体,重视物质的质量能量可重复的实验科学作为还原分析。进入 21 世纪,天体物理学与量子力学研究的成就提出了信息守恒定律,高概念、大数据、元宇宙将对人类生命科学带来发展的新问题、新趋势、新机遇。对于具有科学与人文双重属性的中医药学,个体化辨证论治与治未病的原创优势,以生物信息比特的计量运算,系统化信息科学、激活数据学深化证候与复方复杂系统工程的研究,对阐释中医学道术结合的原理将发生重大的影响。医疗界正在加速推进人工智能和远程诊疗,这一切都要依托于信息。我们对于中医药信息,尚未能把握其全貌,必须认真研究,促进学科的进步。

　　中医药信息学是中医药学与信息学交叉产生的新兴学科,关于它的内涵、外延、研究对象、研究方法、学科构成及其各分支学科的发展情况,在"中医药信息学丛书"中已经做过较为详细的阐述,但对于中医药信息处理中遇到的各种科学问题和解决方法尚未能深入探讨。

　　对于一门学科而言,理论和实践同样重要,在"中医药信息学丛书"中构建的理论体系施之于实践碰到了哪些问题,哪些是现阶段的理论体系能够应对的,哪些需要进一步思考新的处理方法,哪些需要借鉴其他领域的理论方法来解决。这些就是这本书带给大家的感悟。

　　人类社会的文明发展就是一个不断获得、认识、掌握、传递、处理、创造信息的过程,只有当思维作用于信息,才能显示出信息广阔深邃的内涵。中医药信息是在中医药理论指导下,将中医药的临床、生产、科研、实践活动中所获取的信息,经过体验和认知形成了独特的中医药认识论信息,它带有中医药特有的高维度、小样本、知识密集型以及主客融合的特性,现有的信息处理方法很难对其进行有效处理。《中医药信息处理的科学问题》一书,通过对中医药信息的信息特点和科学内涵进行解析,提取其核心要素,并探讨了中医药人工智能发展的前景和困难。

　　近年来,中医药信息学的发展已呈现出蓬勃生机与巨大潜力,但具体的学科建设依然充满困难和曲折,这本书的付梓证明了中医药信息学的学科发展又踏出了重要的一步,也希望这本书的问世能够推动中医药信息学的普及和发展，支撑后备人才的培养。中医药信息学这门从传统医学中走出的交叉学科，一定能为医学领域带来生机和能量。

感谢作者团队对我的信任与鼓励，谨致数语，乐观厥成。

中央文史研究馆馆员
中国工程院院士 王永炎

壬寅 立冬

序　二

随着经济社会发展、生活与卫生条件改善，全球医学科学的思维方式正经历着快速而深刻的变革。21 世纪是宏观文明与微观文明融合发展的世纪，对复杂事物的研究需要系统科学的方法论。现代医学的思维方式正逐渐从分析性、还原性向整体性、系统性思维转变。

中国传统医学采用的是类似我们今天的科学思维，医生根据望闻问切采集患者信息，并用自己的经验进行逻辑分析和推理，进而获得病证诊断和治疗方案。从这个角度看，中医药学的思维方式符合复杂性科学的观点，强调了宏观系统和微观系统的结合，以及系统要素之间相互关联的复杂作用，通过在开放环境下对人体整体进行多系统、多途径、多靶点的调节，使其达到"阴平阳秘"的稳态平衡。

我已提出一种"系统新医学"，从全方位、立体化、多视角去研究生命与疾病的全过程，旨在反映环境、社会、心理、工程和生物的复杂相互作用，侧重于新的健康促进和疾病预防，诊断，控制，治疗与康复，是一种新的医学模式。这一点与中医药学是相通的。正如钱学森先生所阐述的，中医理论的优点是具有整体观，但缺点是没有进一步分析就把整体作为一个整体来考虑。人体科学应该吸收西方医学的一切成果，吸收其与中医学共有的品质。简单地说，应该是从微观到宏观的宏微并举。《中医药信息处理的科学问题》正是在这方面对中医药学做了初步的探索。

中医药信息学的学科创始人崔蒙研究员，在该书中带领他的科研团队，将中医药信息学作为一门横断学科，探索中医药信息的现象与本质、不确定性与确定性之间的关联关系，以及信息处理的科学内涵、核心要素等，认为人体是内部所有因素关联关系形成的集合体，人的生理和病理是过程的集合体，中医药信息研究就是要把握关联关系和过程的状态变化。同时尺度和维度是研究人体信息关联关系的关键，如果只讲逻辑而不管尺度无条件推理和无限度外延，将会把中医药学对人体的研究带入误区。本书从微观与宏观结合、人体与环境结合、现代科学与中医药学结合的视角，研究中医药信息处理的科学问题，是一种很有价值的理论与实践探索。

我很高兴将这本书推荐给对未来中医发展有兴趣的有识之士。

中国工程院院士　刘德培
2022 年 10 月

序　三

　　中医药学有几千年的历史，是根植于中国传统文化的医学。近年来，随着信息技术、生物医学的快速发展，中医药学也迎来了蓬勃发展的阶段。借助于现代科学的发展，我们希望用信息学的手段来认识、理解、发扬中医药。

　　生物信息学是伴随着人类基因组计划实施而产生的一门新学科。利用生物信息学手段，可以通过解析遗传基因大数据，提前了解人体疾病的危险因素，并加以预防、干涉；也可以对人从出生到死亡的全生命周期进行监控，以保证人体健康。与生物信息学相比，中医药信息学也是面向人类健康的：研究中医药信息学，可以了解如何利用个人的状态信息，判断健康状态；也可以去认识中药和针灸是如何影响个人的健康状态等。

　　以崔蒙研究员为首的中医药信息研究团队，从中医药信息的特点、核心要素、科学内涵、人类思维和机器思维、两个基点等方面对中医药信息处理的科学问题展开了讨论；从规模、同步、组织、相似等多角度对中医药信息学的科学内涵进行了厘定；从尺度和维度两方面对核心要素展开了论述。人工智能、机器思维如何在中医药信息学中发挥作用？机器可以代替中医吗？中医是由群体知识还是个体知识组成的？这些问题都可以在该书中找到答案。中医药信息学理论研究促使我们打开了一扇新的认识中医药学这一古老学科的窗户，传统的中医药学与现代科学紧密关联。

　　希望本书讨论的中医药信息理论研究能推动中医药信息学学科的发展，促使古老的中医药学焕发新的生命力。

中国科学院院士　陈润生

2022 年 10 月 16 日

序　四

数据智能时代已然来临，随着信息技术，特别是互联网、大数据和人工智能的快速发展和落地应用，从现实世界中获得的数据越来越巨大、复杂、多样，也开发出更多有力的工具。如何科学认识并有效调控现实世界中包括人体在内的各类不确定性复杂系统的结构、运行与功能之间的关系，是我们当前必须面对的空前挑战，也是历史性的发展机遇。

我对中医药及中医药信息学了解不深，但基于多年来在不确定性复杂系统等方面的研究和工作经验，我认为不管哪个学科的创立和发展，都离不开"走自己的路""以理服人"。"走自己的路"是要做到我主人随、独立思考、坚持学科自信和文化自信；"以理服人"则是要抓住根本性的科学问题，重始源且面向现实需要，坚持问题导向，不断开辟学科发展新境界。

本书主笔崔蒙教授曾任中国中医科学院中医药信息研究所所长，在中医药信息理论和应用研究方面做过一系列有影响的工作，一直在"走自己的路"，曾牵头主编出版了"中医药信息学丛书"，初步奠定了中医药信息学这门新型交叉学科的理论与方法学基础，并对具体应用领域的发展进行系统梳理和总结，同行对他的工作有高度评价。现在，他又在长期钻研思考的基础上，写出这本《中医药信息处理的科学问题》专著，深度剖析中医药信息处理的几个科学问题，"以理服人"，必将对中医药信息学科的发展产生广泛影响。

这本专著具有以下几个特点：①本书以信息的特点、科学内涵、核心要素和人机特征根本问题为纲，简明扼要但叙述深入；②内容都是首次发表，每一章相对独立和整本书结构有机组合，是一系列独创性强、适用性广的工作；③探讨中医药信息处理的共性基础科学问题，有充分的理论依据，又有现实基础，更顺应了当前学科发展的时代需求。

综观全书，作者用深厚的中医药信息学研究功底，对中医药信息处理的科学问题进行了很有特色的提炼、分析和总结。立意深刻，文字流畅，适用性广，将为中医药信息科学研究提供理论支持，对加快中医药数字化和智能化的进程作出重要的贡献。

中国科学院院士　郭　雷

2022 年 10 月

序　五

当前，第四次工业革命和第二次机器革命交织演进、融合发展，加速涌现了大数据、云计算等新一代信息技术。习近平总书记深刻指出，"以信息技术、人工智能为代表的新兴科技快速发展，大大拓展了时间、空间和人们认知范围"。这指明了信息技术可以发挥赋能效应，助推各行各业高质量发展。随着以数据和计算为驱动力的智能增强时代到来，信息技术在认识和处理复杂系统中日益发挥着关键的引领支撑作用。从技术迭代看，以系统科学、控制理论、信息技术为基础的系统论、控制论、信息论等"老三论"，经历了一般系统理论、自组织理论和复杂性研究三次浪潮后，演化为善于处理复杂系统的耗散结构论、协同论、突变论等"新三论"。从人机协同看，鉴于人类智能与机器智能的互补性，人机深度融合是大势所趋，可以弥补以机器为中心的缺陷，有望形成性能更强的人机交互智能形态，为解决复杂系统问题提供新的方法论。

人体正是一个开放的复杂巨系统，可以将信息技术导入具有系统科学属性的中医药学，进而推动中医药传承创新发展，为人类健康问题的解决提供更有效、安全、可行的方法、工具和平台。《中医药信息处理的科学问题》一书正是围绕这些方面进行的有益探索，聚焦稳态这一中医药信息处理的核心主题，明晰了表达、形成、维持和重构稳态信息的有效路径。在该书中，崔蒙研究员以全新视角概括凝练了中医药信息的科学内涵、核心要素、人机特征等，基于自组织、同步与相似理论阐释了中医与人体、生理与病理、药物与人体的复杂关系，对中医人工智能、机器思维的发展与未来提出了独到的见解。

作者崔蒙研究员和我相识多年，作为中医药信息学的奠基人之一，他带领团队走在了使用信息技术研究中医药的学术前沿。《中医药信息处理的科学问题》正是崔蒙研究员深耕中医药信息领域数十载取得的系统性成果，可以说是关于中医药信息理论的又一力作。相信该书的出版，可以帮助读者深刻认识中医药信息处理中的关键科学问题，切身感受中医药信息学交叉前沿领域的独特魅力，进一步鼓舞和激励更多优秀青年投身我国中医药事业迈向更高质量发展的时代进程，为全面建设社会主义现代化国家作出应有贡献。

是为序。

中国科学院院士　吴朝晖

2022 年 11 月

写 在 前 面

     继"中医药信息学丛书"出版之后，我一直在思考中医药信息处理与利用所涉及的科学问题。为了促进中医药信息学的发展，促进本学科基础研究的开展，我和我的五名学生高博、杨硕、朱玲、朱彦、徐丽丽，合力撰写了这本《中医药信息处理的科学问题》，主要论述了中医药信息获取、转化、传播、利用中所涉及到的一些科学问题，将这些年来开展的中医药信息学理论建设中一些不成熟的认知记录下来，为学科建设做一点自己力所能及的事情。

     中医药学从其诞生之日起就始终重视中医药信息处理的问题，创立了望闻问切四诊合参的临床信息收集方法，并将所收集到的临床信息处理为相应的证候，用所知的中药知识，组织成具有整体功效的方剂，对其进行干预，并将干预结果信息作为下一诊的基础。从20世纪70年代起，中医药学在开展信息处理的研究中特别重视对相关数据处理的研究。对此，中医药信息学给予了高度重视，在此领域中开展了大规模的研究，包括中医药文献数据处理和中医临床数据处理，并始终在全球传统医学领域中处于领先地位。在全球传统医学信息处理研究领域中，中医药文献数据的研究具有四个"早"的特点：一是数据库建设开展得早、起点高，从20世纪80年代初就开始了中医药文献数据库的研究与建设，并在建库早期就引入了主题词标引；二是结构化数据库建设开展得早，1998年已开始构建结构型关联数据库，明显提高了文献数据的利用效率；三是数据挖掘研究开展得早，2000年开始开展数据挖掘研究，以发现数据间隐含关联关系为目标，挖掘文献数据中隐含的知识；四是数据库共建共享工程开展得早，2002年建成了由37家分中心组成的中医药文献数据库建设与利用虚拟研究院，包括浙江大学以及多家中医药大学、中医药研究院，共同开展数据建设与利用研究，实现了中医药文献数据的共建共享。同样，与全球其他传统医学信息研究相比，中医临床数据研究的开展也具有三个明显的特点：一是智能化处理引入得早，1978年创建了关幼波专家系统——"关幼波肝病诊疗程序"，仅比世界上第一个医学专家系统晚了6年；二是数据处理重视经验总结，主要是个体医家或医学流派的经验总结，这与中医临床自身的特点密切相关；三是探索中西医结合临床数据应用，中国中医医院的现实情况使得中西医结合临床数据的研究工作更多是在中医医院开展，这也使得中医在利用现代医学成果方面超越了全球其他传统医学。与此同时，中医药数据处理的研究也在高度关注相关自然语言处理工具的研制,并高度重视所研制的自然语言处理工具的兼容性。其研制的相关语义标准在国际标准研究领域中也始终处于领先地位。如《中国中医药学主题词表》可与美国国立医学图书馆研制的《医学主题词表》(Medical Subject Headings, MeSH 词表)合并使用,支撑中医药文献标引与检索;"中医药学语言系统"可与美国国立医学图书馆研制的"医学语言系统"(Unified Medical Language System, UMLS)合并使用,支撑中医药知识体系构建,并发布了相关的国际标准(ISO/TS 17938:2014 Health Informatics — Semantic Network Framework of Traditional Chinese Medicine Language System);"中医临床术语系统"可与最初由美国病理学会研制开发、2007 年转由国际卫生术语标准制定组织(Intermational Health Terminology Stanards Deuelopment Organisatim, IHTSDO)负责维护和推广"人类与兽类医学系统术语"(Systematized Nomenclature of Medicine-Clinical Terms, SNOMED CT)共同应用,支撑中医临床电子病例处理,并发布了相关的国际标准(ISO 19465:2017 Traditional Chinese Medicine—Categories of Traditional Chinese Medicine(TCM)Clinical Terminological Systems);此后,又研制了支撑中西医结合临床电子病例处理的"中西医结合临床术语系统",并发布了全球第一个中西医结合国际标准(ISO/TS 22990:2019 Traditional Chinese Medicine — Categories of Clinical Terminological System to Support Integration of Traditional Chinese Medicine and Western Medicine)。

在大数据环境下,我们认为,中医药信息处理的理念也在不断发展变化中,已经经历了三个发展阶段。第一阶段的时间是从 1996 年到 2005 年,相当于国家科技计划的"九五"和"十五"期间,这个阶段是中医药数据挖掘大规模研究的起始阶段,其研究理念主要是基于人类经验的群体性全数据获取中医药信息处理的一般性规律。这个时期中医药信息处理的理念是在大数据概念尚未提出、大数据理念尚未彰显时,就已经提前不自觉地遵循了大数据理念,即维克托等人提出的大数据的三大理念,包括全数据、混杂性和相关关系,而这三大理念源于全数据,全数据导致了混杂性和重视相关关系,全数据也是大数据理念区别于小数据理念的界线(维克托·迈尔 - 舍恩伯格 2013)。这个阶段的研究目的主要是试图发现中医药"书同文、车同轨"的"大一统"规律。换言之,就是发现如同现代医学一样,适用于群体性诊疗的中医药的统一规律。例如,我们汇集了所有有出处的方剂(约 10 万余首),研制了方剂数据库,并将其结构化,用高频集合的方法去探寻方剂组成的规律,亦即方剂配伍规律,希望发现中医方剂组合后为什么能够起到增效减毒的作用。再如,我们将所能收集到的中医药治疗疾病的文献汇集,研制成中医临床数据库,并按系统或病种将其结构化,用聚类分析的方法探寻中医临床诊疗的规律,亦即中医临床辨证论治的规律。这些研究取得了一些成果,如我们利用方剂数据库成功地发现了以方核(以两味药为单位的组合)为基础的方剂组成的衍变轨迹,探索了高频药对出现的规律;再如我们利用中医临床数据库成功地总结了中医临床某个证候或疾病能够出现的症状、所用的治则、选用的方剂和药物等。但这些研究同时也存在着某些问题。例如，利用方剂数据库，我们无法发现真实的方剂配伍的规律，更不可能将此研究成果直接用于中医临床处方用药或中药新药研发中；再如，利用中医临床数据库我们无法发现中医辨证论治的规律，亦无法提高中医辨证论治的疗效。类似的研究工作，我们开展了很多，也取得了一些成绩，但始终无法真正提高中医临床疗效、促进中药新药研发、丰富和发展中医药理论。这促使我们认真反思此阶段的研究工作在指导理念上所存在的问题。经过认真研究、思考，我们发现中医药在实际处理中医药信息时有着很强的个体化特征，企图将其信息处理理念变为与现代医学一样的、具有大一统规律的医学信息处理理念是不实际的，中医药信息处理研究必须遵循中医药学自身的规律。

第二阶段的时间是从 2006 年到 2015 年，相当于国家科技计划的"十一五"和"十二五"期间，这个阶段是中医药数据挖掘研究的全盛时期，其研究理念是基于人类经验的个体化全数据发现个体化的中医药信息处理规律。这个时期中医药信息处理理念是在精准医学的理念还没有明确提出、中医药界尚未了解精准医学相关概念之时，就提前遵循了精准医学的三大理念。建立在系统生物学基础上的精准医学三大理念，是由中国科学院上海生命科学院的吴家睿研究员提出的，即个体化、系统化、整体化（吴家睿 2015）。全数据是决定三大理念成立的基础，个体化的大数据是实现其目标的基础。具体地讲，与个体化理念对应的研究重点是将医生视为个体，研究个体医生的辨证论治经验，或其学术思想；与系统化对应的研究重点是不仅将医生视为个体，同时也将患者视为个体，个体医生与个体患者组成了一个系统，试图发现这个系统所收集到的数据随时间变化产生的规律；与整体化对应的研究重点是将作为研究对象的个体医生所有能够收集到的数据都收集起来，作为一个整体进行数据挖掘，以期发现其处方用药的规律。这个阶段的主要研究目的是试图发现"小国寡民""鸡犬之声相闻，老死不相往来"的个性化规律，即发现遵循传统中医个体化诊疗（医生的个体化）的信息处理规律。例如，以中国中医科学院中医药信息研究所党委书记（原中国中医科学院广安门医院副院长）王映辉研究员为首的研究团队采集了单个名老中医辨证论治医案，分析了其辨证经验、用药经验等。他们的研究表明，"辨证经验是医生综合患者的临床表现、检验检查结果等信息，分析判断后，形成的对患者综合性的判断，是用药的基础。包括的内容主要有症状与证候的关系，疾病的证候特征，以及证候相兼规律等。用药经验是医生根据所辨证候及兼证等选方用药的情况。一般而言，医生针对某一类具体病证有一个核心处方，核心处方的配伍是相对固定的；同时，由于每个患者的个体化特征，临证常有加减变化。其中，有的医生是针对某一病有一核心处方，有的则是针对某一病的某一证才有核心处方。分析挖掘名老中医经验，其核心内容有二：一是'如何确定证'，即辨证经验；二是'如何确定治'，即用药经验。为全面分析辨证经验及用药经验，需要全面考虑其涉及的临床要素，总结其辨证及用药经验"（崔蒙等 2015）。以前述思想为指导，王映辉研究员的团队成功地分析了朴炳奎教授治疗肺癌的经验。他们发现，朴炳奎教授治疗肺癌的辨证经验有以下规律。在与正虚相关的证候中，含有气虚证者所占比重最大，占总诊次的 67.77%，其中以脾气虚为主，肺气虚次之；含有阴虚证的诊次也较多，约占总诊次的 57.77%，主要表现为肺阴虚；含有阳虚证的约占总诊次的 13.62%，主要表现为脾、肾阳虚；含有血虚证的诊次最少，仅占总诊次的 2.55%。在体现邪实方面的证候中，含有热毒证者最多，约占总诊次的 10%；含有血瘀证或气滞证者次之，分别占总诊次的 7.23% 和 6.28%；含有痰湿证或水饮证的相对较少，仅占总诊次的 2.45% 和 0.96%。该辨证经验结果得到了朴炳奎教授的认同。在用药经验方面，采用层次无尺度网络的数据挖掘方法分析朴炳奎教授治疗肺癌的中药复方配伍规律，分析的结果包括以下三个层次的内容，第一层次为核心处方；第二层次为主要配伍，即在"药-证"关系基础上的加减处理；第三层次为次要配伍，是在"药-症"关系基础上的随症加减。研究结果表明，核心处方的君药为蜜黄芪、土茯苓，一攻一补，扶正与祛邪结合；臣药为北沙参、桔梗、太子参、炒白术，养阴清肺、祛痰利气，益气健脾，培土生金；佐药为炒麦芽、炒神曲、炒山楂，消食和胃、顾护胃气；使药为生甘草，调和诸药。该用药经验结果也得到了朴炳奎教授的认同。类似的研究在全国各地开展得很多，均取得了显著的成绩。在取得很大成绩的同时，这类研究也存在一些问题，如，此类研究的结果很难高于名老中医个人对于具体病证的认识，因而对总结经验多有裨益，但对于提高具体病证领域的最高中医诊疗水平帮助有限。针对存在的问题，我们认为，中医固然是经验医学，但其提高不能只依赖于个人的感悟；必须发挥中医药信息处理的优势，发现其内在的关联关系，使中医药信息处理更贴近真实，只有这样才能使中医药实现跨越式的发展。

第三阶段的时间预测大概应该从 2016 年到 2025 年，对应着国家科技计划的"十三五"和"十四五"期间，这个阶段有可能成为中医药数据挖掘的创新发展阶段。其研究理念有二。

其一可能朝向基于计算机思维进行中医药信息处理以建立超越人类经验的中医药认知。人类经验由于样本空间大小、时间长短的限制，往往都收敛于局部而不自知（或无法发现），因而存在着一类人类无法认知的知识，这类知识也被称为"暗知识"。这一研究方向受到 AlphaGo Zero 等人工智能程序的启发，基于机器思维、大数据处理理念，试图突破人类的受限知识，尝试获取超越人类经验、人类认知的"暗知识"。而机器思维则是获取这类人类尚未认知的中医"暗知识"的基础。当然，进一步的发展需要研究其在中医药信息处理中的科学问题，以获得真实的进步。下面一些关于 AlphaGo Zero 超越 AlphaGo 的论述对于中医数据处理很有启示。如美国杜克大学人工智能专家陈怡然认为，"我觉得最有趣的是证明了人类经验由于样本空间大小的限制，往往都收敛于局部而不自知（或无法发现），机器学习可以突破这个限制"。这或许说明人类的下棋数据将算法导向了局部最优，而实际更优或者最优的下法与人类的下法存在一些本质的不同，人类实际"误导"了 AlphaGo。有趣的是如果 AlphaGo Zero 放弃学习人类而使用完全随机的初始下法，训练过程也一直朝着收敛的方向进行，而没有产生难以收敛的现象。在 AlphaGo Zero 自主学会的走法中，有一些与人类走法一致，区别主要在中间相持阶段。AlphaGo Zero 已经可以给人类当围棋老师，指导人类思考之前没见过的走法，而不用完全拘泥于围棋大师的经验。也就是说 AlphaGo Zero 再次打破了人类经验的神秘感，证明人脑中形成的经验也是可以被探测和学习的。未来我们要面对的一个挑战可能就是，在一些与日常生活有关的决策问题上，人类经验和机器经验同时存在，而机器经验与人类经验有很大差别，我们又该如何去选择和利用呢？（东融汇 2017）从思维的角度，上述观点启示我们，单纯"模拟"名老中医诊疗经验成果因受人类经验的局限，终究无法实现超越被"模拟"的名老中医诊疗水平，故而无法在高水平上提升中医诊疗疾病的水平。

其二是受 IBM 研制的沃森（Watson）启发，朝向智能发掘人类已有知识。IBM Watson 是认知计算系统的杰出代表，也是一个技术平台。认知计算代表一种全新的计算模式，它包含信息分析、自然语言处理，以及机器学习领域的大量技术创新，能够助力决策者从大量非结构化数据中揭示非凡的洞察。IBM Watson 系统具有几大能力。①理解（understanding）：Watson 具有强大的理解能力。通过自然语言理解（natural language understanding）技术和卓越处理结构化与非结构化数据的能力，它能在众多行业与用户进行交互并理解和应对用户的问题。②推理（reasoning）：它有智能的逻辑思考能力，Watson 通过假设生成（hypothesis generation），能够透过数据揭示洞察、模式和关系。将散落在各处的知识片段连接起来，进行推理、分析、对比、归纳、总结和论证，获取深入的洞察以及决策的证据。③学习（learning）：它有优秀的学习能力。Watson 通过以证据为基础的学习能力（evidence-based learning），能够从大数据中快速提取关键信息，像人类一样进行学习和认知。可以通过专家训练，并在交互中通过经验学习来获取反馈，优化模型，不断进步。此外，它还有精细的个性化分析能力，能利用文本分析与心理语言学模型对海量社交媒体数据和商业数据进行深入分析，掌握用户个性特质，构建360度个体全景画像。Watson 不仅仅是这些技术的简单集合，而是以前所未有的方式将这些技术统一起来，深刻改变了商业问题解决的方式和效率。从 Watson 的能力我们可得到如下的启示：针对中医优秀群体诊疗经验的中医药数据挖掘平台也需具备上述理解、推理、学习及分析能力。IBM 认为 Watson 最卓越的地方在于，"当涉及到机器学习、大规模并行计算、语义处理等领域，Watson 把这些技术整合在一个体系架构下来理解人类的自然语言"。类似地，中医药数据挖掘中，将各种技术整合在一个体系下来理解不同年代、不同地域的中医自然语言也将是一个重点和难点。因此，将 AlphaGo 和 Watson 应用于中医药信息处理仍需进一步的研究和探索,而将其理念和技术方法应用于突破中医药数据处理中的难题则更需要我们的反复试验和探索。正如我们现有的中医临床辅助决策系统(clinical decision support system, CDSS)未能真正在临床应用中获得突破性进展,这亦是将人工智能技术应用于中医药这门复杂开放性科学的难点所致(董建成,2010)。这个阶段的研究目标可能是朝向超越人类经验的知识发现,研究关注全局性规则,超越优秀群体的智慧,发挥机器思维类似直觉的效应。在此期间有可能取得的成绩包括较优的中药新药组成、较好的中医临床方案、较佳的中医药知识体系。这个阶段的研究可能存在的问题包括以下两方面:①就中医药领域来说,脱离人类体验,最终结局的疗效很难判断;②局限于某一局部经验的规则,很难代表全局性规则,换言之,就是机器思维也仅仅是一家之言。所以对这个阶段开展的研究,我们需要思考并遵循以下三点:①我们依然需要遵从两个个体化原则;②对不同于人类经验的知识需要慎重又慎重地对待;③与围棋不同,中医临床是处于开放环境中的。

总结这三十年中医药数据处理的理念变迁,我们的体会是:①不同时期的三种理念应该协同应用;②人机结合在中医药信息处理中具有必然性,而个性化的数据处理及机器思维则是必需的;③在中医药发展的创新链中,中医药信息处理具有重要的、不可或缺、不能取代的地位。因此,如果忽略了中医药数据处理中的中医药信息特点及相关的科学问题,中医药学的发展就很难取得更大的突破(胡雪琴等 2017)。

尽管中医药学始终关注信息处理的应用研究,而我们在中医药数据处理研究方面,也始终走在全球传统医学领域的前列,我们的信息处理研究理念不断地发生变化,在不同理念指导下,进行了大量的尝试,取得了丰富的成果,当然也存在着这样或那样的问题。但如果我们不重视中医药信息处理的科学问题,不认识中医药信息处理的特殊性,其特有的理论问题,开展中医药信息处理的基础研究,并依据自身理论体系开发自己的工具,就很难获得突破性进展。

关于基础研究,中国科学院原院长白春礼院士于 2014 年 5 月 15 日在《光明日报》上发表了一篇题名为《创新驱动发展战略靠什么支撑?——从科学、技术、工程的概念说起》的文章。在文章的一开始他写道:"'基础研究有什么用?'这是大家常常讨论的话题。我想,明代徐光启所说的'无用之用,众用之基',法拉第所说的'问基础研究有什么用就好像问一个初生的婴儿有什么用',都是很好的回答。基础研究的'用',首先体现在它对经济社会发展无所不在的作用。"在文章中,他还写道:"有人认为,我国毕竟还是发展中国家,不应该支持暂时没有什么效益的基础研究,而应更多采取'拿来主义'。但现实反复表明,关键核心技术是'拿不来''买不到'的。我国经济社会发展到现在,主要的制约因素就是缺乏原创性重大成果、缺乏核心知识产权。"(白春礼 2014)。后面这段话被以后的实践充分证实了,也成为了真实的痛。

1883 年 8 月 15 日,美国著名物理学家、美国物理学会第一任会长亨利·奥古斯特·罗兰（Henry Augustus Rowland, 1848～1901）在美国科学促进会（American Associatim for the Advancement of Science, AAAS）年会上做了题为《为纯科学呼吁》的演讲。该演讲的文字发表在 1883 年 8 月 24 日出版的《科学》（Science）杂志上，并被誉为"美国科学的独立宣言"。文章中有这样一段话："我时常被问及这样的问题：'纯科学与应用科学究竟哪个对世界更重要？'为了应用科学，科学本身必须存在。假如我们停止科学的进步而只留意科学的应用，我们很快就会退化成中国人那样，多少代人以来他们（在科学上）都没有什么进步，因为他们只满足于科学的应用，却从来没有追问过他们所做事情中的原理。这些原理就构成了纯科学。"（Rowland 2005a）。这段话写在 139 年前，那时的中国科学发展处于十分落后的状态，这与当时国家的积贫积弱无不相关。

这两篇文章的作者对基础研究或者称之为纯科学研究的必要性及其所具有的作用进行了深刻阐述，其论述影响了很多人对理论科学的认知，也影响了我们对基础研究的认知。促使我们对开展中医药信息学的基础研究，以及进行本学科的理论建设，有了较为深刻的认识。从某种意义上讲，中医药信息学要健康发展，使其能够在中医药学的发展中发挥应有的作用，就必须开展本学科的基础研究以及学科理论建设。

因此，写这样一本书，说说我们对中医药信息学理论科学的粗浅认知，对促进本学科的理论建设多少会起到一些作用，如果能引起更多人对学科理论建设的关注，则是我们期望的目标，毕竟一个成熟、完备的学科如果没有理论科学的支撑很难称之为一个真正的学科。但是，真正的基础研究，尤其是理论科学研究，应该是纯科学研究的事情，白春礼院士在同一篇文章中还写道："科学发现，特别是纯科学的原始性创新突破，也就是纯基础研究，在于人们对科学真理的自由思考和不懈探索，往往不是通过人为地计划和组织来实现的。"（白春礼 2014）。这表明，这种纯基础研究，需要有对本学科理论研究的极大兴趣和极大热情。毕竟，纯科学研究不仅仅是难度太大，而且也实在没有太多的人会感兴趣，如果这种事情没有兴趣和热情是很难坚持下去的，更不要说，这种研究往往很长时间都不会有明显的成绩，甚至穷极一生也难以获得突破。此外，以兴趣为基础的这种纯科学研究是很难与自娱自乐分得很清楚，因此很容易被人说三道四，并且很难和职称晋升、工资提高挂上钩，甚至很难发表高水平论文，拿到各级各类课题，获得各级各类奖励。纯科学研究所处的这种境地，并非只是我们一个国家的情况，也不仅仅是一个世纪的事情，亨利·奥古斯特·罗兰在同一次演讲中还说道："对于今天已经文明化的一个国家来说，科学的应用是必需的。迄今为止，我们的国家在这条路上走得很成功，因为纯科学在世界上的某些国家中存在并得到培养，对自然的科学研究在这些国家中被尊敬为高贵的追求。但这样的国家实在稀少，在我国，希望从事纯科学研究的人必须以更多的道德勇气来面对公众的舆论。他们必须接受被每一位成功的发明家所轻视的可能，在他们肤浅的思想中，这些人以为人类唯一的追求就是财富，那些拥有最多财富的人就是世界上最成功的人。每个人都理解 100 万美元的意义，但能够理解科学理论进展的人屈指可数，特别是对科学理论中最抽象的部分。我相信这是只有极少数人献身于人类至高的科学事业的原因之一。"（Rowland 2005）。然而，由于各种各样的具体的原因，直到今日仍没有这样一本关于中医药信息学纯基础研究的书籍问世。从我们的角度去看，总觉得我们这个学科的建设还有应该做、也必须做的事情至今还没有去做。在这种愿望的支持下，我们几个人把这些年来对中医药信息学理论建设的一些不成熟的认知写出来，供大家批评，也算是抛砖引玉，希望能引起更多人对此的重视。

当然，我们也清楚地知道，中医药信息学的学科建设最重要的事情依然还是应用科学和工程技术，拿课题、写文章、获奖、甚至获得横向支持是使学科能够发展的最实在的事情，而这种纯理论研究终究对学科的发展并非放在首位的事情，只适合对此有兴趣的人，在不影响工作的情况下尽力而为，因此，系统和完善的中医药信息学理论研究还是很远以后的事情。

从书名就能够知道这是一本小众读物，中医药信息处理注定是工程问题，一般人所关注的是开展中医药信息处理所需要的相关方法和技术，重点也是引进或改进相关学科成熟的方法与技术，特别是相关的算法，恐怕很少有人会关注其中相关的科学问题。但从我们的角度来看，中医药信息处理的发展与进步，当然必须重视方法和技术，更重要的却是其中所包含的纯科学问题，其所涉及的科学问题是真正关系到能否处理好中医药信息，从而从中获得真正的、真实的认知，促进中医药学发展的关键。

"中医药信息学是中医学与信息学交叉产生的一门新兴科学，以中医药信息为研究对象，以中医药信息的运动规律为研究内容，以中医药信息学方法论为研究方法，以提高中医药信息获取、转化、传播、利用能力为目标。"（崔蒙等 2015）。这是我们对中医药信息学内涵的理解，从中不难看出中医药信息处理是中医药信息学的基本核心内容，研究其科学问题对于理解中医药信息学学科的核心科学问题是一个很好的切入点，其实质上就是中医药信息学自身的基本科学问题。因此，在我们的认知里，研究中医药信息处理的科学问题就是在研究中医药信息学的关键科学问题。

具体地来说，所以要写这样一本小册子，我们认为至少有这样两个理由。

1）学科建设需要开展自身的基础研究，建立自身的理论体系，这是促使学科成熟和进入快速发展期的需要。因此，无论是从什么角度出发，哪怕只是单纯出于兴趣的自娱自乐，中医药信息学的基础研究也必须开展。尽管我们知道即使像物理学、化学、数学这些成熟的学科，一旦涉及到纯理论的研究，其兴趣群体依然远远小于应用研究，就像理论物理学、理论化学、理论数学的研究群体远远小于应用物理学、应用化学、应用数学这些涉及应用和工程技术的研究群体，更何况像我们如此幼稚的理论中医药信息学？感兴趣的人一定不会很多，加之每个研究人员工作繁忙、压力巨大，又对开展的纯科学研究并非十分熟悉，因此，写出来的东西不成熟在所难免。尽管如此，在我们看来，对于学科建设而言，纯科学的研究依然是必不可少、不可或缺的。哪怕中医药信息学是新兴学科、交叉学科，还没有进入教育部的学科目录，本科教育缺失，甚至研究生教育也并不健全，但其纯理论研究依然是学科建设的基础，而中医药信息处理的科学问题则是学科理论中的基本科学问题，对学科理论建设尤为重要。之所以选择这个选题，是因为此选题涉及的面比较窄，更容易深入一点点，我们的本意是希望能够抛砖引玉，引起更多有兴趣的人参与进来，真正能够促进学科的纯理论建设，进而促进学科的健康发展。

2）中医药学从其诞生以来已经发展了数千年，其从存在那天起，就始终在面对和研究信息处理问题，其科学问题自然也一直存在。我们认为，中医药信息处理的思维科学从古至今应该一直就处于领先地位，其形成的整体观、个体化诊疗、辨证论治认知体系，无论是对四诊的认知、症状的辨识、证候的判断、中药的配伍、穴位的组合，还是因此而获得的系统知识，都是在自身思维科学的指导下研究和实践如何进行信息处理的。但是，任何一个学科的持续存在都与其自身的不断进步密切相关，中医药学信息处理的研究也应该处于不断发展之中。在大科学环境下，中医药学对中医药信息处理科学问题的研究也必须与时俱进，持续前行。从某种角度看，应该说，中医药信息处理的科学问题已经成为影响中医药学发展的重要问题，对促进中医药学的发展具有极其重要的意义。2022 年，国家自然科学基金委员会生命与医学板块设立了"机体健康稳态调控及环境应激机制"专项项目，支持综合分析维持机体健康稳态的功能活动的发生规律、调控方式及其机制，及机体健康稳态调控与环境、行为等因素的关联机制。这一专项项目的设立，说明科学界已经将视线投注于机体健康稳态，这是继整体性系统性、个体化诊疗之后第三次中医药学与现代科学不谋而合。早些年，我们还在讨论中医与西医在整体论和还原论上的区别，而包括复杂性科学、非线性科学、思维科学等形成的大科学发展，大大拓展了我们的视野，同时也使中医药学的发展具有了更大的包容性。从包括复杂性科学、非线性科学、思维科学等形成的大科学的角度去研究中医药信息处理的科学问题，不难发现中医药信息处理的科学问题几乎完全都是复杂性科学的问题，因此更深刻地认识中医药信息处理的科学问题对在大科学环境下发展中医药学具有重要意义。当然，在本书中，我们从中医药信息处理的科学问题角度去认知相关科学中的观点和论断，目的并不是学习这些科学，更不是引入这些科学观点和认知，而仅仅是借鉴这些科学中的某些观点和论断，来丰富和发展我们的学科理论，最终目的还是要建立系统的理论中医药信息学。我们知道，只要是研究，就存在其科学问题。要从纯科学的角度，融合研究思维科学、复杂性科学、非线性科学，本身就是一件非常困难的事情，更何况是融入进中医药信息处理的科学问题。因此，书中的观点存在不全面、不正确都是正常的，确实需要不断的探索、一次次否定、一次次修订、一次次进步，希望读者能给我们的研究以更大的包容。

　　综上所述，所以要写这样一本小册子，是为了探索中医药信息处理的科学问题，在某种意义上，是为了探索中医药信息学中的纯科学问题，是想要奠定该学科的理论科学基础。在同一篇文章中，白春礼院士还写道："一方面，基础性科学研究开始时往往凭好奇心和兴趣驱使，并不一定马上以实用为目的，但是很多的科学研究成果，往往成为之后一些重大技术突破的基础。另一方面，基础性研究工作往往发挥着养兵千日、用兵一时之功效。显然，基础研究对锻炼、培养人的科学态度、科学精神、科学思维至关重要。我国这样一个泱泱文明古国，如果缺乏像纯理论物理、天文、数学等较高水平的基础研究和基础学科，缺乏培养科学精神、科学思维的土壤，是很难想象的。"（白春礼 2014）我们希望在这种思想的引导下，能够通过这本小册子的研究工作，促进本学科基础研究工作的深入开展，进而促进本学科应用科学领域和工程技术领域的进步，并以本学科的进步促进中医药学理论的发展，最终，为提高中医临床疗效做出应有的贡献。

　　本书出版过程中得到了"国家重点研发计划（2019YFC1712000）"项目资助，特此表示感谢。

崔　蒙

2022 年 10 月

本 书 架 构

我们从逻辑架构、获取知识图谱、了解其复杂性科学内涵三个途径构建本书的架构。

一、阅读框架

为了方便读者了解作者的意图，我们从最容易理解的中医药信息的特点出发，逐步引入中医药信息处理的科学问题，并将我们的观点不断深入展开，希望这样能帮助读者更迅速、更全面地掌握作者的观点。

"写在前面"部分主要是想阐明为什么写这样一本小册子，作者的初衷、基本观点及其主要原因。

"本书架构"部分主要想从三个途径引导读者了解这部书，亦即由浅入深、本体构架、认知难点。也许不同的读者能有不同的读法，得到不同的收获。

第一章"信息特点：认识、现象、整体、时间"是想讨论中医药信息所具有的四个重要特点，亦即本书所关注的人体稳态的表现。

第二章"核心问题：尺度与维度"是想论证中医药信息处理科学问题的两个核心亦即尺度与维度对人体稳态构建的影响。

第三章"科学内涵：规模、同步、组织、相似"主要是想讨论如果从复杂性科学的角度去认知中医药信息处理的科学问题，其切入点应该是什么，亦即探讨人体稳态的实现机制。

第四章"思维：人类与机器"是想尝试分析人类的个体思维与计算机机器的个体思维能够对中医药信息处理起到怎样的作用，是否可能获得新的突破，亦即对稳态认知的形成开展讨论。

第五章"基点：个体与关联"是从中医药信息处理科学问题两个最基本的出发点开展讨论，以期获得对最基本问题的更深入的认识，亦即对稳态载体加深认识。

"写在后面"则是举例说明本书探讨的科学问题如何应用于实际工作中，并将本书尚未探讨清楚的问题列举出来，希望能得到读者的帮助。

"致谢"是想对为本书作序的各位院士及参加写作的各位同学的付出表达谢意！各位院士不仅仅是为本书作序，更是为本书的成书提供了思路，奠定了基础，开拓了我们的眼界；各位同学也不仅仅是参加了写作，更是在一次次的讨论中相互补充、相互启发、相互促进，为最终的成书付出了艰辛的努力。

以这种方式排列本书，是希望帮助读者更容易明白本书所写的内容。

二、本体框架

本书的主题是在讨论中医药信息处理的科学问题，但实质是在研究怎样通过信息处理以获得所需的稳态。换言之，即从中医药信息处理科学问题的角度探讨所需的稳态信息是怎样表达、形成、维持和重构的。所以，稳态是中医药信息处理科学问题的核心问题，一切研究都是围绕这个核心开展的，本书的知识体系也是围绕这个核心构建的，包括稳态的载体、稳态的表现、稳态的认知、稳态的构建和稳态的实现五个方面。

1）稳态的载体：稳态是通过人体个体及其关联关系表现出来的。本书所讨论的稳态仅仅是指人体个体及其内外关联关系的稳态。因为中医药信息的特点是人体个体及其关联关系所表现出的信息特点；人体个体与机器个体所产生的两种思维是在处理人体个体及其关联关系信息时形成的三种知识（明知识、默知识和暗知识）；尺度和维度是人体个体及其关联关系所处的尺度和维度；自组织是在人体个体及其关联关系内激发并引发级联反应；规模是人体个体及其关联关系在不同尺度和维度形成的规模；同步亦是在人体个体及其关联关系中实现的，其目的依然是为了使人体个体及其关联关系能够处于稳态；所说的相似稳态同样也是人体个体及其关联关系的相似稳态。因此，个体及其关联关系是稳态的载体，是中医药信息处理科学问题的基点和起点。

2）稳态的表现：稳态只能通过我们所能获取的信息表现出来。在本书中表达稳态的信息最突出的特点是其表现为现象信息，这是因为中医药信息属于认识论信息，而不是本体论信息，因此其表现为现象信息而不是本质信息；且因为中医药信息的时间信息属性，使其处于不断变化之中，因此其属性是现象信息而不是本质信息；还因为中医药信息是整体信息，不是分解到极致的粒子信息，因此能够从整体上把握到的只能是现象信息而非本质信息。从这个意义上讲现象信息是稳态的表现形式，是中医药信息处理的对象，亦是其科学问题的关注重点。

3）稳态的认知：稳态的认知实际上是我们对稳态的认识，甚或是认可。换言之，是我们所把握的稳态的知识。稳态的知识应该可以分为明知识、默知识和暗知识等三种知识。在本书的讨论中，可以通过两种思维（医生个体思维和机器个体思维）获取中医药信息，并用两种思维处理形成三种知识（明知识、默知识、暗知识）的不同信息，亦即用两种思维在信息处理的基础上获得三种知识，因而也就可以用两种思维发现三种知识。因此，稳态认知的本质是关于稳态三种知识的两种思维的发现和获取。用中医医生认知的个体化、计算机机器认知的个体化，获取人体个体化的三种知识。无论是医生个体化认知，还是计算机机器个体化认知，其实质都是经验摸索，严格来讲获得的都仅仅是经验。从这个意义上讲，稳态的认知实质上都是经验性的，而非严谨的科学定义的稳态。

4）稳态的构建：我们称之为经验性的稳态是怎样构建的呢？我们所认知的稳态信息表现是通过自身的调节、在一定范围内、表现出的与我们认知相似的阴阳平衡的状态。由此可见，尺度（现代科学研究的一个关键环节就是尺度选择）是稳态的规模（范围）、同步（阴阳平衡的状态）的基础，也是自组织（自身调节）和相似（经验性的稳态）的基础；换句话说，经自组织激发级联反应在人体一定规模上达到同步所形成的相似稳态是在一定尺度上实现的，从这个角度讲，尺度是讨论构建稳态问题的基础。维度是稳态表现的视角和所有相关联概念的组成，由于中医药学是在天地人这个开放的复杂巨系统层面讨论人体不同规模整体的变化状态，因而使得这种概念间的关联关系变得异常复杂。从这些观点切入，我们可以将不同规模的稳态看作是基于不同尺度与不同维度所构成的。

5）稳态的实现：在我们认知中，稳态的实现是依赖于自身的能力，外部的作用也是通过个体自身的能力发挥作用，最终导致稳态的实现。因此，可以认为自组织是稳态的基础。具体地说，自组织是不同规模稳态形成的基础，同时自组织也是经由同步达到稳态的基础，并且自组织还是得以形成相似稳态的基础，但自组织自身的起点和其诱发的级联反应通路却可以是完全不同的。从这个角度观察，自组织是稳态得以实现的原动力。

三、认知框架

本书的重点是探讨中医药信息处理的科学问题与人体稳态之间的关系。我们知道，稳态从来就是一定规模的稳态，具体地说是在一定规模上系统内部和系统之间形成的稳态。很明显，如果规模发生了变化，稳态也就不存在了，而规模本身也同样存在着不同层次系统内部与外部之间的复杂关联关系，这就意味着我们认知的一定规模可能会出现交叉、分裂、重叠等状态。换言之，规模本身也是极其复杂和极具不确定性的。

而稳态是系统在一定规模上达到同步得以实现，同步从来都是各要素及其相互联系的协同一致，就像标准达成共识一样。而我们所掌握的所有要素特别是有关要素之间相互联系的知识（大量的明知识，少量的默知识）比实际存在的知识（所有知识，特别是暗知识）少得多。系统的规模一旦发生了变化，不仅是稳态破坏了，而且同步也不存在了。我们不知道的是，开放的复杂巨系统由于其所具有的不确定性，同步是不是也存在着我们尚未认知的同步形式（张本祥 2017）。

稳态得以实现依赖于协同达成的同步，而同步则从来都是依赖于自组织发起的级联反应，人体个体一旦失去了自组织的能力，任何同步都将无法实现。当然，自组织也是在一定规模内实现的，在不同规模的系统中自组织能力的存在状态是不同的。

同步是依赖自组织实现的，通过自组织实现相似的协调同步，并在一定相似的规模上达到相似程度的稳态，而每一次通过自组织实现的同步仅仅是相似的，而不可能是相同的。同样，我们可以认为，涌现是自组织激发的级联反应的结果，激发的点和级联反应通路可能是完全不同的，而涌现的结果却是相似的。例如，金元四大家，包括刘完素的火热说、张从正的攻邪说、李东垣的脾胃说、朱震亨的养阴说，可以认为这些学说都是在激发人体内不同的自组织功能点，均会引发不同的级联反应，通过不同的通路，调节人体的状态，但却可能获得的相似的稳态。从这个角度来说，脾胃说更贴近真实，脾胃病却有些偏颇，脾胃病是一个体系，脾胃说是一个激发点，将人体气血生化之源和位处中焦的气机枢纽脾胃作为初始激发点，通过脏腑间关系、气血津液的生成和输布、气机升降出入的调节，形成联动全身的级联反应，促进人体自组织调节恢复稳态。患者个体的状态是无限非线性叠加的复杂信息态，真实世界临床中患者病证状态可分为无限亚型，真实患者身上所叠加的病证也可能是无限的。因此，稳态从来都是相似的稳态，也仅仅存在相似的稳态，从未出现过相同的稳态。这种相似出现在稳态实现的所有环节，不管是哪个环节都在努力实现相似，相同依然是不存在的，而相似则无处不在。依赖相似，我们完成既定的稳态目标。因为是相似，所以稳态是动态的稳态。我们所认知的稳态始终在随时间空间的变化而变化。从这个角度看，稳态也始终是动态的稳态，相似的稳态在不同时间空间可能呈现不相似，但以纵观患者个体全生命周期，其稳态终究是相似的。此外，我们所知道的相似稳态可能在不同的规模是不相似的，或者，我们认为的不相似稳态，在不同的规模却是相似的。相似稳态在不同维度也可能是不相似的，黄连和大黄都具有清热泻火燥湿之功效，在治疗湿热证时，二者的功效是高度相似的，而大黄独有的凉血逐瘀功效，在针对热盛血瘀证时，与黄连则是高度不相似的。这也是中医流派产生的根源之一，看似不相似的诊疗，在不同维度下能够归于相似的稳态。

实际上，认知中医药信息处理的科学问题是怎样帮助个体实现相似稳态的，远比我们想象的要复杂很多。本书的有些认知只是处于初始状态，远达不到成熟。例如，我们能否仅仅在中医药信息处理的科学问题这个狭窄的领域中，通过对相似进行进一步的分类，以便更深刻地认识中医药信息处理的科学问题中的相似呢？

在中医药信息处理领域中，按照我们的认识，人为地把相似分为两类，一类主要是基于相似性思维，另一类则是主要基于相似性理论。而在这两类相似中，所涉及的相似又可以进一步分为"自相似"（即整体与部分之间的相似）和"他相似"（即不同事物之间的相似）。换言之，事物之间的相似有两种形式，一种是"他相似"，一种是"自相似"。所谓"他相似"，是指"两种截然不同事物在某种性质、功能上的相似"；而所谓"自相似"，就是"一个事物的局部和整体，个别和一般在某种性质上的相似"。

（1）相似性思维

关于相似性思维，我们主要是受了张康之教授的启发，在此基础上，我们将相似性思维与中医药信息处理中的科学问题相关联，以便使得能够用相似性思维解决中医药信息处理的科学问题。我们所说的相似性思维，主要是与分析性思维相对而言，相似性思维就是

"对彼此联系的事物形成的共时性关系进行系统探究，从中找寻事物关联的机质"。在我们看来，处理具有高度复杂性和高度不确定性的非线性系统（例如人体这样的复杂巨系统），基于相似性思维进行信息处理可能可以获得更好的效果。用相似性思维处理信息同样能够发现知识、产生知识。与分析性思维不同，基于相似性思维产生的知识更多的是具体的知识而不是普遍的知识，因而在处理具体问题、个体化问题时能够具有更好的实用性，而中医药信息处理的特点恰恰是个体化。应该指出，建立在分析性思维基础上的科学更加重视普遍性知识或者称之为理性知识的一类知识，注重探究事物的本质；而对于个性化的知识、经验类知识、感性知识，则没有能够给予充分的重视，这与中医药信息处理的理念是背道而驰的。在当今社会，就思维方式的高度普遍性特征而言，人们表现出对普遍性知识的偏爱，更加重视对本质的掌握，而忽略对现象的认识，这种重视在某种程度上甚至达到了偏执的地步，这实际上反映了人们对经验与知识缺乏全面的认识。实际上，我们需要对经验与知识进行区分，如果能够理性自觉地思考，就应放在维护经验与知识的非同质性或非同形化方面，知识具有普遍性的属性，而经验则应是具体的。在我们面对高度复杂性和高度不确定性条件下的非线性系统时，如果我们需要对系统进行认识论的重建，即建立起有别于本体论的非线性系统，那么，就需要同时考虑知识的普遍性与经验的具体性。也就是说，需要对建立在分析性思维基础上的现代科学知识和建立在相似性思维基础上的传统个体经验进行有效地融合。因而相似性思维是具有普遍性的，而基于相似性思维的模式，则致力于产生具体的经验、个体的知识。

美国经济学家、20世纪的经济学巨擘之一弗兰克·H. 奈特（Frank Hyneman Knight，1885~1972）曾提出："我们生活在一个充满悖论的世界里。其中最核心的一条悖论是我们之所以需要知识，是因为未来不同于过去；而能否获取知识，却又取决于未来和过去是否相似。"

基于分析性思维一般是需要在既定思维框架下探讨未来，产生的新知识只是那些能够触及到的和在逻辑上能够容纳的未来知识。当分析性思维模式确立起来之后，基于此而建构起来的科学范式，虽然使得知识的增量迅速扩大，但也使得许多应该成为知识的因素如经验等，却未能被作为知识的一部分。当我们面对高度复杂性和高度不确定性非线性系统时，能够使我们在高度复杂性和高度不确定性条件下开展研究的知识是极度匮乏的。追根溯源，是因为分析性思维模式阻碍了我们形成具有另一种属性的知识。所以，相似性思维必须得到重视。

我们知道，由分析性思维所建构起来的科学所追求的是精确性，精确科学无非是进行抽象，最理想的方法是解析法。而解析与抽象实际上是相似的研究方法。当我们面对复杂的非线性系统时，我们要对复杂的现象进行分析处理，就必须看到，在复杂系统中，即便是看起来孤立的事件，但若对每一个事件进行单独研究的话，将不会有任何意义，无法对复杂系统产生整体的认识，因而无法产生解决问题的方案。事实上，在高度复杂性和高度不确定性条件下，分析性思维所追求的认识客观性、观察精确性和推理严密性都将无法实现，一切专注于形式合理性的追求，都因为与实际情况不吻合而变得毫无作用。这时需要改变思维模式，不再将研究建立在分析性思维的基础上，而是建立在相似性思维的基础上的，或者说，是由相似性思维建构起来研究的模式。

面对高度复杂性和高度不确定的非线性系统以及处理这种复杂系统的信息，我们都必须使用相似性思维思考问题。如果我们将相似性思维重建在分析性思维已经取得的全部积极成就的基础上，使得相似性思维包容了分析性思维，其必然表现出更具有优越性的知识产生能力。所以，在相似性思维的基础上，中医药信息处理的活动，将能够获得更好的效果。

想象是相似性思维的基本要素，它在现代科学发展中发挥了非常大的作用。英国籍科学哲学家、社会哲学家、批判理性主义的创始人卡尔·波普尔（Karl Popper，1902 年 7 月 28 日~1994 年 9 月 17 日）曾经指出："通过爱因斯坦，我清楚地看到我们最好的知识是猜想的，它是种种猜测编织的网。因为他指出，牛顿的引力理论——正如爱因斯坦自己的引力理论一样——是猜想的知识，尽管它取得了巨大的成功；正如牛顿的理论一样，爱因斯坦自己的理论似乎只是对真理的接近。"波普尔所说的猜想应该也是想象的一种形式，不同于幻想，反映出的是直觉的功能。从某种角度看，想象也是有理性的，只不过它不从属于纯粹理性、科学理性或技术理性的范畴，而是反映了经验理性。

正是基于经验理性的想象，其相关知识产生的过程中总是以创新的形式出现，即便在面对低复杂性和低不确定性条件的系统时，我们也能深切地感受到，一切创新都包含着某种突发性的想法、直觉、灵感等心理过程。虽然在此过程中也会表现出对理性知识的运用，却不会完全遵循着理性知识的逻辑，甚至会表现为一种不循常理的做法。一般来说想象是直观的、非推理的，虽然推理过程中也会存在着想象的直观。这在某种程度上表明，创新活动中所反映出来的思维方式更多的是相似性思维。

20 世纪奥地利著名作家、哲学家、现象学的创始人埃德蒙德·古斯塔夫·阿尔布雷希特·胡塞尔（Edmund Gustav Albrecht Husserl，1859 年 4 月 8 日~1938 年 4 月 27 日）认为，在现象学的"本质研究"中，"无论如何也必然要求运用想象"，尽管想象也有着诸多局限性，"不能掌握一切可能的特殊构成物，正如几何学家不可能为无限多的物体绘制图形和模型一样"。从这个角度讲，一切科学研究都离不开想象，或者说，任何知识的产生都与想象相关，特别是面对高度复杂性和高度不确定性的非线性系统时，需要更多地发挥想象的能力。运用想象建立起的事物间的关联关系，主要是现象间的关联关系，尽管这种关联关系不是本质间的关联关系。面对高度复杂性和高度不确定性的系统时，同质性有可能从差异性中完全消失，相似性思维将不会注重建立同质性的关联关系，它通过想象而在事物之间建立起来的联系完全是从属于行动的，仅仅满足于行动的需要。

面对高度复杂性和高度不确定性系统时，最有用的知识是经验性知识，它们是具体的，却有着极为丰富的关联关系，包含了一切有用的因素。经验性知识是不稳定的、变动着的知识，与高度复杂性和高度不确定性之间有着属性上的契合。与此相反，体系化的普遍性知识往往显得稳定性过强，难以处理高度复杂性和高度不确定性非线性系统所产生的信息。面对高度复杂性和高度不确定性系统时，以明知识形式出现的已知知识只是真实世界所有知识的一小部分，只可意会、不可言传的默知识以及人类无法获取的暗知识是更大的部分。对于默知识，人们会积极地去探知；但是，对于暗知识，人们就不会作出积极的探索；但在个体中却有极大可能将暗知识转化成默知识，从而在偶发事件出现时有了一定的准备，而为此提供支持的，就是在行动中所生产出来的知识。事实上，在面对高度复杂性和高度不确定性的系统时，明知识往往在某种程度上能起的作用并不是很大，只有默知识才能够发挥较大的作用。

在中医药信息处理的科学问题中，相似性思维与意象世界密切关联，涉及的象相似（取象比类）属于他相似（不同事物之间的相似性），是通过他组织得以实现的；而态相似（获取的现象、认识、整体、时间信息均是相似的，但形成态相似的自组织的起点和通路却可能是完全不同的）则属于自相似（整体和部分之间的自相似），是通过自组织得以实现的。所以和意象世界密切关联，是因为态是意象的态，象是意象的象，医患融入同一个意象，不同性质的领域也融入了同一个意象，这是遵从相似性思维的相似所具有的特点。从这个角度观察，我们似乎可以认为方剂的组成是象相似而不是态相似。同样，我们可以认为，医生个体是可以具备完备性的，他可以掌握象和态的自洽性，这种完备性造成了全科自通。所以在某种意义上，传统的中医是态相似，其知识的生成是自组织（知识间的关联关系是弱因果关联，即思维因果关联）；而学院派的中医是象相似，其知识的生成是他组织。当然，在这里在，或许我们还需要讨论自洽与自组织的相互关系。

我们通过信息处理、数据处理、算法等构建起虚拟世界，虚拟世界与机器思维是密切相关的，而我们既可以通过构建的虚拟世界和意象世界联通，也可以和物理世界联通。

（2）相似性理论

基于相似性理论的相似主要是遵从相似理论的三个定理。相似理论活跃于自然科学和工程领域，研究原型与模型之间的联系，确定"模型"与"原型"的相似程度，是模型实验的理论基础和必须遵循的法则（诺吉德 1963）。由于许多工程性问题很难用数学方法去描述、计算和解决，必须基于实验来进行研究。然而，实验方法本身有很大的局限性，即实验本身是在特定条件下完成的，其结果也只适用于这些特定条件下，并不一定具有更普遍意义。另外，还有许多情况无法进行直接实验，例如飞机、水库等体量太大，而昆虫的体量又太小，以及实验成本、实验安全性等等问题，于是，就需要构建适合尺寸的模型进行研究。模型与原型之间的相似程度需要通过相似理论进行衡量，需要遵循相似理论的三大定理，而受制于客观规律不能任意变化的物理量，则是相似理论赖以存在的基础。

这里对相似理论的三大定理（M.B.基尔皮契夫 1955）做一说明。①相似第一定理：

两个相似的系统，单值条件相同，其相似判据的数值也相同。②相似第二定理：当一现象由 n 个物理量的函数关系来表示，且这些物理量中含有 m 种基本量纲时，则能得到（n−m）个相似判据。③相似第三定理：凡具有同一特性的现象，当单值条件（系统的几何性质、介质的物理性质、起始条件和边界条件等）彼此相似，且由单值条件的物理量所组成的相似判据在数值上相等时，则这些现象必定相似。这三条定理构成了相似理论的核心内容，尤其是相似第三定理，明确了模型满足什么条件、现象时才能相似。

　　基于相似性理论的相似性是对两个个体或部分之间精细结构或性质等元素的一致性评价（张光鉴 1992）。相似性原理要求模型和原型之间满足若干相似性，比如几何相似、运动相似、动力相似、性能相似等。从应用领域来分，又可以分为数学中的相似性，包括几何相似性（多边形相似、曲线相似、拓扑相似、自相似等）、矩阵相似性，语言中的相似性，包括词汇相似性、语义相似性（语义相似度、关联度度量的评估主要通过两种方式进行，基于专家设计的数据集，由具有语义相似度、关联度估计的词对组成；或基于信息检索、推荐系统、自然语言处理等具体应用中的措施的集成），化学中的相似性，包括化学相似性，或称分子相似性，即"相似的化合物会有相似的性质"，是化学信息学中（chemoinformatics）最重要的概念之一，在化合物性质预测或设计特定性质化合物的现代研究中具有重要作用，以及其他相似性，包括结构相似性、遗传相似性等。

　　基于相似理论的相似与物理世界密切相关，涉及的分形属于自相似，涉及的规模缩放则属于他相似，均是在物理世界中实现的相似。自相似又分为三大类：一是精确自相似，即任一尺度下分形都显得一样，这是最强的一种自相似，如由迭代函数系统定义出的分形通常会展现出精确自相似；二是半自相似，在不同尺度下分形显得大略而非精确相同，包含有整个分形扭曲及退化形式的缩小尺寸，如由递推关系式定义出的分形通常会是半自相似；三是统计自相似，这是一种弱相似，分形在不同尺度下都能保有固定的数值或统计测度，大多数对"分形"合理的定义自然会导致某一类型的统计自相似，比如随机分形。

　　那接下来要解决的问题就是从模型的实验结果如何真实再现原型的物理现象，越是相似，越容易再现。而相似的判定，就需要一些针对物理量的测算依据。这些测算依据包括以下几点。①相似及相似常数：如果原型和模型相对应的各点及在时间上对应的各瞬间的一切物理量成比例，则两个系统相似。模型物理量同原型物理量之比即相似常数，也称为相似比、比尺、模拟比、相似系数，主要包括几何相似比、应力、应变、位移、弹性模量、泊松比、边界应力、体积力、材料密度、容重相似比等。其中长度、时间、力所对应的相似常数称为基本相似常数。②相似指标及相似判据：模型和原型中的相似常数之间的关系式称为相似指标，当相似指标为 1 时，两者相似。由相似指标导出的无量纲量群称为相似判据。③同类物理现象：具有相同的物理内容，并能用同一微分方程描述的物理现象。如果两个物理现象的微分方程的形式一样，但物理内容不同，就不是同类物理现象。④时间对应点：是指从起始时刻起，具有的瞬时，而不是从起始时刻起具有相同时间的点。⑤空间对应点：见于几何相似的体系，是物理现象相似的前提。

各种针对物理量的测算依据都是用于判断模型和原型是否相似，二者的相似程度，即相似度，用于评价相似程度的度量，即相似性度量。

（3）相似性度量

用于综合评定两个事物之间相近程度的一种度量，两个事物越接近，相似性度量也就越大，而两个事物越疏远，相似性度量也就越小。相似性度量种类繁多，常用的有衡量定量数据的相关系数（衡量变量之间接近程度）和相似系数（衡量样品之间接近程度），衡量定性数据的匹配系数和一致度。相似性的度量方法很多，有的用于专门领域，有的只适用于特定类型的数据，如何选择相似性的度量方法是一个相当复杂的问题。

用数量化方法对事物进行分类，就必须用数量化方法描述事物间的相似程度。比如聚类分析。

聚类通常按照对象间的相似性进行分组，如何描述对象间相似性是聚类的关键。数据类型不同，相似性的含义也不同。对数值型数据而言，两个对象的相似度是指它们在欧氏空间中的互相邻近的程度；而对分类型数据来说，两个对象的相似度是与它们取值相同的属性的个数有关。为了分类合理，必须合理描述样本之间的亲疏远近程度，需要由领域专家确定采用哪些指标特征变量来精确刻画样本的性质，以及如何定义样本之间的相似性测度。

常用的测算函数有相似系数函数和距离函数两类。

1）相似系数函数：两个样本点愈相似，则相似系数值愈接近 1；样本点愈不相似，则相似系数值愈接近 0。以相似系数值来刻画样本点性质的相似性。

2）距离函数：把每个样本点看作高维空间中的一个点，进而使用某种距离来表示样本点之间的相似性，距离较近的样本点性质较相似，距离较远的样本点则差异较大。如一群有 p 个变量的样本点，每个样本点可看作是 p 维空间的一个点，对其进行聚类时，就可以用距离来度量样本点间的相似程度。

中医药信息处理的科学问题所涉及的相似性度量当然不仅仅是数量化方法进行度量，基于相似性思维的相似性度量复杂性远远超过了数量化度量，有些相似性度量是很难解决的。比如取象比类的相似性度量，是由事物中抽象出特性进行比较，将特性相似的进行聚类。以五行分类为例，比较朴素直观的如五色分类，草木常见青绿，火焰多见橘红，黄河流域土壤多为黄色，打磨锋利的金属泛起白光。黑色的归类则稍微曲折一点，它令人联想到夜晚，联想到寒冷，而水因为比热较大，在自然界中也总是温度更低一些，相较于木、火、土、金，黑色似乎与水更接近一些。这个接近，就是一种特性的相似，比较的不是双方的数值和距离，而是双方表现于外的现象的相似程度，即"象相似"。当"五行"作为一个哲学概念被归纳总结出来后，它们的特性也被抽象为"水曰润下，火曰炎上，木曰曲直，金曰从革，土爰稼穑"，此时取象比类也从一种单纯朴素的"我觉得像"，变成一种衡量相似的度量。在确定事物五行属性的时候，我们需要去比较，该事物表现出的现象，与哪一行的特性更接近。比如春天，万物复苏，草木生长，与"木"的生发特性更为近似。另一方面，在聚类时还可以采取推演络绎的方法，就像化学相似性认为"相似的化合物会有相似的性质"，"取象比类"认为有相似的性质即为同类。依然以春天为例，自然界在春天万物复苏，原野初见绿色，相较于红、黄、白、黑，春天显然更接近于青绿，青色是"木"行之色，因而春天在五行中与"木"更为接近，应归类于"木"。在脏腑之中，肝脏因其生发疏泄气机的特性归于"木"行，而"目"因是肝的开窍，也被归于"木"行，并非"目"本身与"木"的特性有多么相似，而是在临床中，对"目"的疾患，其诊断治疗过程中始终要考虑肝脏的功能，考虑肝脏功能，就必须正视肝脏的生发疏泄特性，用药时必然采用纠正恢复这种特性的药物，而这种生发疏泄的特性又是归属于"木"的，所以推演络绎并非简单地拉关系，而是经过了深层次的考量，从特性相似的角度进行的聚类。由此可见，取象比类并没有一个严格的数值度量，而是以特性相近为衡量标准，是一种"性"的相似，而非"量"的相似。而这种性相似，也是一种"描述"，以目的性为依据。比如对饮片的性味进行五行分类，是为了纠正恢复脏腑功能，以其对哪个脏腑产生更大作用作为分类依据；对身体部位进行五行分类，是为了在出现疾患时更准确定位到失稳的脏腑，以其与哪个脏腑联系更紧密为分类依据。

中药指纹图谱也是一种以目的为依据的"性"的相似，它的目的是指导中药临床应用，以疗效为依据，描述和评价药品质量。世上不可能存在一模一样的两片饮片，无论是生长环境、来源植株，还是炮制的手法，都会导致饮片中某个化学成分的含量变化，某几种物质的比例不同。而对饮片再加工形成的复方制剂，其中涉及的环节更多，影响因素更多，无法以某一个或某几个物质的"量"进行定量相似性衡量，而中药指纹图谱遵循系统性、特征性、稳定性，以图谱的"形"相似反映中药疗效的"性"相似，确保药物的最佳疗效。

可见，无论是数量化的相似性度量，还是特性化的相似性度量，进行比较的目的都是第一位的，都要以目的为导向，确定采用哪些特性和指征。目的不同，需要衡量的维度不同，相似性的结果必然也不同。如果需要身高相似的一批人组成方队，必然以身高数值作为相似性度量，如果针对这批人进行身体质量指数（BMI）测算，则必然千差万别，故而，无论是量相似还是性相似，都针对目的，固定比较的维度和维数，然后才能谈相似。

除此之外，如状态的相似性度量、稳态的相似性度量等也是中医药信息处理中需要探索的重要问题，也需要从目的性入手设置相关的维度和维数，以期发现其相似度。

总之，我们研究中医药信息处理的技术只不过是为了帮助找到达到稳态的方法，提高达到稳态的效率。我们研究中医药信息处理的科学问题也只不过是为了探索达到稳态的机制，但这件事情是非常非常困难的事情。

目　录

第一章 信息特点：认识、现象、整体、时间

中医药信息具有其本身的特点，这是由中医药学科体系的特征所决定的，尤其是天人合一的整体观、辨证论治的个体化诊疗思维等特征；中医药信息的特点主要包括其是认识论信息、现象信息、整体信息和时间信息等，只有充分认识中医药信息的特点，遵循其特点，才能处理好中医药信息。

第一节 认 识 论

一、本体论信息和认识论信息

信息是事物运动的状态和方式，它来源于事物，又并非事物本身，是一种相对独立的存在。信息由事物的运动而产生，也可以脱离产生它的事物，转录到别的载体。其中运动状态指在时间和空间上的两重规律，运动方式则泛指内部和外部的一切联系。

事物所呈现（所表述）的运动状态及其变化方式是本体论信息（钟义信 2013）。本体论信息是在没有任何约束条件之下产生的，不包含任何主体和主观因素。

主体所表述的该事物运动状态及其变化方式是认识论信息，包括运动状态及其变化的外在形式、内在含义和效用价值。它与本体论信息有着本质上的联系，都关心"事物的运动状态及其变化方式"，但本体论信息由"事物"本身表述，认识论信息由"主体"表述，以主体的存在为前提，是对本体论信息的主观反映。没有主体也就没有认识论信息。

一定程度上来说，本体论信息决定了认识论信息的存在。人类认识事物，包括实在客体和现象客体，必须从客体获取由客体所呈现出的本体论信息，这种信息由外部世界向主体输入，亦即感知信息。认识论信息就是主体感知本体论信息的过程。

因为信息的不对称性，人类无法感知到绝对的全部的本体论信息，本体论信息和认识论信息之间的差异，是人的认知和客体真实之间的距离。

因为被感知的客体是同一个，围绕其产生的认识论信息都会包含客体的部分真实，因此认识论信息又总会存在趋同性。

多个主体对感知信息经过自身的处理、加工，形成独立的判断，做出个体的决策，再反馈于外部世界，是主体向外部世界（包括其他主体）输出信息，即再生信息（苗东升 2010）。其他主体（包括输出信息的主体）对再生信息的获取过程，又形成了新的认识论信息。因此，本体论信息在确定的时空范围内是唯一的，基于此产生的认识论信息则是多样的，且是可以叠加的。

中医药信息是中医药系统及其子系统存在及变化的状态，而我们所获得的信息仅仅是人类对中医药系统进行观察得到的信息（崔蒙 2016）。不同的观察者、观察手段、观察时间都会影响获得信息的准确性。基于此考量，中医药信息的获取需要尽可能地全面，尽可能贴近本体论信息。

（一）观察者效应

被观察的对象会因为观察行为而受到一定程度的影响。

几乎没有不影响观察事物的观察方法，只是程度高低有所不同。

说到底，观察这种行为，也就是观察者对被观察者的认识过程。把观察者作为主体，被观察对象作为客体，观察者想要获得的，是被观察者的本体论信息，但他通过观察而得到的，只能是关于客体的认识论信息。

比如医生和患者，医生观察患者，从而对患者的状态（包括身体和精神等状况）作出评判，在这一过程中，医生会通过看、听、嗅、触摸，或者通过仪器来对患者进行全方位的观察，其自身的知识储备和知识结构，会对观察结果产生根本性的影响。

中医诊断学讲求"以常衡变"，在认识人体正常状态的基础上，才能及时辨别发现异常状态。这种"常"包括前一个时空患者的状态，即辨别发现状态改变是和前一个时空的状态进行比较。对于观察者来说，如果知识储备中没有人体的正常状态，那么异常的症状体征就很容易被忽略过去（类似地，对于观察者来说，如果知识储备中没有被观察者前一个时空的状态，那么目前的状态就无法确定被观察者是否处于新的稳态）。以诊脉为例，成人"平脉"的评定标准是一息四至或五至，但在三岁以下的小儿，一息七至才是平脉。只有在掌握这些知识后，才能够在诊脉时判断出一息七至是正常脉象还是异常脉象。

对没有掌握人体正常状态的观察者来说，很难发现被观察者身体的异常状况（类似的没有掌握被观察者前一时空的状态，就很难确定其是处于哪一种稳态）。在分科越来越细致的今天，医生在某个方向上越深入，在广度上就越难兼顾，这样的情况也日渐增多。因而不同医生，在观察同一个患者时，会因为知识结构和知识储备的不同，做出不同的诊断。但认识论信息的描述对象毕竟是同一个客体，结果虽然各异，在概率上，仍会大致趋向于本体论信息。

实际上，即使掌握了相同的知识也无法保证观测结果的一致性，虽然在诊脉时要求"平息"，每个人的呼吸频率终究无法完全一致，在 24 小时制成为普遍计时法后，成年人"平脉"标准被表述为"72～80 次/分"。这是典型的采用仪器替代观察者的精细观察方法，但依然没有办法保证这就是"平脉"，尤其无法给出这就是"平脉"所具有的意义。

不同观察者面对同一个观察对象，由于自身的知识储备不同、对象受到的干扰不同，可能会得到不同的信息，做出不同判断。一旦发现了这一现象，人类开始运用器械来消除观察者的偏差。从肉眼观察到 X 线透视，进展到电子计算机断层扫描（CT）、核磁共振成像（MRI），科技一直在进步，对人体的观察也越来越细致。但无论使用了多么精准的仪器，都是由人来操控、读取、辨析的，在这个过程中，其实得到的信息是仪器叠加了观察者的观察以及其自身的认知。使用仪器的观察者，因其经验和知识结构会对采集的信息进行不同解读，甚至因为专业细化，在这一过程中出现了更多观察者。如内镜室的观察诊断和取样，受内镜操作医生的认知影响，换一名医生来操作，可能会因为取样部位的改变导致取样的化验结果不同。这些由内镜医生获得的感知信息送到了主治医生手里，形成了一个感知—输出过程，这些结果又直接影响到主治医生的信息获取，主治医生对内镜报告的解读，又叠加了一重新的感知认识。这样一来获得的认识论信息叠加起来，离被观察者的本体论信息仍然存在距离。

患者作为距离自身信息最近的第一位观察者，甚至也并不能完全准确获得自己身体状况的信息。这时，患者成为一个主体，对于自身本体论信息存在一个感知——输出的过程。他所感知到的并非自己作为客体的全部信息，总有一些原因导致自体反馈出错误的信息，自身的知识结构和经验、先入为主的判断、感知偏差、被忽略的症状，都会影响到自身本体论信息的获取，比如心脏的问题却感知为肩部放射痛，看到某种疾病的症状描述后总怀疑自己患有该疾病……即患者无法完全正确地感知获取自己的本体论信息。而患者在表述自我感知的过程中，又会因为自身差异，比如文化程度、表达能力、方言口语等等致使信息进一步偏移，最终导致医生获得的信息不准确不完整。

如果具备相应的经验和知识储备，患者对于自身症状的感知和认识就会更接近自身的本体论信息。日常生活中，医生总能更快察觉出身体的不适，就诊时的描述也更为准确。长期慢性疾病患者可以更早发现身体的警讯，过敏患者会在喉咙发痒的时候就准备好喷雾剂。有句俗语叫"久病成医"，即指有经验的病人，能够及时发现和应对自身的异常状况。

因为观察者的干扰，导致了观察结果不同。而在临床中，因为问诊的存在，导致感知—反馈的过程不断叠加，在这个过程中，患者作为被观察者，还会受到另一种干扰。

被观察者一定会被观察者影响到，在做出选择时或者判断时，也容易因观察者不同而影响结果。在医生问诊时，患者也在应答医生，他们可能会因为某些顾虑，或某些习惯偏好，隐藏自身信息或误导观察者。比如因为对医生的水平和经验不信任而拒绝正面回答问题，因为抵触心理而拒绝暴露患处或拒绝回答某方面问题。又如"白大衣高血压"，患者在看到医生后因精神紧张而出现了血压升高，就是典型的被观察者干扰的现象。

医生的经验也会影响患者导致观察结果偏移。医生会根据自己的知识储备和结构，对诊断结果做出预判，并根据预判，在观察过程中对被观察者做出引导。他们在问诊中会有偏向，会不断围绕预判进行信息收集，使诊断结果向自己的设想靠拢。因此，在临床诊疗中，经验是不能被忽略的重要因素，丰富的经验可以尽量降低观察者效应的干扰，距离本体论信息更进一步。

在中医药信息的处理过程中，还有多重观察者效应叠加迭代的问题存在。患者观察自己，对医生描述；医生观察患者，得出诊断结果；医生将病案记录下来，他的学生和读者观察了医生的观察，又将心得体会总结下来传递给下一任观察者。如此在一次次的传递中，观察者们形成的名为"经验"的认识论信息里，不断叠加着观察者效应，如果所有观察者能够保证自己的认识论信息足够准确，那么"经验"将会越来越接近本体论信息；如果观察者们不能保证自己认识论信息的准确性，迭代的信息必然偏离最初的本体论信息越来越远。但即使是最接近本体论信息的"经验"，在成为被观察对象后，也无法保证观察者或学习者能够正确领悟和理解，这种表述信息与接收信息之间的偏差，也被称为信息噪音。

观察者，是认识论信息不确定性的原因之一。

（二）片面性

观察者会受到自己知识结构影响，受限于方法、技术、科技水平等各种主客观因素，对信息收集不够全面。日渐发展的科技在努力填补这一点，更精密的仪器，更快捷的知识获取途径，更准确的机器学习和辅助诊疗系统，都在致力于消除认识的片面性。

采用人工显微镜观察血象并计数的方法，受到视野和人工的局限，准确度较流式细胞仪为低；薄层 CT 比起 X 线透视能更早发现问题；24 小时动态心电图能够捕捉到短暂的心跳异常。但片面性并没有消失。人类向未知探出的触角越长，围绕在已知之外的未知越广阔。

中医的研究对象是一个开放环境下的复杂巨系统，即处于自然和社会环境中的人体整体，更加难以把握其全部信息。

患者想要对自体信息进行完整收集，便需要以常衡变，他需要掌握完整的医学知识，知道自体正常时候应该呈现出什么状态（包括随时空变化而呈现出的稳态），在季节更替、地理变化、社会环境变更的时候会呈现什么反应，哪些是正常的，哪些是异常的，身体能够自我调节的阈值是多少，上限在哪里，生长壮老已的生理发展怎样才算合理，乃至于自然社会环境改变时，及时判断流行病发生时机以及自体可能会出现的危险倾向。他还需要有极为准确而高明的表达能力，可以推测出自己的病因并对医生正确描述出来。这简直需要患者是一个上知天文下知地理学贯古今的全知全能者。这当然是不现实的。事实上不可能有拥有全部知识的患者，也不可能有完全准确描述出病情的患者，大部分的患者对于自己的身体情况，只是如盲人摸象一样，抓到了一个尾巴，碰到了一只耳朵，再将这尾巴和耳朵当作是蛇或蒲扇传递给医生。

来自于患者的认识论信息是不全面的，也可能根本是错误的。这些信息无疑会对医生的认知产生干扰。过于依赖患者主诉而未能发现其身体另外的警讯，过于相信患者主诉而未能及时发现真正的症状，过于关注患者自身信息而忽略了社会环境自然环境对于人体的影响，都会干扰医生对患者这个客体的观察，得出不完整的甚至错误的结论。

就算能够修正和补齐来自于患者表述信息的缺失和误差，作为医生来说，想要获得完整的准确的患者本体论信息，也需要成为一个上知天文下知地理学贯古今的全知全能者。在这个方面上，前人的经验会有一定的参照性和纠错功能，不是针对于某一名患者，而是针对某一人群某一类疾病情况进行修正补全。但对于某个个体而言，这一类经验未必合适，因此又有"三因制宜"等针对个体因素的认知经验。如"用寒远寒，用热远热""暑月不用麻黄"就是在提示观察时需要关注自然环境对于人体的影响，"尝贵后贱"导致的"脱营"就在提示关注社会环境对于人体的影响，时局不稳或战争大疫流行期要注意观察患者的心理状况，这些都是前人传递下来的经验（认识论信息沉淀后的经验）。这些经验有些至今仍有良好的借鉴作用，有些则随着科技生活水平的发展已经不再适用了，需要根据实际情况不断修订。

但总体来说，医生既然不能成为全知全能者，无论多少经验用以查缺补漏，也难以获得正确完整的患者信息。

在治疗方面也是如此，对于中药、方剂、针灸、按摩、导引，各种治疗手段，也仅仅是靠层层叠加的认识论信息——经验来施行，中医医生也未曾掌握这些治疗手段的全貌，因为那也需要首先成为一个全知全能者。比如对于某一片植物药饮片，想掌握它的全部信息就必须知道它的产地、生长环境、选种育苗情况、生长过程中的天气变化、采摘后的处理炮制、乃至于这一片处于植株中的哪个部位，必须在掌握了与这一片中药饮片有关的全部天文地理自然人工情况之后，才能精确应用这一片饮片。世上并不存在全知全能者，医生也不可能完全掌握一片饮片的全部信息，前人发现了中药饮片功效的知识，传递给后人，后人将这些知识假作全部，施用于临床。一代一代医者的经验积累，对于饮片的功效信息获得越来越多，从《神农本草经》三百多味药到 2020 版《中国药典》的六百多味常用药，药物越来越多，功效越来越复杂，但我们至今仍未能把握到哪怕某一味中药的全部功效。说到底，中医医生在使用中药时，也难以摆脱片面性。

关于疗效的判定也受此制约。中医的治疗并非针对疾病，而是针对患病的人本身。人生于天地间，正常状况下，人体自身、人与自然、人与社会之间会达成一个相对稳定和谐的状态，这种稳态，就是中医对于人体健康的认知。这个稳态并非固定不变的，而是随着自然和社会的变化随时进行动态调节，在调节的过程中，如果因为某些原因打破了这个动态平衡，就进入了病态。所以中医的治疗手段，并非要消灭疾病，而是促使人恢复到那个相对平稳的状态。对于这种稳态，每个人的认知也是不同的，在开放的复杂巨系统中，稳态的判定也需要全领域知识，这就导致了现今的医生们对于疗效的判定各执己见。有医生以体征的消失为治愈，有医生按检查指标进行判定，还有医生认为患者自我感觉症状消失才算达到了稳态，也有医生认为只要能够有效维持生存就算是进入了新的稳态，也可以算作恢复健康。治疗的目标是让人体恢复到稳态，但是人类因为精力和脑力有限，无法掌握全领域知识，也就无法做出一个全面的稳态评定，所有医生或者所有人，对于治愈的认定都是片面的，对治愈的终点认知也是存在分歧的，这必然导致他们采用的治疗方法治疗手段各不相同，有的医生认为已经治愈时，其他医生也许认为疗程刚刚过半。因为无法掌握全领域知识，所有医家对于疗效的认知都有其片面性，这也是中医学在信息处理时无法忽略的问题。

随着科技发展，对人体观察越来越深入，获得的局部信息越发接近患者的本体论信息，但是局部信息的认识精确度提高，并不意味整体信息的认识精确度提高，对某个局部的观察体验过于精细，远超过其余部分，被呈现在眼前的信息量越大，研究者越可能陷于局部而忽略全体，反而放大了认识论信息中的片面性。如对中药化学成分单体信息的研究越来越深入，尤其是有效单体信息，对中药饮片整体效用的认识越模糊，导致复方的效用反而更难把握；发现针刺引发改变的细胞因子越多，对经络整体的作用就越难琢磨；在科研和临床中，过于强调某个指标的改善，反而忽略了患者整体状态的变化和生存质量。

目前，计算机已成为信息处理的中坚力量，人脑无法全面兼顾的信息可以由机器进行存储和运算，有研究者提出，采用全数据法对中医药数据进行研究，针对某患者的全部信息进行分析，保留个体化诊疗特色，获得诊疗经验，以求在诊疗过程中掌握的信息更多一些、更广一些，离本体论信息的全貌更近一点。不过，机器获得信息的上限，终究被人类科技发展水平所制约，消除认识中的片面性，道路依然漫长而曲折。

（三）不确定性原理

我们不能知道作为个体的人体整体的所有细节，是一种原则性的事情。因为人类还无法成为全知全能者，对世界的认知总是存在着片面性。就算真的存在全知全能者，一旦试图了解世界，他就成为了观察者，观察者的干扰改变被观察的世界，新的信息产生，之前的认知又偏离了个体的真实。

中医药信息是一种独特的体验信息。中医的证候，是综合了四诊（望、闻、问、切）所收集的有关人体变化的所有信息，包括症状和体征，结合时间地点气候等因素，运用中医药学理论进行综合分析而获得的患者当下的病理状态。证候的获得是叠加了客观（症状、体征）和主观思维（医生的判断）的主客融合的产物，客体信息是本体论信息，结论是认识论信息，本体论信息保证了结论的趋同性，认识论信息导致结论的不确定性。

具体来说，在中医这个开放的复杂巨系统中，从天象、地理、气候、社会、人文，到患者的地位、阶层、经济，最近的休息情况、情绪、饮食，乃至当下的环境、温度、湿度、声音、味道，都是患者本体论信息的一部分；另一方面，作为观察者的医生，自身状态也会干扰患者，导致新的信息产生，覆盖了原有的情形。甚至诊断这一活动本身，也受到天象、地理、环境、状态的干扰，无数的因素叠加起来，最终使得诊断结果呈现出不确定性。

治疗过程同样如此，医生开出的处方，受到医生对患者信息的认知结果、医生的知识结构、医生当下的思维等影响；从处方到患者服用的药物之间，又涉及到药物的生长、采集、炮制、制备、服用等因素；而药物效用也会因患者的依从性、对医生的信任度、患者固有的生活方式和服药期间的工作生活状态而改变；最终疗效的判定也依然要依靠患者对自己进行观察，感受自身是否达到了平和稳态，是否与外界重新融洽，这又进入了新一轮观察行为，再次陷入观察者效应。如此一来，疗效也是不确定的。

那么问题出现了。医生的存在，是为了保障生命，或者说，让生命以一个相对稳定的状态、在自然社会环境中尽可能长时间的留存。在这个过程中，必然要遵循一个"出现问题——发现问题——解决问题"的流程。一个处于相对稳态的人，因为种种原因，打破了他自身或者他与自然、社会间的协调，于是疾病发生了，他成为了一名患者，这是问题的出现阶段；医生对失去稳态的患者做出诊断，判定他失调的原因，这是发现问题；医生制定计划，使用某些方法，也许是药物，也许是针灸或者导引，来纠正患者的失调状态，医生和患者共同努力，以求达成治疗效果，使患者重新回到相对稳定的状态，这是解决问题。但如果从诊断到治疗到疗效都是不确定的，那么医生和患者努力的意义究竟何在？诚然治疗的结果是不确定的，但结果如大概率是积极的，这种治疗就是有意义的，也应该能够为世人所认可。

量子物理学著名的双缝实验，证实了微观世界中，观察者会干扰电子的运动，导致电子的运动轨迹无法确定。虽然单个电子的运动轨迹是测不准的，但足够多的电子会遵循一定的概率，出现在大致的位置上，形成一朵"概率云"。

中医学把观测对象（患者）及其所处的环境看作一个整体，在观测过程中，被观察者本身、所处的环境、观察者都能够影响到观测结果，证实了在宏观上整体上，患者的情况也是测不准的。我们都无法成为全知全能者，则注定在认知、处理、应用中医药信息的过程中会存在片面性，片面的观察者是不确定性原理的主要原因，但无论是医生还是患者，对于症状和疗效的认识总会在一定范围内达成一致。或者也可以这样理解，即使因为涉及因素过多导致了宏观上的不确定性，但是足够多的观测结果终究会在大致范围内形成"概率云"。

二、信息不对称

无论我们怎样努力去认识世界，观察者效应、片面性和不确定性都在制约着认识论信息向本体论信息靠近，我们无法准确掌握世界的真实。但总有一些方法可以不断向真实靠近。

这个方法其实在前文中已经提及了。既然我们不能成为全知全能者，那么集中足够多的知识，收集足够多的信息，是不是就能够离被观察者的本体论信息更近一步呢？

在一盏灯的映照下，物体会出现阴影；当有足够多的灯从不同角度照射下来，能够最大限度消除阴影。观察对象会受到观察者影响，那就准备足够多的观察者；每个观察者都不能避免其片面性，足够多的观察者从不同角度来观察，再将所有的观察结果汇总起来，总会有些被忽略的信息被别的观察者所收集；因为干扰因素太多导致结果不确定，就集中所有的可能性，不止把握概率，而是着眼全部。

医生获得的信息与患者本体论信息不对称，导致不同医生对患者的诊断不同，那就集中足够多的医生，对患者观察后给出足够多的诊断。当然因为医疗资源短缺和投入收益比，这一点很难实现，但是集中了足够多的病例后，从中找到相似症状的诊断结果、处理方法和治疗效果，汇总后就能得到针对某一种症状的"无影灯"。这些信息虽然并非当下我们正在面对的患者的信息，但能够最大范围覆盖足够多的可能性，总有一些信息可以作为对当下患者认识的补充。

这种补充还有一个优势，每一个患者，在某个时刻，只能被一名医生做出诊断，也只能接受一种治疗方法，所有的其他诊断、其他治疗、其他可能出现的疗效反应都会在当下时刻塌缩。就算是请来一群医生会诊，最后也只能形成一组诊断结果，使用一套治疗方案。如果我们能够集中足够多的"这样"的患者信息，他们接受了更多医生的诊断，接受了更多种治疗方案，呈现出了更多的反应，一个案例呈现出了无数的可能，就足以对我们即将处理的信息有所借鉴。这就是所谓的"经验"。

目前的医学生通过解读前代医家的医案，通过在临床中学习老师们的处理方案，逐步掌握这些信息，这些信息在人脑中形成无数模板，只要症状、体征中存在足够多的相似点，在诊断和治疗中的重合比重也会更大。遗憾的是目前人类的大脑能够记忆处理的信息量有限，中医学有浩如烟海的古籍，也有庞大的近现代案例，医生只能根据自身的知识结构和经验抓住一部分模板，但这部分模板未必适用于当下需要处理的信息。

为了快捷套用模板，历代医家进行了无数尝试，首先是命名和归类。相似的表现被命名为"症"，最初的方药使用是只针对症的，见咳嗽则用半夏，见水肿施以麻黄。很快医家们发现，过于笼统的模板难以套用，于是症被细化、分组，一段时间里的相似症状组构成了"病"，针对一组症状，也相应地复杂化了治疗方法，从单方升级为复方。又根据不同的时间点，不同的发展阶段和类型归纳了"证"，针对证发展出了一套复杂的治法，和组方加减规律。模板越来越细致，规则越来越复杂，学习的成本也大大提高了。

后来的医生无法学习全部的模板，只能针对模板强行归类，发明了数据清洗、术语标准化、共现、推理各种研究方法，新的模板不断生成，但利用率并未升高。对于世界的认知本就存在片面性，对于信息的收集似乎不应该再做减法。

针对中医药信息的处理，所需要做的只能是更全。通过认识获取的信息与本体论信息永远无法对称，对于患者的诊断永远无法完全切合实际，那么在收集获取中医药信息时就必须尽可能地全面。作为观察者的医生应尽量保持更客观更全面视角，引导患者呈现最真实信息。从传统的"十问歌"，到现在的住院病历统一结构，都是针对诊疗流程形成的模板，帮助更客观更全面地获得临床信息。

随着数据处理能力越来越强，我们对世界信息的采集模式也确实在变更，从小数据、样本数据，到大数据，最终将会进展为全数据。数据是部分可数字化的信息，只是认识论信息的一部分。人处于自然和社会的环境中，复杂开放的巨系统相互叠加所产生的数据就是中医药信息学所要研究的数据。中医药学因其根基于整体观念、独特的个体化诊疗手段，所获得的中医药信息是一种包含了现象与本质在内的主客融合的体验信息。所以是"体验"，因为这些信息并非仅仅依赖于采集，而是经过医生个体认知的加工，才作为获取到的信息，因而中医药信息只能是体验信息。经过数千年传承，这些信息中叠加了大量经验知识，数字化后形成了独特的"知识密集型数据"。中医药数据产生后，即被作为一个新的观察对象，对于中医药数据的处理，也是解析数据信息的过程，更全面的数据和多途径处理方式可以缩小信息的不对称，比如采用逻辑化表达，使数据能够更清晰地表达和传递，减少认识论信息传递过程中产生的误差。

也许等到可以将所有的数据都集中起来处理，已有的和正在发生的所有案例都纳入模板，并能在使用时准确对应，对患者对疾病的认识也就能离其本体论信息更近一点。

综上所述，因为观察者效应、片面性、不确定性的存在，人类无法感知到绝对完整正确的本体论信息，认识论信息与本体论信息无法对等，二者之间的差异，就是人的认知和客体真实之间的距离。在中医学中，医生对患者观察、诊断、治疗的过程也是一个医生认识患者本体的过程，医生无法掌握患者的全部信息，但可以通过增加自身知识储备，学习经验，发展信息处理方法与技术，收集足够多的信息，逐渐缩小与患者本体论信息之间的差距。怎样收集足够多的信息，并进行合理处理，使中医药信息更接近中医药系统的本体真实，是目前急需解决的科学问题。

第二节 现　象

一、现象与本质

现象包含本质。

现象不仅仅包含本质，还包含了假象、干扰象。

本质是什么？一般是指事物本身所固有的根本的属性。现象是什么？一般指能被人感觉到的一切情况。一般认为本质是真实的，而现象有可能是假象。

一直以来，我们都非常重视本质。那么是否除去本质，剩下的都不重要了？

本质真的能够被捕捉到么？又怎样保证我们所认为的本质就是真实的呢？

仙女星座的光芒到达地球需要254万年，在突破光速之前，人类永远只能观测254万年前的仙女座现象，透过这些久远的星光获得254万年前仙女座的本质。我们通过星光推测出一颗星星的质量和轨道时，我们以为掌握了它的真实时，那颗星球也许早已湮灭了，那我们获得的真实还是本质么？

否定之否定是哲学的基本规律之一，揭示了事物发展中的前进性与曲折性。事物发展的方向和趋势是由低级到高级、由简单到复杂的螺旋式上升，人们对事物发展的认知，也是在螺旋式上升的，对于世界本质的认知也总是在否定之否定的过程中一步步加深。

每一种文明都有自己独特的神话传说，这些传说就是人类文明起源对真实的最初认知。先秦认为世界的起源是大鳌托着陆地，浑天说认为世界的真实像一枚鸡蛋，哥白尼时代之前人们认为世界的真实是日月星辰围绕大地旋转。这些观点在当初的时代都是世界的真实，在如今已经被推翻。那么我们现在所认知的关于世界的真实，不久后也许变成伪真。

经典物理学的真实在量子物理世界轰然塌缩，关于生命起源的各种假说至今争论未休，更不要说有关宇宙起源的争议。时间永不停止，真实永在变化，我们所能观测到认识到的，绝不可能是纵贯时间长河的、全部的真实。就算把握住了当下的真实，下一瞬，这真实又已发生了变化。

在医学领域，真实也同样随着科技发展和认知在不断变更中。当初被认为是绝症的传染病，随着抗生素的出现变成了普通疾病；人人谈之色变的天花，随着疫苗的出现渐渐消失了踪影。

张仲景将外感病归入伤寒，刘完素在此基础上建立了寒凉为主的河间学派，张从正的攻邪派和朱震亨养阴派由河间学派发出，却发展出了不同的方向，而明清时期又在伤寒和河间土壤上生出了新的温病学派。每个学派的诞生和壮大都应对着当时当地的疾病流行，代表了一时一地的疾病本质，而时移世易，疾病本质也随之变易，新的学派由此而生。

前代医家将当时的真实总结下来，形成著作。当代医家们集思广益，将对于疾病本质的认知总结出来，形成诊疗指南，而所有的诊疗指南都在不断修订。检测方法改变、观测手段改变、新的治疗手段出现，那些被奉为本质的诊断金指标、常规治疗手段也随之修改。即使如此，这些当下的时效性的本质也并非能够覆盖所有，不过是针对人群统计，选取了 95% 的区间，作为了全体人群的本质。无论是一息四五至，还是每分钟 72～80 次，也只能说是大部分正常成年人的生理脉率，总有一些特别的案例在挑战医生的知识储备，比如一分钟只有 50～60 次脉搏的运动员。对于具体的某个人来说，无论是一息七至，还是每分钟 50 多次的脉搏，只要没有干扰到他的整体稳态，就是属于他个人的真实的稳态。就像我们常说的发病率和死亡率，在面向人群的时候是以百分比呈现的，但具体面对正在发病或者因病死亡的患者，这个概率则是百分之百的。

本质很难掌握，对于本质的认知在不断变化，实际上，人们只能无限接近本质而不可能终结对本质认识的进步。认知本质的认识论信息也一直在流动，最全面精确的认识论信息也只能获得某个时间点的本质，而非真正的全部的本质。现象才是人类当下能够认识到的全部。我们能做的，只有尽可能获得更多现象。现象是一个庞大的团，它包含了所有的本质，也包含了那个终极的真实本质，当然更多的是包含了非本质的庞大而广泛的"象"。对于本质的认知因为过于系统，过于完整，过于结构化，因而变化并不活跃，时间和空间带来的变动没有那么显著和急切。我们可以在一段时间里感知它、分析它，从中找到某一瞬间固定不变的"本质"。而现象则是具体的、多变的，既不系统，也无结构，很难形成明知识，更多的以经验这种默知识的形态表现出来，其结果是对于开放的复杂巨系统来说，现象信息与本质信息相比更适应这种不断变化中、不具有确定性的状态，换言之，要把握这种高度复杂、高度不确定的状态，现象信息比本质信息更具优势。

由此可见，本质是存在时效性和个体性的。人群集合中总结的本质对于某一名具体的患者来说，未必吻合，而针对患者本身，他的疾病每一分每一秒都在变化，医生在诊断时所总结得出的本质，也并不是他全部的本质。但他本身所呈现出的现象，也就是全部的症状和体征，在面对医生的这一刻，是不会突然变化得面目全非的。中医的治疗并非针对疾病，并不是要和疾病不死不休，而是针对患病的人，将其调整回自体及与自然社会相对平衡的稳态，那么与其去刻意追求疾病本质，不如面对全部的现象，去认知当前患者状态，进行矫正和调节。

现象包含本质，现象和本质同样重要。

那些我们以为的假象、干扰象，在忽略它们的情况下，也可能突然给出致命一击。

中医诊断中有证候真假的判定，真热假寒证是亡阴的危重证候，那些四肢冰冷的症状，固然在诊断时属于寒性假象，却也提示了病情的刻不容缓；一个因气虚而便秘的患者，其证候属于真虚假实，这个便秘固然并非实证，是一个干扰象，但处理不及时，时间久了也会变成干硬实便，转化成真正的实证便秘。中医学辨证中讲求的"标本"，也有"急则治其标，缓则治其本"的原则，一个因瘀血而大出血的患者，固然其"本质"是瘀血，若忽略正在出血的现象，也可能因失血过多而不治。

　　中医甚至会在治疗时也运用这些假象，比如组方配伍中的"反佐"，在治疗寒证的温热方剂中，加上一点与疾病性质相似的寒凉药物来欺骗身体，引药入内，以使身体更快接纳方药。如白通加猪胆汁汤，以寒凉的猪胆汁作为反佐药；或者将热药放冷服用，以冷的假象与疾病性质保持一致，将温热药引入身体。

　　中医药信息学以中医药信息为研究对象，以中医药学领域现象信息和信息规律为研究内容。中医药及其子系统存在及变化的状态都在中医药信息学的视线之内，我们重视包括本质在内的现象，不排斥本质，也并不只注目于本质，而认识的核心终究是现象。

二、不确定性与确定性

　　如果我们能够完全掌握本质，世界的发展应该是确定的，世界应该存在若干公理，根据其进行推导，世界一定会沿着相应的轨迹发展。

　　但世事无常，不确定性才是世界变化的主体。

　　绝对的不确定性中又包含着相对的确定性。

　　比如在限定条件后，我们可以获得一些定理、公式，对未来发展进行推导。就像物体运动，假设我们生活的世界不存在阻力，那么给物体一个初始动力，它将永远运行下去。我们可以生产越来越精密的仪器，模仿没有阻力的环境，却不可能完全消除阻力，这个永动的物体也只能存在于想象、推理和人工设定的环境中。所以，"公理"的定义，即是在许多科学分支中所共有的一个不证自明的假设，仅仅只能是假设。

　　运动的物体可能因为阻力而减速，也可能因障碍物改变方向，它的运行轨迹是不确定的，但又总是遵循着某些规律。如果我们掌握了它运行轨迹上所有的信息，轨道的材质，平面的光滑度和弧度，空气的密度和阻力，是否有风吹过，那么理论上，我们可以准确预测这个物体的运行状态。遗憾的是，认识永远存在片面性，人类永远无法获得关于这个物体前进中的所有信息。

　　甚至，就连根据所有信息进行的推导，似乎也只能在宏观的、经典物理学场景中发生。一个苹果从枝头掉落，排除其他干扰，它应遵循地球引力垂直下落。而一个电子通过缝隙，却无法确定它的轨迹。宏观上的确定性，在微观世界里并不受控，但当电子足够多，那些落点又会集中在某个范围内，呈现出概率性（何广平 2012）。

　　人类的健康也是如此。对于某些指标的正常范围划定，也只是在一定范围的人群中，综合分析出的概率。大部分人在每分钟心跳72～80次时感觉舒适，这个范围就被定义为正常心跳值。很多健康指标是根据95%的统计区间来确立的，但剩下的5%，不应就此被忽略，95%是一个概率范围，剩下的5%则是在概率范围之外的不确定性。诊断标准和治疗方案，也都是在概率原则上确立的，当足够多的人表现相似时，即将概率里的内容假设为确定性；概率之外的个体，就被定义为不确定性。

　　在小数据环境下，为了消除这些不确定性，人们制定了严苛的筛选标准，只保留最相似的案例，想从中获得确定性，但是样本量越小，容错率越低，任何微小的干扰都会导致结果偏离预期、偏离真实。进入大数据时代，因为其数据量巨大，可以抵消小数据中的误差，适当舍弃了微观层面上的精确度，在掌握事物、现象大体的发展方向上，大数据能够发挥更好的作用。

小数据上的不确定性，表现为大数据上的概率，这是大数据的混杂性特点。

但中医学面对的终究还是个体，每一个患者自身的发展未必会遵循概率。初入临床的医学生经常在抱怨遇到的患者表现与教科书不一致，有经验的老医生也会发现验方在某个患者身上失效，归根结底，教科书和验方，都是在群体概率上总结出来的，而临床中遇到的，却是充满了不确定性的个体。

大范围的概率适用于大多数情况下小范围的不确定性。在没有掌握相关信息之前，某个人的正常心跳值是不确定的，但通常这个值依然会落在教科书中规定的正常值区间内，因为这个区间本就是根据群体概率计算出的。

个体的不确定性不会在大范围内表现为概率。具体到某个患者来说，可能因为淋了一场雨而感冒，也许迁延成了肺炎，可能根据经验喝姜汤自愈了，也可能因为喝了姜汤导致上火，很难说哪个发展是最可能出现的，对个体本身来说，每个人都是唯一的；对于群体来说，个体种种无法确定的发展方向形成的概率只能适应一般的情况，而无法包容全体个体。

中医在诊疗过程中，会针对患者个体收集足够多的数据，包含了本质的现象变化，包含了概率发展方向及其所有不确定性的发展方向，包含大量稳定与不稳定的关系，只要收集的信息足够多，形成针对个体的诊断，就可以采用药物或别的治疗手段进行干预。在此阶段，疗效还是一个关于未来的推导，只能假设在患者完全依从、药物质量足够优秀、三餐有时有节、没有过寒过热等等最理想状态下，可能出现的治疗效果，就如同我们假设运行中的物体不会遇到阻力。实际上治疗手段实施后，患者的身体状况发展方向是不确定的，就算是在足够理想的状态下，也存在某些特殊的情况，比如个体本身对于该治疗手段没有反应，甚至因为某些药物出现了过敏反应、毒性反应。

但是在这些不确定性反应出现前，预设疗效时，我们依然会采用某些特定的方法，因为从过去足够多的案例来看，这种方法取得疗效的概率最大。不同医生针对同一个患者制定诊疗方案时，也许会各有不同，但足够多的诊疗方案综合来看，大方向上多少会保持一致，会落在一个确定性的概率范围内，当然，这个范围可能是非常之大的，因而是模糊的。

中医学确立了辨病为先辨证为主的诊断原则，在群体范围内收集信息，总结出大致的边界及核心要素。关于某个疾病的核心症状体征及发展趋势，关于某个证候的确立，相应的治法，这些都是在群体中所获取的最大概率结果。具体到某一个患者，疾病的发展趋势和证候的演变就表现得更加不确定，可能因为天气变化、人际关系、饮食起居各种因素的扰动，表现出无法确定的发展方向；针对这种不确定性，需要制定新的治法和方药；当然，大部分情况下，患者病情的发展方向依然在概率范围内，只是有小范围的不同发展可能，针对这种微小不确定性，在常规的方药中进行加减即可应对。这就是中医学的个体化诊疗。

在工业大发展的今天，在概率的基础上大量使用的产品是中成药，其是针对较大概率出现的范围、固定了治法和方药组成形成的药物。因为面向的是大概率范围，所以这种疾病这个证候的每个患者服用时，都或多或少有些作用；又因为被固定在这个概率范围内，针对每个患者的疗效又都不是那么理想。不过，中成药毕竟具有方便快捷的优势，也毕竟是针对人群概率研制的治疗方案，就像教科书和诊疗指南一样，在当下快节奏的生活环境中，有较好的应用场景。

一方面，医生受限于脑力精力，患者也受限于时间和成本，完全针对每一个个体的不确定性进行治疗并不现实，群体性的概率总结、相对确定性知识的抽取不可避免。就算个体化诊疗过程中，也必须应用一些来自群体的概率性知识，制定一个相对的确定性的诊疗方向。另一方面，个体中存在的不确定性绝不可忽略，在大概率的诊疗方向前提下，全面收集个体的相关信息，尽量向个体"全数据"靠拢，根据个体的不确定性，调整治疗方法，才能取得对于某个患者来说的最佳疗效。

即使是在群体性概率总结中，也要注重收集整体而非样本的数据，对轮廓和脉络的把握比严格的数据精确性更重要，只要掌握了疾病的大体发展方向，即可设计出相应的治疗方案且在大部分人群中取得良好疗效。中医药学数据处理，不应该过分追求微观层面的确定性，不必严格数据清洗，不必过于注重这个概念和那个概念是不是等同，如果丢失了中医本来拥有的宏观层面上的洞察力，忽略了那些被清洗掉的不确定性，那么就有可能偏离了中医药学的真正发展规律。

三、关联与因果

两个事件有关联，并不一定是因果关系。关联提示"是什么"，因果提示"为什么"。关联包含了因果，又远比因果的范畴更广阔，在获取信息的过程中也更实用，因果只是一种特殊的关联。

比如著名的尿布与啤酒理论，该现象存在即有其合理性。这就是大数据的相关性特点，通过识别有用的关联物来帮助人们分析一个现象，而不是通过揭示其内部的运作机制，无须追究两种现象间的因果关系，不需要知道"为什么"，只需要知道"是什么"。通过关联可以预测结果，而不能预知结果（维克托·迈尔-舍恩伯格 2013）。

如果说因果决定了事物发展的确定性，关联则决定了事件在群体中出现的概率性。因为认识论信息与本体论信息的不对称性，我们无法预知未来，而掌握了事物的关联，则可预测可能发生的事情，这个可能，会有较大的发生概率。

现象中总会包含着本质，不确定性中总会包含一定的确定性，大量的关联关系中也必然包含着因果关系，只是现阶段，人类尚未揭示出这种因果律的内在机制。既然如此，在无法确定因果关系的时候，将所有关联关系，包括稳定和不稳定的关系都考虑进来，总会得出一个相当大概率的预测，正如我们在群体范围内抽取出的知识和经验。

中医注重关联，尤其注重包含因果关系的关联。

中医"治未病"就是这种预测的体现。一旦掌握了患者目前的状态信息，不但可以分析出患者现有的病理状态并加以治疗，而且可以预测出疾病即将发生的变化并提前进行预防，从而达到治疗尚未发生的疾病这样一个目的。

在中医理论中，因为相对重视功能，很多概念的来源并没有实质性物质的对应，比如脏腑，比如气血津液，比如经络。如果一定要在人体中寻找出相应的器质性器官，从其解剖结构来推导生理功能，将会发现困难重重。这些脏腑经络气血，更多时候只是对生理功能集合的抽象概念，它们与解剖结构之间存在一定的关联关系，在解剖结构上看起来有据可循，比如心脏结构与心行血功能之间的关系，肺脏实体与肺司呼吸功能之间的关系，是可以理解可以推导的；更多的功能看起来与解剖结构全不相干，比如肾藏精的功能；甚至还有的在身体中找不到相应的器质性实体，比如六腑之一的三焦，比如经络系统。

脏腑理论如此，方药理论也如此。药物的功效与药物实体之间的关系，既有有物质基础的关联关系，也有观察应用中总结的关联关系，甚至是根据中医理论抽象出的相关性。前者如一些已被证实有效的化学成分，比如人参皂苷，因为该成分有增强免疫力的作用，所以含有大量人参皂苷的人参具有补气强身的功效，这一相关关系在现阶段被认为是人参补气的物质基础。大部分的中药功效都是在应用中总结出的关联关系，如玄参补肾，丹参活血。后者则是应用了中医理论，在关联关系的基础上进一步总结抽象出的知识，比如黑色中药入肾，甘味中药入脾等。至于方剂，涉及的药物更多，组方依据抽象出的中医理论，针对的是脏腑经络气血的功能，其中的相关关系就更加难以明确表达出来了。

过去几十年里，在还原论思想指导下，人们一直在努力寻找中医学中的因果关系，脏腑实体与功能之间，经络的解剖结构与功能之间，中药的化学成分与功效之间，复方的化学成分、化学成分相互作用与功效之间，小部分在现阶段表现出了因果关联，大部分则耗费了人力物力，未曾取得关键性的成果。

但是没有找到因果关系，这些理论也在临床中使用了几千年，而且十分有成效。既然中医发源的土壤并非还原论，是不是说明因果关系并不是运用中医理论的必要条件？脏腑的功能，经络的循行，脏腑与经络的属络关系，脏腑与气血津液的生成、循行和代谢关系、药物和方剂的效用等等，都是中医在临床实践中总结出来的"存在即合理"的关联关系。这些关系在被发现后，应用了中医理论进行了归纳和总结，并根据这些关联关系进行了推导和扩展。推导的结果再应用于临床，有些起效了，于是被记录下来，有些没有效用，则逐渐弃用了，还有些为了适应理论，进行了概念的漂移。最典型的例子莫过于"益火补土"，本是应用了五行相生理论确立的治法，按心属火，脾属土，益心火以补脾土，但在实际应用中发现，补心的方法对补脾并没有良好的效果，反而是补益肾阳能够温脾，因此将"火"的概念由心更换为肾，变成了补肾阳以温脾阳。

因此，通过细胞因子寻找证候的本质，通过药理、药化手段研究中药和方剂的疗效，追索脏腑器官与功能之间的因果关系，寻找经络的解剖结构，药物和治疗间的因果关系，这些运用还原论方法在中医研究中寻求因果关系的探索，一直未能取得理想的成果。反而不如放弃对因果关系的追寻，用关联关系来理解和运用中医理论。

四、个体与群体

人类对于事物的认知，是从观察个体开始的。

正如"二、不确定性与确定性"部分中所提及的，群体性知识是通过对概率的总结和抽取得到的。既然是抽取出来的，必不可能面面俱到，对于每个个体而言，群体性的知识只是他们较大可能发展的方向。或者可以这样理解：群体知识是个体知识中的一般，但实实在在的每个个体的知识都是其自身的特殊。

比如确定生物的种属，就要将一类生物相似的特性找出来，用以对这个类进行命名，越大的类，群体性的特性就越笼统。拿哺乳动物来说，群体特征是哺乳行为，在这个群体特征中，乳房的个数、形态都不考虑，连繁殖方式都并不局限于胎生，所有哺乳动物中，"哺乳"这个行为只是他们生存繁殖中近似的一个特征，一种特殊的现象。

种群越小，需要提炼确定的特征就越多，到了"牛科"这个层级，就要对形体、大小、食性、生殖方式等一一限定，甚至于角的形态，蹄趾的个数，特殊器官如胃的形态、功能、特性等，都要符合一定的特征，才能够归入"牛科"这个群体。具体到某一头牛来说，身长、体重、年龄、牙齿形态、消化功能、力量、速度等等，只要能想到，都可以采集到具体数值。

观察个体，获得认知；观察群体，归纳特征。群体的所有特征都是个体特征的抽取。对于认知而言，越是个体的，就越是全面、具体；越是群体的，就越是一般、抽象。中医学常常运用"取象比类"的方法，就是一种从个体中抽象出群体特征的方法。在对所有个体进行抽象后，将抽取到的特征按相似程度归类，就形成了一个个群体。如果按动静寒热的"象"归类，就获得了"阴""阳"两大类；如果按"炎上""润下"的"象"归类，就得到了五行五大类；按脏腑的生理功能和结构特点分类，形成了"脏""腑""奇恒之腑"三类。

群体是对个体的抽象，世上只存在真实的个体，而不存在真实的群体。

每个患者都是一个个体，而某个疾病的患者，某个证候的患者，都是通过抽象而得到的群体，这些群体都包含着个体的某部分共同的特征，这些特征因为相似，出现了聚类，表现出了概率，概率抽提出来，就是一个群体的特征，这个过程中凝聚了人类对本体论信息的认知和表述，或可称之为"共性"。而这个过程必然受到当前科技水平的制约，受到总结者个人的认知水平和知识结构的制约，换一个时间段，换一个总结者，这个被总结出来的"本质"都可能改变，所以群体的"共性"总是在变的。

人类认知的过程，是认识论信息尽量靠近本体论信息的过程，是在个体认知中抽象群体认知，在不确定性中寻找确定性概率，在现象中理解本质的过程。这个过程中得到的知识，可以帮助后来者掌握最大概率，走上一条相对安全的有把握的道路。比如风寒袭表后采用辛温发散的方法，使用麻黄、桂枝类药物，这个知识就是从很多个被风寒袭表的患者个体中抽取出来的共性特征。而针对某一个患者，又需要考虑到年龄、性别、身体素质、重量、宿疾等身体因素，以及饮食习惯、长期居住地、职业等等自然社会相关情况，才能尽可能全面地认知患者的真实状态，制定专属治疗方案，确定是用麻黄还是用桂枝，或是两者联用，每味药的剂量如何等等。而在诊疗过程中，也需要尽可能地兼顾所有细节，而不是抽象出一个群体特征，统一固化诊疗过程，甚而在这个固化的群体特征和诊疗过程间寻找因果关系。这也是中医药信息学强调个体化诊疗和全数据研究的根源。

总之，中医药信息重视包括本质在内的现象，包含确定性的不确定性，包含因果关系的关联关系，也重视前人总结出的群体认知。但中医药信息最终要落足于个体，观察个体所有现象信息，尽力针对个体收集一切确定和不确定的信息，以关联关系贯穿分析和认知，并在诊疗中运用群体性的经验知识，但认知的核心终究是个体的现象信息。

第三节　整　体

整体观念是中医药学理论体系的主要特点之一，讲求从人体自身的完整性及人与自然、社会的统一性上认识问题，追求与人体生命相关全部因素的天人相应的整体观。因而产生的中医药信息是完全开放环境下的信息，是人体与自然、社会交流和联系产生的综合状态，开放性决定了中医药信息的系统性和整体性。

中医药信息相对重视客体内部与外部相互间影响后产生的整体变化状态与方式，是一种自身信息、自然信息与社会信息交叉产生的整体信息。

一、整体和系统

系统是由若干要素以一定结构形式联结构成的具有某种功能的有机整体。在这个定义中包括了系统、要素、结构、功能四个概念。构成系统的要素有多有少，有大有小，因而构成的系统也有大有小。大系统可以分化成无数小系统，每个小系统都可视为它的"子系统"。无数小系统也能组合成一个大系统，此时小系统就成为了大系统的组成要素。构成系统的要素是为了某个共同的功能组合在一起，不同的系统有不同功能，规模越大的系统，功能就越复杂。但无论大小，每个系统都是一个有机整体。认识系统，解决系统问题，一定要从整体着手。

系统观最基本的观点就是整体性原理或者说是联系性原理（钟义信 2010）。从哲学范畴看，系统观点表达出这样一个基本的思想：世界是关系的集合体，而非实物的集合体。构成系统的要素之间、要素与整体之间具有复杂的相互作用、相互联系，从而揭示了世界的本质，换言之，认识系统必须从以下三个基点出发，即整体、要素和关系。

系统内部各要素之间的联系在功能上是有机整体，对于任何一个要素的调整都会影响到其他要素，进而波及整个系统，没有不受其他要素影响的单一要素。因此在解决系统问题的时候，必须要着眼于整体，从开始就考虑到整个系统会产生的变化。

中医药信息是中医药系统及其子系统存在及其变化的状态，研究中医药信息首先要认识中医药系统，处理中医药信息必须从系统的观点出发解决问题，而解决系统问题一定要从整体着手。中医药系统是一个开放环境下的复杂巨系统，构成这个复杂巨系统的每一个子系统，也都是复杂系统。无论是较大的脏腑系统、经络系统，还是较小的肝脏系统、脾脏系统，均是功能多样、结构复杂，构成各系统的要素之间还互相交通。比如经络系统，就有渗灌气血、联络沟通、感应传导等功能，与脏腑、气血、四肢百骸等子系统都存在着能量、物质和信息的交换。

同样，人体出现的任何一个问题，一个症状，背后都可能有多个系统的原因。一个人头痛，可能由于肝阳上亢，也可能因为肝经寒凝，此外，阳明火盛、风邪袭表、肾精亏虚、外伤瘀血都可能导致头痛，如果不能从整体入手，收集全身症状，分析病机，判断证候，对证治疗，仅仅针对头部进行止痛是无法取得长远疗效的。

被誉为中医学两大支柱之一的整体观念认为，人体是一个由多层次系统构成的有机整体。构成人体的各个部分之间，各个脏腑形体官窍系统之间，结构上不可分割，功能上相互协调、相互为用，病理上相互影响。而人生活在自然和社会环境中，人体系统的生理功能和病理变化，又必然受到自然环境和社会条件的影响，人在适应和改造自然与社会环境中维持着自身系统相对稳定的生命状态。可以说，中医的整体观，与系统观密不可分，每个系统都是一个整体，系统关联在一起组成更大的系统，形成更大的整体。因而中医药信息相对重视系统之间，包括子系统之间相互影响后产生的整体变化状态。

如"见肝之变，知肝传脾，当先实脾"就是一个解决五脏系统问题时考虑整体变化的典型例子。当肝脏系统的功能发生改变，产生了疾病，根据临床常见情况，肝脏系统病变通常会累及脾脏系统，因而在脾脏未发生异常时就抢先补益脾气，能够增强脾脏的抗病力，减少被肝脏病变波及的概率。按五行生克理论，肝属木，木克土，这种常见治法又被称为"抑木补土法"，因脾脏系统此时并未发病，也被称为"先安未受邪之地"。

中医药系统及其子系统，尤其是五脏系统，因为不依托于解剖实体，其功能性特点尤其突出，而功能是由对其他系统和整体的影响来体现的。归根结底，中医的系统，是由相互关联的关系聚合而成的。在诊断中，关联比物质本身更重要。津液亏虚时，重点不在于津液的量减少，而在于滋润功能减退后引发的脏腑、气血等一系列功能减退。

因此在获取中医药信息的时候，不能只获取局部的信息、某个空间的信息，而是要全部把握开放环境下能够作为一个独立大系统出现的信息，在个体上具有相对的整体性，又具有相对的独立性。

在以往的科研中采用分析方法所获取的局部中医药信息并不是真正的中医药信息，因为产生于开放环境下的中医药信息一定是系统的和整体的。

二、整体和局部

整体是由局部组成的，整体的信息是局部信息叠加并产生涌现信息后形成的，因此，整体信息总是大于或小于局部信息的加和。

整体是要素与要素间相互关联形成的，这些关联关系对于整体来说是内在的而非外在的，而一旦要素间通过关联形成了整体，由于涌现的存在，整体必然产生任何一个单独要素都不具有的特性，因此由关系向始基的线性还原无法解析整体。分析论还原论无法解释整体的问题。

如果我们对整体进行了解析，也会发现每个局部依然是一个整体，我们姑且称之为小整体。整体和局部的关系，并非简单拆分到要素，而是系统和子系统的关系。对于局部来说，它是整体的一部分，也是为了整体的功能而形成的要素关联体，继承了整体的部分特性，承担着整体的部分功能，与整体的其他局部互相关联。

中医基础理论在形成过程中，吸纳了阴阳、精气、五行等哲学概念，形成了独特的以五脏为中心的天人相应整体观，以五脏为中心，联络六腑、经络、肢体，运行气血，调控情志，保证了人体功能的正常状态和正常运行。人生于自然、社会之中，其生理病理皆受自然社会因素的影响，因而人与自然社会也是一个有机整体（郑洪新 2021）。

也即是说，人体内要素互相关联形成脏腑系统、经络系统、精气血津液系统，系统有机结合形成人体系统；自然要素关联形成山川、湖泊、海洋、大气，每座山、每个湖也都自成一个系统，各种系统的关联形成了自然；社会系统下包含着由社会要素关联形成的各种子系统；人体系统与自然系统、社会系统的关联共同组成了开放的中医药复杂巨系统。每个子系统都是大系统的局部，包含着大量稳定和不稳定的关系，切断所有关系后解析出的要素无法呈现整体的真实，由此我们可以更容易理解，为何研究中医药信息，必须遵循整体性方法论原则。

尤其是中医的概念，大多数时候并非真正的解剖意义概念，脏腑、气血、经络等等，通常指的是生命存续期间，体内的功能组合，也就是一个个小的功能整体。这些小的功能整体相互关联，以脏为中心，与腑相表里，联系经络、形体、官窍、情志、体液，甚而外联天时地理等一系列因素形成的以延续生命为功能的复杂整体，因其内部相互关联，所以牵一发而动全身，反之，通过局部可以认识整体，通过局部也可以影响整体。前者体现于中医诊断学中的司外揣内，通过观察表现于外的生理病理现象，来推测藏于体内的内脏的状态，是以五脏为中心的藏象学说在临床中的经典运用，如肝开窍于目，通过眼睛的状态可以推测肝脏的情况。后者则广泛应用于临床治疗中，如常用的左病治右、右病治左，如根据经络循行在远端取穴刺激的循经治，以及在处方时利用药物归经治疗相应脏腑，都是通过局部影响整体的实际应用。

但同时，如将整体视为群体，局部相当于个体，仅通过观察局部所抽象出的整体情况，宛如通过个体抽象出的群体，这个群体是笼统的、概率的、非真实的。同时因为人体大系统的复杂性和整体性，内部的关联关系并不稳定。在肝火上亢时，可能母子相传，引起心火亢盛；也可能木乘土，引发脾气不舒；还可能木侮金，导致肺络灼伤。这些传变途径都是临床中常见而不唯一的，人体病情发展会沿着五脏之间哪一条关联关系进行干扰都是不确定的，这些不稳定的关系偏偏会在生理、病理过程中起到至关重要的作用。这也导致了在观测局部时，因为影响因素极多，无法准确推测出是哪一条关系带来的扰动，无法逆推回单一的病因。比如肝开窍于目，虽然眼睛的问题应该首先考虑到肝脏系统的病变，但根据五轮学说，五脏之气都上注于目，眼睛出现了干涩、视物昏花的问题，可能是受肝虚所累，也可能是肾虚导致，或者是精气血津液匮乏所导致。

因此，虽然可以对整体进行解析和认知，但不仅通过要素无法还原整体问题，仅通过一个局部也无法认识真实的整体，需要综合全部的局部，才可能接近整体的真实。在中医诊断中强调四诊合参，就是将整体性方法应用于中医药信息处理的典型案例。

由上可见，中医的系统，是由相互关联的关系聚合而成的，研究系统必由整体入手。整体是由局部组成的，但由于涌现的存在，整体必然产生任何一个单独要素都不具有的特性，整体信息并不等于局部信息的加和。这也是分析还原论不适用于中医，研究中医药信息，必须遵循整体性方法论原则的原因。

第四节　时　　间

时间是人类用以描述物质运动过程或事件发生过程的一个参数。时间与空间一起组成四维时空，构成宇宙的基本结构，它在四维世界中表现为事物的定向而不可逆的变化。中医药信息是中医药及其子系统存在以及变化的状态，中医药信息处理相对重视系统时间上的延续变化状态。

一、过程

世界是过程的集合体，而非既成事物的集合体。以四维时空的视角来看，时间是不可逆的，我们现今所看到的事物，必然带着过去时间的沉积，也存在着在将来时间的可能性。

随处可见的一片石灰岩中凝聚了从地壳运动岩浆喷发到凝固、沉积、掩埋、风化等信息，直到我们看到它的这一刻，亿万年时间压缩在小小一片中，而且还将继续发展下去，直到观察者消失，又或者这片石灰岩破坏、湮灭。路上跑过的一只狗，其基因中镌刻了从生命起源，单细胞发展为多细胞，水生动物上岸，物种进化，到被人类驯服饲养，选种育种等等信息。具体到这一只狗，又涉及它的父母辈繁衍，它的出生，它的成长，直到如今你看到它的样子，它还将继续生长、衰老直至死亡，尸体腐化，回归泥土。我们目之所及的所有事物，都凝聚着一段漫长的时间过程，只是我们刚好看到了它这一刻的状态信息。

人类探索地球的发展史，寻找生命的起源，将视线投向宇宙，提出了宇宙起源的假说，又将视线看向未来，试图推导文明的发展，宇宙的变迁。人类对于世界的认知并不满足于当下。

在医疗场景中更是如此。虽然每个就诊的患者都是要治疗当下的病情，但是对患者个人而言，这个病情必然已经发生发展了一段时间，并且将在未来持续下去，对其身心造成困扰。而医生也必然要了解患者患病的全过程，向前推导疾病的起因、发展和目前的状态，向后推导疾病未来进展、恶化或自愈的可能性，因为会造成可能性的因素是不可胜数的，疾病的未来状态也是不确定的，这个诊疗推导将会涉及一个漫长的时间段，它将囊括患者从胚胎到出生，到生长，到现在的所有过程，还将模拟患者在治疗疾病直到痊愈或者与疾病共存甚至直到死亡的全生命周期的所有可能。

所以说，中医药信息是一个主客融合的产物，在这个诊疗过程中，患者作为客体被医生所观察所认知，医生则需要收集患者的所有信息进行整合、分析，这个过程可能会涉及几十年时光中的信息，又要求在看诊的短短时间里完成推导。这个过程需要医生和患者共同进行，不可能在现实世界中发生，也不可能完全在精神世界里进行，我们或可称之为"意象世界"。

如果把时间仅局限于信息处理，它将在意象世界中被层层分解。意象世界的时间与真实世界并不完全重叠，对于患者的模拟推导可以加速、延缓，或者回溯。

在观察患者收集信息的过程中，又需要医生的知识储备，这些知识，是由前人总结所得，每一点知识里都凝结了前人对于某个过程的理解和认识。比如发现患者情况和某个医案的记载有相似之处，这个医案由过去的某个名医记载，包含了当时的一段诊疗过程，从发病到进展、治疗、痊愈，其中又浓缩了当年那位患者全生命周期的情况。医生将这段诊疗过程进行压缩、抽象、呈现、类比，再叠加现在观察中的患者的疾病过程，形成了自己独特的认知，确定了一套治疗方案。而在这个过程中学习运用其经验的那段医案里，又包含了记录者对于前人经验的理解，等于压缩了无数个患者的人生和无数个医生在意象世界中的推导过程，其结果是叠加了高度浓缩的前人的时间。

中医对于药物信息的理解，也是如此。对于植物药，如果采用的部位是果实，那将包含一株植物发芽、生长、开花、结果的周期，还有采摘果实后清洗、切片、炮制的过程，再加上分拣和运输，最终浓缩成方药中的一片。而对于这味药物功效的考虑，又涉及了漫长历史中一代代医家在临床中的应用过程。

世界是过程的集合体，无论是人还是物，其本体论信息中都包含了从这个物种诞生直至消亡的漫长时光，从人类诞生开始观察这个世界所经历的漫长时光，这些过程中还凝聚了无数代先贤的观察和体悟。中医学作为一门古老的学科，其所获取的信息具有主客融合的特点，任何一条理论、任何一个概念、任何一条数据，其中叠加的过程密度都是可观的，拆分解读这些浓缩在数据中的时间过程，将是处理中医药信息的一个巨大的挑战。

二、动态演化

如果以系统为着眼点，则时间是动态演化的。

过程是浓缩态的动态演化，动态演化就是过程的拆分态。

一切实际系统由于其内外部联系复杂的相互作用，总是处于无序与有序、平衡与非平衡的相互转化的运动变化之中的，任何系统都要经历一个系统的发生、系统的维生、系统的消亡的不可逆的演化过程。系统存在本质上是一个动态的过程，系统结构不过是动态过程的外部表现。

任一系统作为过程又构成更大过程的一个环节、一个阶段。

以心脏系统为例，心脏诞生于胚胎发育第二周，原始心脏逐渐分化出共腔的心房和心室，在胚胎发育第八周完全形成房室中隔，大概七个月的时候发育完全。婴儿出生、成长、发育、衰老的生命周期中，心脏系统也随之维生、衰老直至消亡，它的形态也从原始的一腔到两腔，再到四腔，瓣膜从分化到成熟到老化，这个过程对于心脏系统来说是不可逆的，一个已经衰老的心脏无法重新分化新生。而心脏作为循环系统的一个组成部分，负责血液循环的动力。而循环系统作为整个人体系统的一部分，又负责将氧气和养分运输到身体各部分，收集代谢后的废物转输到呼吸系统、泌尿系统等。而整个血液的生成和循环代谢过程，又是整个生命运转中的一个环节。

人体作为一个系统，也要经历出生、生长、衰老、死亡。人在生存的状态下，又和自然社会连为一体，作为整个地球生态系统的一环。每一个人体都在这个系统中，努力维持着自身的稳定性以及和自然、社会的协调性。但这种稳定本身也是动态演化的一环，是人体系统在生长壮老已中持续前行的过程，除非人体作为一个系统整个消亡，否则动态演化不会停止，系统也无法达到绝对的平衡。就像我们所说的"阴阳平衡"，总是维持一个动态的相对平衡，在阴阳的相生相克互根互用中摇摆。而人体系统自身及人和自然社会大系统之间的稳定状态，即是我们所追求的"健康"。

在"健康"的人体系统中，还有一些比较特别的系统，遵循着一定的时间规律。尤其在中医学中，医学与传统的天文地理哲学等结合在一起，形成了中医学特有的人体节律理论。比如营卫生会，即是对一个昼夜间人体之气循环过程的信息总结；如五运六气，在获取信息时一定要完整获取一个五运六气循环过程的信息，这个信息需要包含周期内的气象变迁，寒暑更替，还要包含某个地域整个人群的发病规律；子午流注则是要综合自然界的循环和人身的循环，获取整个周期内人体经脉之气循环过程的信息。

疾病也是一个持续发展的过程，它发生于人体系统，开始时可能局限于某个脏腑系统，发展时则累及全身。一种可以治愈的疾病表现为：发病、病机变化、向愈、恢复，在这个过程中，身体由有序变得无序，功能由正常变为异常，运转出现混乱，无法保证自身的稳定和与自然社会的协调。疾病发展下去，由一个系统累及多个系统，最终导致全身的稳态被破坏，进入无序状态。人体系统对于无序是有一定的自纠正功能的，如果无序状态超出了人体的自协调能力，又没有有效的干预措施，无序态持续下去导致整个人体系统的崩溃，最终步入死亡。如果人体系统的自协调功能纠正了无序状态，无论是主动的还是被动的（接受治疗），都将从无序逐渐回归有序，脏腑系统功能恢复，人体重新达到动态稳定，与自然社会和谐共处，这一过程表现于外，即疾病痊愈。

中医学的疾病观如此，诊疗观也如此。医生观察患者，在获取信息的时候，不能只获取当下时间的信息，而是要全部把握一个时间流程或一个循环的时间信息。如一个感冒的患者，什么时间接触了病因，是感寒、遇热还是因时疫流行，接触病因后多长时间出现了症状，初始症状是怎样的，首先出现了头痛还是从发热恶寒开始，是否有咳嗽喷嚏流鼻涕，继而疾病发生了哪些进展，累及了肺部还是累及了胃肠，是否咳嗽而兼有胸痛痰涎多而黏稠，是否见胃肠不适上吐下泻，截至目前来看诊的这一刻，大概经过了多长时间，最严重的症状是什么。这些信息不但要全部得到，还要按照时间流程在意象世界中倒推，将症状与系统功能结合起来，推导接触病因后都有哪些系统被累及，按什么顺序什么速度发病的。最重要的一步则是预判推演，如果采用了辛温解表法，患者的感冒将会怎样发展，什么症状先减轻，什么症状会加重，多长时间能够基本恢复；如果采用扶正解表法，哪些情况会优先解决，哪些症状会拖延更久一些；如果化痰止咳的药物重用会怎样发展，如果稍加祛湿和胃的药物效果如何。一个中医师需要在看诊的几分钟内，迅速在意象世界中回溯和推演，确定一个最佳的解决方案，甚至还需要将推演的结果对患者解释一番。服药后的情况如果吻合了推演方向，对于医生来说找到了正确的治疗路径，对患者的信心也是一种鼓舞。

三、时间点

固态的浓缩过程和动态的演化，构成了人对时间的认知和把握。而对于无限时间与空间产生的本体论信息来说，能够被掌握的只能是某个点上的认识论信息。

如对整体的把握只能综合局部的观察，对群体的把握只能通过对个体的抽象，在整个过程集合中，我们仅能把握其中某一刻的状态。

世界上没有统一的时间（卡洛·罗韦利 2019）。不同时区的时间是不一致的，北京和伦敦的时间是不一致的，乘坐飞机绕着地球从东向西，飞机上和地面上的时间不一致，冬天与夏天、赤道与两极、高山与海沟时间都是不一致的。时间概念源于人类对地球转动的认知，而地球的转动本身就是相对的，地球时间与太阳时间、银河系时间、河外星系时间也是不一致的，宇宙中心与宇宙边缘时间也是不同的。既然没有统一的时间，对于世界真实来说，也就没有"现在"这个概念，即没有真实的现在。

没有现在，就没有过去、没有未来。

我们所能把握的，仅仅是我们观察的这一刻。

在观察之前，世界有无数的时间点位，无数时间线，无数的变化，无数的可能，而在观察者的视线投注时刻，所有东西凝聚、塌陷的点，就形成了"现在"。时间不是独立的，不能独立于物质而存在。我们观察一朵花，凝聚塌缩的就是花的现在；我们观察一个患者，凝聚塌缩的就是患者的现在。

物质也不是独立的，物质自形成一个系统，永远在变化中。我们对于物的认知，永远只能根据当前这一刻的物的现象，推导这一刻的物的真实。也可以这么说，世界上没有实体，只有事件，是过程的集合体。

时间点与时间点之间，也并不存在统一的、均匀的流速，观察患者的这一刻，观察患者的下一刻，也许在另一观察者的感知中相隔了无数时光。时间无法独立于物质存在，也无法客观存在，因为时间的概念是主体所认知的。在意象世界中，时间可以叠加，可以回溯，可以跃迁，时间有不确定性，无法精确这一刻是哪一刻。

回到一个医疗场景中来看，我们固然获取了关于患者的全部过程，从发病到现在，甚至一些与先天相关的、长期慢性疾病，需要患者从出生到就诊这一刻的全部信息。理想状态下，医生获取了患者在全时间与空间的个体信息，在意象世界中解析、回溯患者之前的病理过程，推导之后的进展过程。但患者在时间与空间中产生的本体论信息不可能完全被医生获取，因为人类的认识目前尚无法获得本体论全部信息，医生只能根据自己的认知水平、诊疗经验等获取患者就诊这个时间与空间点上的四诊信息。所以在诊断病人的时候着重于获取最后信息的时间点，医生做出诊断，开具处方也是一个时间点；在此之前，何时就诊，何地就诊，选择了哪位医生，乃至医生的思考过程都会影响最终诊断；而一旦进行到"此刻"，所有的可能性塌缩的这个时间点，诊断结果就被固定下来了。

所谓"见肝之变，知肝传脾"就是在这个时间点上的预测。一旦诊断结果确定，随之就要确立治疗方案，也就是在这个"知肝传脾"的时间点上，确立了"当先实脾"的治则，之后是疏肝还是补脾，是行气还是补血，就将在处方开具的那一刻塌缩固定下来。而对于用来治疗的方药，其固定的时间还要稍后一点，被采集、炮制的药物，在被药剂师按处方抓进药包时，固定为这一枚饮片而非另一枚饮片；在煎煮时又因为水的多少，煎煮时间长短，析出在汤剂中的成分不同；患者煎煮了几次，滤出了多少汤剂，饭前服用还是饭后，凉服还是热服，对于整副处方来说，直到患者服下药物的那一刻，它的时间才最终固化下来，不会再有其他的可能了。

总之，从时间的角度来看世界，世界是过程的集合体；从系统的角度来看时间，时间是动态演化。过程是浓缩态的动态演化，动态演化是拆分的过程。时间永在流动，而我们所能认识也是唯一能够认识的，只有当下某个时间点的现象集合。被压缩在知识里的时间过程和在意象世界中的动态演化，以及诊断、治疗、服药等排除了所有未来可能性的那一时间点，是中医药信息处理过程中无法绕开的重要因素。

综上所述，中医药信息具有四个特点，即认识、现象、整体和时间。其中现象是其核心，也就是说，中医药信息是包含了本质在内的现象信息；因为是认识论信息，其无法完全反映本体论信息，因此是现象信息；因为是整体信息，包含了所有局部及其相互间的关联关系，具有不稳定性、不确定性，因此是现象信息；因为是时间信息，信息一直在流动变化之中，所获取的只是当时时刻的信息，因此是现象信息。现象信息注重对细节及其关联关系的把握，不追求本质，不追求因果，因而尽管不是本质、不是因果，却包含了本质和因果，所以是最贴近真实的信息。尽管其包含了大量的噪音，但正因为如此，也包含了真实。从这个维度出发，最容易把握中医药信息的特点。换言之，从现象信息出发，处理中医药信息，才有可能获得较真实的结果。

第二章　核心问题：尺度与维度

中医药学是研究人体结构、功能状态及其变化的科学，具体而言，人体结构是指"人体内部不同独立系统间的空间关系"，人体功能是指"人体各系统间的能量、物质和信息流"，人体的状态及其变化是指"人体内部各系统结构和功能的表象以及因为不同影响因素导致其随时间的变化"。中医药学将人体各系统空间格局和生态学过程整合形成人体小整体论，更将诸多影响因素如气候变化、地理环境、生活习惯、情绪变化、社会影响等因素综合形成人体大整体论。从而演化出"三才合一"的整体观，"气一元论"的宇宙观，阴阳"中和"的治疗观，以及四时养生、"养性"为要的养生观。

我国著名科学家钱学森先生对"系统"一词给出了描述性定义，系统是由相互作用和相互依赖的若干组成部分结合的具有特定功能的有机整体，小到一个细胞，大至太阳系都可称之为一个系统。因此，人体作为一个开放的复杂巨系统，其子系统数量巨大，最重要的是，人体的复杂功能不等于所有组成子系统因素的简单叠加，也不等于所有子系统功能的简单叠加，而是经过多种形式、多种层次相互关联、交互作用后得到的基于涌现的、复杂的功能。而中医药学的阴阳、脏腑、中药、方剂、证型、经络等等都是复杂系统，由这些复杂系统构建的人体是一个处于开放环境下的复杂巨系统，研究这个复杂巨系统必须注重研究尺度和维度，如果尺度或者维度发生了改变，这个复杂巨系统的状态自然也会发生改变，所有的研究结果都会不再成立，因为所有的系统都是由一定维数的维度在一定尺度上构建的，维度和尺度的改变必将导致系统的改变，进而导致在此基础上开展的有关系统的研究结果不复存在。

第一节　尺　　度

一、尺度的概念和范围

自然现象的发生都有其固有的尺度范围，一旦尺度发生了变化，自然现象也就发生了变化。生态学研究应以自然现象本身内在的时间和空间尺度去认识它，而不是把人为规定的时空尺度框架强加于自然界，否则我们所认识的生态特征都将不成立。同样，中医药学无论是对人体局部的认识、人体整体的认识，还是对天、地、人巨系统的认识都必须在一定的时间和空间尺度内完成，这种尺度不能随意扩大或缩小，否则我们的认识都会出现这样或那样的错误。

尺度（scale）即标准、规则。是指事物或现象特征与变化的时间和空间范围，一般学科中常用的尺度有时间、空间等。

在中医药学中，我们将尺度的最小单位定为粒度（grain）和幅度（extent）。

空间粒度指中医药学研究对象表现出的特征信息中最小可辨识单元所代表的特征长度、面积或体积，如从细胞乃至心脏等脏器的大小、小儿病脉透关射甲长度，以及舌象目前研究比较多的色值空间、色彩空间和局部特征的灰阶差分参数等量化其舌象和表面纹理的数值。

时间粒度指某一人体状态发生的（或主体观察到的）频率或时间间隔，如脉率、呼吸等生理表现或头痛、呕吐等病理症状的频次，以及某一方剂服用的频率，都是时间粒度的例子。

幅度是指研究对象在空间或时间上的持续范围或程度，如舌苔厚度，洪脉的有力程度，出汗量的多少，病程的时间长度，病灶的大小范围，某些症状的程度，如头痛的轻重等。

广义地讲，尺度是指在研究某一系统、系统内部某一脏腑器官或生理/病理现象时所采用的空间或时间单位，同时又可指某一现象或过程在空间和时间上所涉及的范围和发生的频率。前者是从观察的主体即医生的角度来定义尺度，而后者则是根据被观察的客体即患者机体发生变化的过程或现象的特征来定义尺度。尺度可以分为大尺度和小尺度。大尺度可以是时空上一个人一生的所有生理现象和长期慢性病中产生的病理现象，小尺度是指时空上短时间的、小范围的人体生理变化和病理现象。当然，大尺度和小尺度永远都是相对而言的，对某一次观察来说的大尺度，同样可以是另一次观察的小尺度，只要在一次研究或观察过程中的尺度不发生变化，那么观察或研究的结果就是在该尺度内成立的结果。

在任何时空维上都可以划分为大尺度和小尺度，如大尺度时间和小尺度时间。关于时间的划分尺度没有一个严格的标准，在实际应用中，我们总是根据自己的需要选择一个合理的时间尺度。一个人从婴儿、儿童、少年、青年、壮年、老年等的生理变化过程都可以算作一个阶段。《内经》把人体生理过程分为出生、成长、盛壮、衰老和死亡五个阶段，简称"生长壮老已"。这五个阶段可以算作是大尺度时间，每个生理过程中的每一阶段都有其各自的特点。从大尺度时间上看，人的生命过程的每一阶段就是一个内部时间。每一阶段的变化，可以通过人的外在征象表现出来。而人体生命过程的某一阶段又可以划分为多个小尺度的内部时间。在某一个生理阶段中又有健康态、亚健康态、疾病态之分，一般把疾病发生发展过程中的不同阶段"证"的发展变化看作一个小尺度的内部时间。如研究生命中某一个较小时间段中人的病理变化或中医称之为"证"的变化，就是从小尺度时间看问题。

在同一系统的演化过程中，如果系统前后两种状态在时空结构、功能结构上有着质的差异，从前一种状态到新的稳定有序状态的出现，就是一个"内部时间"，系统新的稳定有序状态出现，标志着内部时间的演化开始了一个新的起点。内部时间是系统演化的内在尺度。

每一个系统都有属于自己的"内部时间"。各自的内部时间表征了其演化的过程。我们知道系统与要素的划分是相对的，一个系统相对于组成它的要素而言是系统，而相对于更高层次的系统来说则属于要素即子系统。因此"内部时间"也是相对的，一个系统的内部时间可以包含多个子系统的内部时间，而一个系统的内部时间也可以"嵌套"在更大的系统的内部时间之中。大系统的内部时间由其各子系统的内部时间的平均值所决定，内部时间包含了系统各个部分的信息，这种信息在系统演化过程中能够"遗传"到新的高层次系统上，各子系统的内部时间演化规律与整体系统内部时间演化规律具有自相似性。

我们已经知道了尺度可以分为空间尺度和时间尺度。但除此以外，我们还可以在另一个维度划分出组织尺度（organizational scale），组织尺度是指在由生态学组织层次（如脏腑等小系统、肝系系统等大系统、人体所处的周围环境巨系统等）组成的等级系统中的相对位置，这不是单纯的空间概念，这种尺度划分还包含了功能、联系等等概念。同时，如果从不同的维度划分，尺度还可以划分为功能尺度、结构尺度、动态尺度、关系尺度等。

1) 功能尺度：功能是指人体结构与对人体有影响的因素之间相互作用，或人体结构组成部分之间的相互作用，这些作用主要体现在能量、物质和影响因素在对人体影响的运动过程中。功能尺度则是指功能及其相互关系所影响和涉及的范围。

2) 结构尺度：结构是指人体结构，即人体组成部位或系统的类型、多样性及其空间关系。例如人体中不同系统的体积、形状、组成细胞的不同，它们在人体内部的空间格局以及能量、物质和组成部分的空间分布等都属于人体的结构特征。结构尺度则是指这种相互关联、相互影响的人体部分、系统、空间的范围，结构尺度定义的不仅仅是空间概念，还包括了空间的关联关系。

3) 动态尺度：动态是指人体在结构和功能方面随时间的变化发生的改变。具体地讲，人体动态包括人体结构单元的组成成分、多样性、形状和空间格局的变化，以及由此导致的能量、物质和微生物在分布与运动方面的差异。动态尺度则是指人体结构和功能发生改变的范围，既包括了结构的变化范围，也包括了功能的变化范围，还包括了结构与功能相互关联的变化范围。

4) 关系尺度：关系是指人体在结构和功能方面随时间变化而产生出的相互作用。人体状态随时间或影响因素而发生不同的变化，随时间改变发生的正常变化是生理变化，一般属于可控可预期的关系；随影响因素产生的变化是病理变化，属于部分不可控不可预期的关系。关系尺度则是指无论是生理关系还是病理关系，其随时间发生的改变及其随之诱发的改变范围。换言之，所有相关关系的状态随时间发生变化的范围均属于关系尺度研究的范围。

对于生命体的研究尺度我们认为主要包括了以下三个方面：客体（被考察对象）、主体（考察者，通常指人）和时空维。即医生（主体）观察患者（客体）的症状和体征，症状主要为患者的主体性的不适感觉，体征则主要是医生通过对患者不同时空维的脉象、舌象及神色形态的感知与把握，不同时空维是指初诊和多次复诊，以及对既往病史的感知，通过对"候"的认识、归纳和总结，医生确定患者的"证"，这种"证"的结论是以机体整体水平所表现出的"候"为基础的，其实是对机体在某一时间和空间环境中具体状态的认识和把握，与现代医学疾病的定位是不完全相同的，它注重的是主体的综合感觉，而不是某一组织、器官、分子等的病理改变，因此，证候的定位是整体性或亚整体性的，即证候是对机体功能反应状态的一种整体性的认识。医生根据"候"总结判断出相应的"证"之后，确立治疗原则和方法，最后以方剂的形式对证候进行干预，纠正失序的状态。在这一过程中，证候与致病因素、方剂效应二者之间的关系并非简单的、一一对应的线性关系，而是极为复杂的、许多中间环节仍有待于进一步研究的非线性关系。这其实也构建了一个更大的整体系统。

广义的尺度强调空间异质性，中医药学观察的空间尺度随研究对象、方法和目的而变化。它体现了生态学系统中多尺度和多等级结构的特征，这有助于开展多学科、多途径的研究。人体的状态不是由它的绝对空间尺度所决定的，而是由它与特定研究问题相关的空间异质性所决定的。因而从尺度上说，中医药学是研究包括人体及人体所处的自然、气候、社会、饮食、地理环境等多因素综合作用的总体空间和功能实体之间相互作用范围内产生的状态变化。

尺度中还包括了格局的概念，主要是指空间格局，广义地讲，包括人体机体系统的功能类型、细胞数目以及空间分布等。与格局相对应的是过程，过程强调的是事件或现象的发生、发展的动态特征。

　　关于尺度，除了上述概念外，还有"跨尺度"的概念。也就是说每个组成大系统的小系统间会产生相互影响，且大系统与小系统间也会产生相互影响。比如在中医药学中，我们用五行及其变化来描述人体脏腑、经络、形体、官窍等组织器官和精神情志等各种功能活动变化的关系。中医药学认为，人体系统内的五脏功能活动不是孤立的，而是相互联系的，它们之间存在着既相互资生又相互制约的关系。通过五脏的生克制化关系将五脏紧紧联系成一个有机的统一体，从而保证了人体内环境的统一性。在病理状态下，五脏之间也是相互影响的，某脏有病可以传至他脏，他脏疾病也可以传至本脏。在不同层次的时空维中，人体所处的自然、气候、社会、环境等因素以及人体自身的变化也会产生相互影响，综合作用于人体，影响人体的状态。人体受到影响后，内在的各个系统在初期会相互作用力争恢复自身的稳态。但如果病因过于强大，比如痰湿蕴结其中，会逐渐导致人体气血运行不畅，出现气滞血瘀寒凝等证型，出现肝、脾、肾多个脏器的亏损，从而导致整个人体发生稳态的破坏，即产生了不良反应的跨尺度变化。因此我们需要摒弃那种把生命机体复杂信息割裂开来研究的方法和理念，从整体上归化整合各层面的尺度，还生命现象以本来面目。

二、尺度现象与推绎

　　尺度现象也叫尺度效应，是一种客观存在而用尺度表示的限度效应，是针对实体、事件和过程在不同时间和空间尺度上表现出不同的特征和意义的现象。只讲逻辑而不管尺度，无条件推理和无限度外延，甚至用微观实验结果推论宏观运动和代替宏观规律，这是许多理论悖谬产生的重要哲学根源。

　　很长一段时间以来，生命科学研究在国际上的总体趋势是对生命活动信息和机体生物信号朝向整体把握、整体评价；从微观层面到复杂巨系统，正在开始重视生命活动各要素间的耦合效应和互动关系。近几十年来发展起来的系统生物学以及刘德培院士提出的系统新医学，均旨在反映环境、社会、心理、工程和生物的复杂影响。它们以全方位、立体化、多视角的方式研究生命和疾病的整个过程，是两种新的医学模式，侧重于新的健康促进战略和疾病预防、诊断、控制、治疗与康复等干预措施。这一点与中医药学是相通的。现代医学的思维方式正逐渐从分析性、还原性思维向整体性、系统性思维转变。中国传统医学正是一种从整体性、系统性出发，以宏观和微观密切融合的认识论为指导的医学体系。正如钱学森先生所指出的，中医药学的理论体系具有宏观性和整体性。它的优点是具有整体观，但缺点是没有进一步分析就把整体作为一个整体来考虑。人体科学应该吸收现代医学已经取得的一切成就，吸收其与中医药学能够融会贯通的一切研究成果，换言之，中医药学也需要发展。现代医学的成就应该被纳入中医药学的人体科学。简单地说，所有的理论成就应该是从微观的分析观点发展到宏观整体的观点。

　　人体的结构、功能和状态是相互依赖、相互作用的。无论在哪一个生态学组织层次上（如脏腑、经络、气血以及影响因素与人体相互作用），结构与功能都是相辅相成的。结构在一定程度上决定功能，而结构的形成和发展又受到功能的影响。比如，一个由肝脏和胆腑所组成的肝系系统，在细胞组成、功能以及物质、能量循环诸方面都会显著不同于另一个以骨和肌肉为主体的系统。即使是组成系统的细胞类型相同，数量也相当，它们在空间或功能分布上的差别亦会对能量流动、血液循环、激素作用等功能产生明显的影响。人体结构和功能都必然地要随时间发生变化，比如一个人的一生中，二十岁的机体结构和功能与五十岁时候一定是大相径庭的。除了机体的自然衰老因素外，我们还应该看到，虽然是同一个人，但随着时间的推移，自身的饮食习惯，如偏热食或偏冷食、偏荤食或偏素食、偏食一种食物或几种食物、饮酒吸烟等，都有可能发生改变；地理环境，如居所或所处地域或偏干燥、或偏湿润、或冬天极冷、或气候变化差异较大等等，亦可能发生改变；情绪因素，如急躁、抑郁、豁达等等亦可能发生改变；所有这些因素随时间发展，发生改变后，均会造成长期的影响，导致一个人的青年时代与老年时代的机体出现较大差异。因而人体状态的动态变化实际上反映了多种自然的和人为的、生物的和非生物的因素及其综合作用的影响。与此同时，人体功能的改变亦可导致其结构的变化，反之亦然。如人体在手术切除部分胃或部分肠后会导致消化功能的减弱，而长期流食也会导致消化系统功能降低，进而影响消化系统的结构改变；气血循环过程受干扰后会导致痰湿的产生，进而瘀血阻滞经脉，导致肌肉萎软，功能废退，出现生态系统结构方面的改变。

在研究人体时，有一种现象必须引起我们的重视，即大尺度（或粗尺度，coarse scale）。它是指大空间范围或时间幅度，往往对应的却是小比例尺、低分辨率，而低分辨率即代表粒度较大；而小尺度（或细尺度，fine scale）则常指小空间范围或短时间，往往对应的却是大比例尺、高分辨率。这表明，在大尺度范围开展的研究往往很难细化，多为宏观化的；在小尺度范围开展的研究往往是细致的、微观化的。比如在患者初次来就诊的时候，是医生对患者一个具体证候的当时时空范围的横切面的观察结果。对于患者当时表现出来的所有症状，医生都会进行认真考量，综合判断，形成诊断结果。但对于一个多次复诊的患者，经过长期病变在证型逐渐演变的过程中，部分症状从微弱到明显或从明显到减轻就容易被忽略。我们以患者脾胃阴阳失衡为例，开始时患者出现胃口欠佳的症状，在一段时间内有可能发生胃口欠佳—纳呆—食少—少食的不同程度的变化，但在从胃口不佳到少食消瘦，具体症状的小粒度变化一般不会成为某个证候的关键影响因素。简言之，在讨论尺度问题时，需要关注的是从个体本身、叠加到个体的影响因素、个体所在的生态系统。从尺度的角度观察，其变化的粒度和幅度总是呈逐渐增加的趋势。这意味着，组织层次较高或是范围较大的研究客体（如肝肾阴虚证，而非一个症状），往往是，但不绝对是（也不应该总是）在较大的空间范围和长时期内进行的。而这些大幅度研究的分辨率往往较低，即局部范围和短时间内变化的信息往往被忽略。如气血不足证形成过程中，失血引起的头晕程度变化往往不是关注的重点，重点是是否有面色苍白，是否有大汗，是否有肢体倦怠无力等失血后气阴两虚的诸多症状。这是由于在大尺度范围我们能够观察到的整体变化往往是在小尺度不会出现的，因为涌现的存在，小尺度范围内根本不存在的变化在大尺度却会因为涌现而出现，并表现为更为重要的变化因素。因此，我们在跨尺度进行研究时，一定不能仅仅局限在小尺度所具有的所有特征上，必须考虑到由于涌现造成的只有在大尺度才会出现的特征。更多时候，这种仅仅出现在大尺度范围的特征是更为根本的特征，就如同生命所以是生命，绝不仅仅取决于组成它的细胞的存在，更重要的是取决于细胞间的联系所构成的整体。这就是为什么即便生命停止了细胞依旧存在，但生命却不存在了。

尺度越大，时间与空间就演变越长，过程就会越复杂。如肾脏系统本身是一个开放循环的小环境，中医药学理论中肾藏精，为先天之本，主生长发育和生殖。因为时间空间演变和长时间影响因素作用，女子三七（21岁）、男子三八（24岁）的肾脏状态和女子七七（49岁）、男子八八（64岁）的肾脏状态不一致，但就个体来说，宏观上是一致的，比如一个人的外在容貌、内里的结构形成、血型、大致体质类型等是大体一致的（这里是指正常情况下，而不是绝对）。但在几十年的生命过程中，由于受到多种影响因素干涉，如久居湿地、嗜食肥甘、长期抑郁、遭受外伤等，导致痰湿壅滞、气滞血瘀、阴阳不平衡等状态。又如在心血虚证向心阴虚证发展的过程中，受到久病、气不摄血，以及导致上半身出汗日久等因素长期影响，加重心悸、气短、失眠等症状，逐渐形成心阴虚证。但在这种长期慢性演变过程中，一些细小粒度的变化，或局部范围的变化往往被忽略。怎样把握好细节与整体的关系，实际上是每一个临床医生都要面对的问题，尤其对中医医生来说，他所面对的是人而不是病，因此，把握整体状态就要比把握病的细节更为重要，这也就是中医在治疗肿瘤患者时，从实际出发，多是让患者在带瘤生存期间能有更好的生存质量，而不是一定要消灭肿瘤本身，换言之，中医医生应对的是人本身而非肿瘤本身，人的状态要比肿瘤的状态重要得多。

　　人体中每一个具体系统（即脏腑、气血、经络等）都是时空上有限的存在。凡系统都有其作为整体的形态、结构和功能，系统和大环境之间具有一定的边界，使系统依赖于环境，又对环境保持相对的独立性。在人体中，整个人体相对各个子系统就是大环境，人体生存的环境相对人体来说就是大环境。环境可以看成是系统所从属的更大的系统，一旦系统的边界消失，则系统瓦解，同属于环境。系统总是存在于一定的环境中并在与环境或其他系统的作用中表现出其特殊的性质和状态，环境是系统存在与生成演化的必要条件。因此系统中的尺度不可能无限扩大，如果将人体基因的特点和运动规律无限扩大，推论或代替脏腑的特点和运动规律，甚至推论或代替整个人体的特点和运动规律，更有甚者推论到整个宇宙作用于人体的特点与运动规律，就一定会获得不准确的结论。因此，我们再强调一遍，只讲逻辑而不管尺度无条件推理和无限度外延，甚至用微观实验结果推论宏观运动和代替宏观规律，这是许多理论悖谬产生的重要哲学根源。这就是我们研究尺度现象的一个重要观点。

　　在生态学中，还有一个与尺度有关的重要概念是尺度推绎（scaling）。尺度推绎是指把某一尺度上所获得的信息和知识扩展到其他尺度上，或者通过在多尺度上的研究而探讨生态学结构和功能跨尺度特征的过程；简言之，尺度推绎即为跨尺度信息转换。尺度推绎包括尺度上推（scaling up）和尺度下推（scaling down）。尺度推绎往往需用数学模型和计算机模拟作为其重要工具。在中医药学中，也存在尺度推绎的概念。需要将人体脏腑的信息与自然环境的信息相互联系和扩展，例如将肝、心、脾、肺、肾之间的关系通过象思维拟化为木、火、土、金、水，与季节中的春（木）、夏（火）、长夏（土）、秋（金）、冬（水）相呼应，进而演化成中医药学理论中的时令养生学说，即根据春夏秋冬四时阴阳变化规律，结合人体自身的体质及脏腑气血特点，合理安排精神情志、饮食起居、生活劳作等行为活动，并采取积极的调摄养护手段和方法，以达到维护健康、预防疾病、延缓衰老乃至延年益寿的目的。如《淮南子·精神训》指出人禀天地而生，与天相应："夫精神者，所受于天也；而形体者，所禀于地也。故曰：一生二，二生三，三生万物。万物背阴而抱阳，冲气以为和。故曰：一月而膏，二月而胅，三月而胎，四月而肌，五月而筋，六月而骨，七月而成，八月而动，九月而躁，十月而生。形体以成，五藏乃形。是故肺主目，肾主鼻，胆主口，肝主耳，外为表而内为里，开闭张歙，各有经纪。故头之圆也象天，足之方也象地。天有四时、五行、九解、三百六十六日，人亦有四支、五藏、九窍、三百六十六节。天有风雨寒暑，人亦有取与喜怒。故胆为云，肺为气，肝为风，肾为雨，脾为雷，以与天地相参也，而心为之主。是故耳目者，日月也；血气者，风雨也。日中有踆乌，而月中有蟾蜍。日月失其行，薄蚀无光；风雨非其时，毁折生灾；五星失其行，州国受殃。"文中将人的四肢、五脏、九窍、关节、血气等与自然界的云、雨、雷、风等自然现象相类比，旨在说明人与天地相应，应顺应自然环境。又如《素问·金匮真言论》阐明了五方、五色、五味、五音、五气、四季等自然现象与五脏、五体、官窍、情志等的对应关系："帝曰：'五脏应四时，各有收受乎？'岐伯曰：'有。东方青色，入通于肝，开窍于目，藏精于肝。其病发惊骇，其味酸，其类草木，其畜鸡，其谷麦，其应四时，上为岁星，是以春气在头也。其音角，其数八，是以知病之在筋也，其臭臊。南方赤色，入通于心，开窍于耳，藏于心，故病在五脏。其味苦，其类火，其畜羊，其谷黍，其应四时，上为荧惑星。是以知病之在脉也。其音徵，其数七，其臭焦……"

五行之间亦有相生相克的关系，《素问·六节脏象论》云："春胜长夏，长夏胜冬，冬胜夏，夏胜秋，秋胜春，所谓得五行时之胜，各以气命其脏。"五脏之气随着四时阴阳的变化而有盛有衰，盛于当令之时。而关于脏气之衰，《灵枢·本神》篇进行了说明："心……死于冬。脾……死于春。肝……死于秋。肺……死于夏。肾……死于季夏。"可见五脏之精气分别在五行所不胜的季节最为虚衰。人体不仅会受到四季的影响，日月运行、昼夜节律等亦会对人体的生理活动产生影响。

综上所述，从尺度上研究中医药学理论，不同尺度的自然现象与生命体之间有可以类比和推绎的特点与运动规律，但不能将尺度无限扩大，每个开放系统都是有限的，突破尺度的限度，会造成不可估量的谬误。可以将小尺度系统的特点和运动规律进行部分推绎或类比大尺度系统的特点和运动规律，但不能代替。

这是因为，首先在生存环境中紧密联系或相互依存的不同尺度的系统，都具有整体性，这种整体性具有不可还原性，较高层次不能向较低层次还原，了解部分并不能了解整体。引用拜尔陶隆菲的话来说，就是"组合性特征不能用孤立部分的特征来解释。这种复合体的特征与其要素相比似乎是'新加的'或'突现的'"。其次，单个要素的活动不能形成系统的整体功能，系统的功能是系统内部各要素活动的统一性外在表现。系统整体具有不同于各组成要素的新功能，没有统一功能的要素集合体不是一个系统。因此系统是由相互联系和相互作用的若干组成部分按特定的方式组合起来的具有特定功能的有机整体，而且这个系统本身又从属于另外一个更大的系统。每个系统都有依存的环境，每个依存环境在组合了不同系统后又是一个整体，这样无限套加，形成了无限大的宇宙。所以尺度是可以有限地推绎，不能无限推绎。

三、尺度的特性

时空尺度的对应性、协调性和规律性是其重要特征。

尺度与持续性有着重要联系。细尺度生态过程可能会导致个别生态系统出现激烈波动，而粗尺度的自然调节过程可提供较大的稳定性。在较高尺度上，作为非线性耗散系统演化中一种普遍现象的混沌，可提高景观生态系统的持续性而避免碎裂种群（metapopulation）灭绝。

所以时空尺度的对应性、协调性和规律性，也是中医信息处理的核心问题之一。

1）对应性：中医学认为人体与自然环境、社会环境是紧密联系的。自然环境、社会环境的变化可能直接或间接地影响人体的生命活动。自然界的五方、五气、五色、五味等通过五行与人体系统的五脏紧密联系起来，将人体内外环境联结成一个有机整体，体现了天人相应的整体观。

例如在《神农本草经》中提出"药有酸、咸、甘、苦、辛五味，又有寒、热、温、凉四性"，是将中药的性味和治疗效应相对应，归经与人体脏腑相对应。比如《素问》指出："辛散、酸收、甘缓、苦坚、咸软。"这是对五味作用的最早概括。现代《中药学》（颜正华 2006）将五味所代表药物的作用总结为：辛味"能散、能行"，即具有发散、行气、行血的作用；甘味"能补、能和、能缓"，即具有补益、和中、调和药性和缓急止痛的作用；酸味"能收、能涩"，即具有收敛、固涩的作用；苦味"能泄、能燥、能坚"，即具有清泄火热、泄降气逆、通泄大便、燥湿、坚阴等作用。

"能泄"包含了清泄、降泄、通泄三层含义：清泄是指苦味与寒性相结合，用于清热解毒，例如板蓝根、穿心莲等具有清热解毒、凉血消肿等功效，常用于治疗温热病的血分等热证。降泄是指降气泄逆，可使壅逆向上之气下降从而复常，如《素问·脏气法时论》所言："肺苦气上逆，急食苦以泄之。"归肺、胃经的枇杷叶清肺止咳常用于肺热咳嗽，气逆喘急，胃热呕逆，烦热口渴等症状；归肺经的葶苈子、杏仁能降壅遏上逆的肺气而止咳平喘。通泄是指通泄大便，常用于实热便秘，积滞腹痛，泻痢不爽，湿热黄疸等症状。如《素问·至真要大论》有"以苦泄之，以苦下之"。寒苦药大黄就具有泻热通肠，凉血解毒的功效。

"能燥"是指燥湿，《素问·脏气法时论》中记载了："脾苦湿，急食苦以燥之。"《素问·至真要大论》中"湿淫所胜""湿淫于内"均有以苦"燥之"的说法。根据作用的人体中部位不同，表现出来的具体功效又有差别，在上焦时多表现为化湿或祛痰作用，如天南星、苍术、扁豆等；在中、下焦者，多表现为燥湿泻火解毒作用，如黄连、黄柏等。

"能坚"是指坚阴，有固守保存阴液的作用。《素问·脏气法时论》中提出"肾欲坚，急食苦以坚之"。坚阴最初所指是肾阴，重在"平相火，固肾阴"，所用之药主要是指黄柏、知母，通过苦寒之品祛除火邪，制其劫伤阴液之弊而使阴津得以存留。后世医家扩大了坚阴的应用范围，汉代张仲景根据坚阴功效，用于治疗伤寒邪传阳明之腑，入里化热，与肠中燥屎相结而成之里热实证，即"泻下以存阴"。用药时以大黄之苦寒泄降之力以清除实热，导热下行，泻火存阴。

现代研究（方文贤 1998）还发现，苦味药具有对大肠运动的刺激作用，如苦寒攻下的大黄、番泻叶、芦荟等中药，同时苦味有解热、抗菌、抗病毒等方面药理作用，如苦寒清热解毒的黄连、黄芩等中药。苦味活血祛瘀药具有扩张冠状动脉流量、舒张血管、改善微循环、抑制血小板聚集、抗血栓形成等药理作用，如丹参、赤芍、桃仁、益母草等；苦味祛风湿药具有镇痛、降压等药理作用，如秦艽、豨莶草、防己等；苦味化积理气药具有强心、升压、兴奋胃肠功能、促进消化液分泌、抗溃疡等功能，如陈皮、枳实、木香等。

综上所述，在中医药学理论中，药物的味道不仅是中药的味道，还是中药功效的概括，比如苦味从不同尺度而言，在人体入心，在治疗上具有"能泄、能燥、能坚"的作用，进而具有清热解毒、活血化瘀功效，也就是说苦味与清热解毒、活血化瘀具有味效关系。苦味还与苦味功能靶点、清热解毒功效靶点、活血化瘀功效靶点相关联，进而作用于人体，治疗痰湿壅滞证、痞满症状等。

2）协调性：人体系统是一个开放的复杂巨系统，人体系统内部各脏腑、组织、器官间的关系是极其复杂的，且是多层次的。人体这个大系统由心脏系统、肝脏系统、脾脏系统、肺脏系统、肾脏系统五个子系统组成，而五脏子系统又有其各自的组成要素。五脏子系统相对于组成它的组织、器官而言是一个大系统，但对于更大尺度或更高层次的人体大系统来说，则属于相对小尺度要素。各脏腑、形体、官窍在人体中所处位置不同，各自的结构与功能也不同，但它们互相滋养、互相制约，通过经络相互联结，组成交叉性、相关性的有机整体，保证人体协调生存。在人体各组成部分（同时也是相对独立的子系统）之间的相互作用就是协调性。

协调性的保持与信息的交流有密切相关性。在以信息为中介的相辅相成的协同作用和相反相成的制约作用下，人体系统内的五个生理子系统才能共同完成机体统一的功能活动，维持人体协调平衡，保证人体生命活动的正常运行。此外，人体通过从外界环境接受信息，并通过信息的作用不断地进行调节，以适应外界环境的变化，从而能够与各种环境不同程度地协调，保持自身的生存并不断进化。

3）规律性：中医药学理论认为，天地人组成了一个大系统，只有在这个大系统内三者之间的关联关系是协调的，人体才能处于和谐的稳态，这种稳态只能出现在天地人和谐的这个尺度上，而不能出现在其他尺度范围内，这就是尺度的规律性，它规定了所有的规律都是出现在一定的范围内，而不能突破这个尺度。如果突破了，规律性也就不存在了。同理，人体的五脏在人体这个尺度上可以表现出和谐的稳态，这个稳态出现在五脏本身及其相互关联关系均处于稳定的状态，而这种稳态只有在人体这个尺度上才是成立的，换言之，这个规律是出现在人体整体这个尺度上的，离开了这个尺度，这个稳态就不存在了。比如，一定要把五脏的协调一致放到天地人这个系统中，那么这个稳态自然是不存在的。再有，肝脏系统的稳态是依赖于相表里的胆腑，开窍于目，以及肝脏本身包含肝血、肝气等形成的和谐状态，这个稳态仅仅是肝脏系统的稳态，肝的稳态放大到人体五脏无法处于稳态，更不能放大到天地人的尺度还处于稳态，这就是尺度的规律性。换言之，尺度的规律性表现在所有规律都发生在一定的尺度内，这个尺度既不能放大，也不能缩小，否则原有的规律将不复存在。

四、尺度中的涌现

在哲学、系统论、科学和艺术中，当一个实体被观察到具有其组成部分本身没有的属性时，涌现就出现了。这些属性或行为只有当各个部分在一个更广泛的整体中相互作用时才会涌现。

具体来说，涌现是指不同层次组成的系统中，较高层次的某些新特性由较低层次事物的相互作用激发、提升"涌现"而来，一旦较高层次还原为较低层次，这些在较高层次涌现出来的新特性就不复存在。这种现象也叫"涌现现象"。例如单个神经元没有意识，但多个神经元组成网络相互作用就可以涌现出意识。意识就是网络层次从神经元层次涌现出来的新功能。复杂系统整体性质的涌现需要由一系列低层次到高层次的逐步整合和发展而成，最终产生出的整体才具有孤立部分（元素、组成部分、子系统、元系统）及其综合不具有的特性（如整体的状态、形态、功能、行为等），系统科学将其称为"整体涌现性"。整体涌现性具有非还原性或非加和性，即整体具有，但还原为部分便不复存在的特性，或把部分的特性加和起来无法得到的特性。

它们的共同特征有以下几点。①根本的新颖性（以前在系统中没有观察到的特征）；②连贯性或相关性（意味着在一段时间内维持自身的整体）；③全局或宏观的"层次"，即它是一个动力学过程的产物（进化状态中），它是一个明示的过程（它可以被感知）。

"整体"是"有组织的统一体"，人体内部系统各要素是相互联系、相互作用的，并按一定的秩序组织成有机的整体，整体具有不可分性。系统整体性特征的出现，关键在于各要素之间的组织性。系统的各部分具有不可忽略的非线性关系和作用，正是这种复杂的非线性相互作用所产生的信息使系统加和关系失效，使系统整体具有组成它的要素及要素的总和所不具有的性质和特点，即"整体大于部分之和"，或称之为系统的"涌现性"。

五、尺度中的稳态

稳态（homeostasis）指的是正常机体通过调节作用，使得各个器官、系统协调活动，共同维持内环境的相对稳定状态。内环境保持相对稳定是生物体自由生存的条件。

生态系统在小尺度上常表现出非平衡特征，而大尺度上仍可体现出与平衡模型相似的结果，景观系统常常可以克服其中局部生物反馈的不稳定性。中医药学理论研究的人体也是如此。

中医药学所说的"阴平阳秘"其实是一种远离平衡态的"有序稳态"。"阴平阳秘"作为人身健康态，不仅只是"稳定"，更重要的是"有序"。目前，中医药业界内多数学者认为阴阳平衡是一种非平衡的有序，中医的阴阳平衡理论与耗散结构论所倡导的"非平衡是有序之源"在内容上是相通的，两者在对人体生命现象的阐述上并不矛盾，而是相互补充。

从小尺度时间上看，人体由一种健康态转变到一种病理状态，或由某种病理状态转变到另一种病理状态，或者由某种病理状态转变到健康态，即中医证的变化，都可能有新的结构生成，只不过从健康状态到病理状态或者某种病理状态到另一种病理状态，相应系统的有序程度比原有的要低。

人体作为一个具有自组织性的开放系统，在生存过程中，不断和外界交流物质、信息和能量，同时系统在内外因素持续的相互作用下，自发组织形成有序的稳态。

系统的稳态是其内部各个要素之间的相对稳定的联系方式，也是其组织秩序及其时空关系有序的内在表现形式。这些联系方式、秩序并不是固定不变的，它会随着时空变化而变化，但又在一定程度上保持相对的稳定性。如中医人体五行生克图（见图2-1）形象地刻画了人体系统内五个生理病理子系统的内部关系。五行间存在着相生、相克与制化胜复的关系，维持着五行结构系统的平衡与稳定。中医五行图描述的人体结构，在今天看来依然十分准确地表达系统的整体性、组织性和统一性。

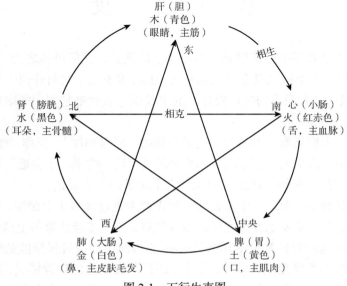

图 2-1　五行生克图

　　系统在持续运行中以及系统在与环境交换中所表现出来的状态、态势、特征就统称为系统的状态，它由一组称为状态量的参量来表征。状态变化也可以解释为关联力的变化，状态量允许在一定范围内变化，可以取不同的数值，又称为状态变量。不同的系统由不同的状态变量来描述。状态变量有时间和空间之分。系统所有可能状态的集合，称为系统的状态空间（苗东升 2006）。

　　在现实世界中，任何系统都是相对稳定的，从小尺度时间上看系统在一定程度上保持相对的稳定性，但如果时间跨度足够长，任何系统都是动态的。对于动态系统，状态空间中包含着系统的所有可能状态。许国志（2000）认为："动态系统有两类可能的状态。一是系统在某个时刻可能达到但不借助外力就不能保持或不能回归的状态或状态集，称为暂态；一是系统达到后若无外部作用驱使将保持不变的状态或反复回归的状态集称为定态。"这里的暂态就是耗散结构理论中所提及的偏离原有稳定定态不远的状态，此时系统表现为惯性复归；而当外界扰动较大时，系统的运动规律就有可能发生较大的偏离，而这种偏离使运行规律与原规律有质的不同，系统的结构发生了突变，此时系统就从原有的定态向另一个定态转变。

　　在中医药学里常用"动态平衡"来解释人体的生理、病理现象。事实上平衡总是相对的，阴阳间的这种平衡也是相对的动态平衡，阴阳双方的比例是不断变化的，但又稳定在正常限度内。阴阳双方维持动态平衡标志着人体生命活动的稳定、有序、协调，它主要是靠阴阳间的对立制约、互根互用及其消长转化来维系的。但阴阳二气间自动维持和自动恢复动态平衡的能力是有限的，当外界的影响过大，超过了人体系统的自我调节能力时，人体系统的自我调节反馈机制无法发挥正常作用，这样机体的稳态很快就会被打破，造成系统失衡，这时人体就有可能进入病理状态。这种病理状态不是固定不变的，外界控制参量不断改变致病因素或者治疗措施施加控制参量，这种相对的稳定性也有可能再次被打破，对外表现为疾病的传变、恶化或者好转，中医药学中用"证"的变化来解释这一过程，在这个过程中，人体某一子系统或者整个人体系统有可能再次转变为另一种新的稳定有序状态。

第二节　维　　度

　　从广义上讲，维度是事物"有联系"抽象概念的数量，我们可称之为"维数"，而"有联系的抽象概念"是指由多个抽象概念联系起来组成的抽象概念，它与任何一个组成它的抽象概念之间都有关联关系，"有联系的抽象概念"的组成概念数就是它变化的维度。维度的基础是一切事物都有相对的联系。

　　从哲学角度看，人们观察、思考与表述某事物的"思维角度"，简称"维度"。例如，人们观察与思考"孙思邈"这个人物，可以从孙思邈的"年龄、性别、出生地"三个思维角度去描述；也可以从孙思邈的"著作、职业、朝代"三个思维角度去描述。

　　在中医药信息处理中，面对一个复杂系统时需要考虑选择多少个维度，选择哪些维度，从多少维数上去把握，以及需要把握维度间的多少关联关系，才能从整体上认知系统，以便协调组成系统的各个维度间的关联关系使其达到同步。选择维度以及选择维度的维数需要个体从已有知识体系建立起来的思维角度去认知，作为中医药信息处理的思维模式，更多的是从相似性思维的角度去建立维度、选择维数，并构建维度间的关联关系。从这个角度认知中医药信息处理，维度所涉及的问题就是中医院信息处理的核心科学问题。

一、维度与规模、同步、组织、相似

（一）维度与规模

中医药学认为人体处于天地人这个开放的复杂巨系统之中，而人体本身就是一个开放的复杂巨系统，在人体内，各个脏腑系统又是其下位的开放的复杂巨系统。在中医药学认知的各种不同规模的系统中，构成系统的维度存在着极大的差异。不仅是每个维度本身存在着极大的差异，如自然界与胆腑在维度上的巨大差异，而且在维数上也存在着巨大的差异，天地人这个开放的复杂巨系统所涉及的维数，与肝脏这个开放的复杂巨系统所涉及的维数，其间的差别是数量级的。因此，如果要认知不同的系统，就必须了解构成这个系统的维度，包括维数，也包括每个独立维度的特性，以及维度间的关联关系，这种维度间的关联关系甚至比维度本身更为重要。例如，在人体这个规模的系统层次上，存在着气、血、阴、阳、脏、腑、经、络等不同的维度，这些维度间存在时间维、空间维以及各个维度间的交互作用，这种维度间的关联关系对系统的影响，在某种意义上比维度本身还要重要。比如人体在春季受到时间维中气候影响，肝气易生发，正如《素问·平人气象论》所说，春"脏真散于肝"，夏"脏真通于心"，长夏"脏真濡于脾"，秋"脏真高于肺"，冬"脏真下于肾"。这种随季节而发生的人体的周期性变化，表现出来的就是人体精气各变化周期之稳定的状态"象"，或者说是从时间维度上展现的人体整体功能状态。但如果春季肝气过旺，就容易引起脾胃不和，或心火受制，或肝风内动，表现于外，就容易出现风疹等。由此可见，"春"这个维度与"肝"这个维度间的关联关系，要比"春"这个维度和"肝"这个维度独立对人体整体规模的影响要大得多得多。又如西北干燥，东南潮湿，所以东南多痹症，是空间维扰动人体产生的病理变化，重点是"东南"维度与"痹症"维度间的关联关系对人体整体的影响。总而言之，只有对中医药学认知的不同层次规模系统的维度数量、维度特性，特别是维度间的关联关系有正确的认识，才能正确把握这个规模的系统；而要正确把握不同规模系统间的关联关系则是更为困难的事情，因为不同规模的系统所涉及的维度数量以及各维度的特性，特别是这些维度间的关联关系都是不同的，将这些不同统一起来自然是更为困难的事情。

此外，这种时间维和空间维，以及维度的数量，包括二维、三维、四维乃至多维，其关联关系是极其复杂的，如果从不同的维度聚类，或者从不同的维数聚类，则呈现出来的系统状态是不同的。

在空间维度上，中国传统哲学把整个世界作为一个整体，这是最大规模的系统，各种层次和位置的事物统一在一个整体内，服从整体规律。在统一的整体规律框架内，在各个局部领域的实践经验积累和总结下，又发展出具体的局部规律。比如整个中医理论都是在阴阳五行的基础上建立的，但是具体的脏腑经络等等，则是把阴阳五行理论应用到人体后，不断总结和积累经验的成果。这也就是中国传统哲学与现实世界紧密结合的原因。可以看到，时间维上世界的同源性是空间维整体规律普遍性的基础（例如，生物进化的同源性保证了绝大部分生物的遗传密码是一致的），而空间维上每一局部既遵循整体规律，又作为对整体规律的补充。而这也就是中医有效性的基础。

中医药学理论不仅把人体看成一个整体，而且把人和环境看成一个整体（天人合一），始终从整体来处理人体的疾病和各种问题。从这个角度来说，人体及人体生存的大环境是一个有组织性的复杂巨系统。人体内部和人体所在的环境乃至宇宙之间，结构、功能和动态是相互依赖、相互作用的。在这个复杂巨系统中，子系统种类很多并有层次结构，它们之间的关联关系又很复杂，无论在哪一个生态学组织层次上（如细胞、组织、脏腑、经络、气血以及影响因素与人体相互作用），结构与功能都是相辅相成的。任何一个单独系统都通过不同空间和时间层次上的网络化组织相互联系，推动生理性进程或病理性进程。这种网状联系是同一空间、不同空间的多维度同时存在。

（二）维度与同步

同步是在一定维数的维度间通过其关联关系的协同实现的，维度或维数改变了，同步自然也就不存在了。如，肝脏系统与脾脏系统两个维度之间的关联关系处于协同状态，达到了同步，实现了肝脏系统与脾脏系统的稳态；但如果我们在两者之间增加了肺脏系统，那么肝脏系统与脾脏系统的两维状态的稳态就被打破了，不再是同步状态；此时，如果肺脏系统与肝脏系统和脾脏系统三维之间的关联关系依然处于协调状态，那么就出现了三维的同步，也就是肝、脾、肺三个维度的协调稳态；相反，如果肺脏系统与肝脏系统和脾脏系统形成的同步并不协调，那它就破坏了肝脏与脾脏间两维的同步状态，进而出现三脏构建的三维系统的失衡状态。再如，人与自然可以处于两维状态协调的同步态，但增加了社会因素这个维度，两者间的同步态就会打破，要么形成人、自然、社会的三维同步，要么就是三维间的不协同，导致失衡状态，出现不同步态，这时人与自然两维的同步态也已然被破坏，不管是两维还是三维均处于失衡状态。所以，我们所认知的所有同步一旦形成，构成同步的维度及维数既不能改变，也不能增加或减少。

同步是在一定的思维角度下完成的，思维角度改变了，同步也就不存在了。如从相似性思维的角度观察五色、五味、五季、五脏间是相互关联并处于同步状态的，但从分析性思维的角度看，五色、五味、五季、五脏间根本不可能有任何关联，更谈不上达到同步。

（三）维度与组织

他组织可以通过在一定维数的特定维度间建立相关关系形成稳定的非线性系统，这个系统中任何维度改变了或者维数发生了变化，那么这个非线性系统的稳定性也就不复存在了，甚或这个系统本身都不复存在了。如四物汤由选择出的四味药物构建成一个四维的稳定的方剂系统，能治疗一系列疾病，但改变了一味药物（改变一个维度），增加了一个维数（药物），或者减少了一个维数（药物），四物汤的功效都将不复存在，甚或可以说四物汤本身亦不复存在。

他组织维度的选择以及维数的选择都是从一定的思维角度出发的，从而构建了一个系统，并形成该系统的稳态。如果改变了思维角度，那么不要说这个稳态，就是这个系统也将不复存在。如四物汤是从补血的思维角度出发，用白芍、熟地、当归、川芎四味药组建了一个补血的方剂，与人体缺血的状态相互作用，促使血虚之人达到新的稳态。如果是从补气的思维角度出发采用四物汤以其补气，与人体气虚的状态相互作用，那么一定起不到恢复人体稳态的功效。因此，他组织的思维角度对其组织的系统、系统的稳态、甚或系统的功效所具有的作用，其重要性是无论怎样说都不过分的。

自组织同样是通过在一定维数的维度间建立相关关系构建起非线性系统。同样的道理，在这个系统中任何维度改变了或者维数发生了变化,那么这个自组织构建的非线性系统的稳定性也就不复存在了,甚或这个系统本身也不复存在了。在中医药信息处理的科学问题中,在我们的认知范围内,自组织通过一定的维度和一定的维数构建了人体局部脏器的非线性系统的稳态;并可以在所有维度的人体局部脏器非线性系统的维数间建立相关关系以构建人体的整体非线性系统的稳态;甚至可以在天、地、人三个维度间建立人与自然、社会相和谐的三维开放复杂巨系统的稳态。但是,不管是哪一级规模系统稳态的自组织构建,维度的确定不能改变(亦即维度的性质不能改变)、维数的确定不能增加或减少,甚至自组织所涉及的维度间的关联关系也不能改变,否则,自组织建立起来的非线性系统的稳态将不复存在。

与他组织不相似的是,自组织所涉及维度的维数以及自组织维度的性质对我们来说,绝大多数时候是处于黑箱状态,并不清楚系统的变化涉及了哪些维度,有多少维数的维度参与其中,维度间的关联关系发生了什么改变。但可以肯定的是在黑箱中,自组织所涉及维度的维数以及维度的特性是一定的,维度间的关联关系也是一定的。

（四）维度与相似

相似本身就是由维度构成的,没有维度何谈相似。我们说两个人相似是在说这两个人在一定的维数的维度上是相似的,且相似的定义是被我们思维角度所确立的。同样,我们说经过治疗干预,肝脏系统的功能状态与失衡前处于相似状态,就是在说肝脏系统的构成维度及其功能维度在一定维数的维度上达到了与失衡前相似的稳态;同样,这个稳态的判断依然是被我们思维的角度所确立的。

我们通过维度、维数、维度间的关联关系所建立起来的相似,是可以通过相似性思维推广到更大的时空维的,可以涉及更多的维度、维数和维度间的关联关系。如我们在"春"的生发和"肝"的生发间建立起来的基于"生发"的两维关系,可以推广到与"绿色"的生发,"辛味"的生发,"角音"的生发等五维间的关联关系,甚至可以推广到更多的维度、维数及维度间的关联关系。维度间相似的推广是与相似性思维密切相关的,而与分析性思维没有密切关系。

此外,我们观察事物的思维角度也是可以建立起相似关系的,并以相似度进行衡量。观察事物的思维角度相似,观察的结果就相似。如我们从象思维观察事物间的关联关系,多是在现象层面获得具体的知识和经验;当我们从相似性思维观察事物时,亦会获得大量的具体知识和经验,而较少普适性的知识;这个结果就是因为观察事物的思维角度相似导致的,因为,无论是象思维也好,相似性思维也好,都是基于表象,重视现象信息,重视关联关系,重视非线性系统复杂多变的特征,重视整体,重视时间等等维度,因而其观察事物的结果就会相似。如果我们将思维方式换为分析性思维,得到的结果就会大相径庭,这是因为这两个思维角度不具有良好的相似性。

二、维度与现象信息、整体信息、时间信息、认识信息

（一）维度与现象信息

现象信息是我们认识事物所直接接触到的信息。由于现象信息的巨大、庞杂,在真实世界中,我们要掌握现象信息,首先必须确定观察现象信息的思维角度,其次还必须确定观察的维

度和维数，以及维度间的关联关系。当我们面对天地人这个无比复杂的开放巨系统的庞大的现象信息时，如果没有正确的思维角度，不去确定相关的维度及维数，不去关注维度间的相关关系，几乎是无法认知这个系统所产生的现象信息的。

在我们的认知体系中，现象信息包含了本质信息，它不是经过加工、抽提的信息，因此是最接近真实的信息。正是因为如此，现象信息也是维数最高、维度最多、关联关系最为复杂的信息。面对这样的信息，在中医临床上，我们只能从自己经验的思维角度选择最有用的信息维度及信息维数，根据我们的能力去捕获这种体验信息，构建这些信息维度与维数间的关联关系，从而确定患者的机体状态；并根据我们经验的思维角度，在上万种中药材中选择适当的维度和维数构建这些维度间的关联关系，使其成为一个有机整体，具有我们期望的增效减毒的功能。选择临床采集到的现象信息的维度、维数，并建立起维度间的关联关系，无论是对临床诊断，还是对处方用药均具有至关重要的作用。

（二）维度与整体信息

整体概念本身就已经包含了有关联维度的维数。中医药信息的基本特点就是整体信息，这意味着中医药信息是由大量相关维数的维度建立起的相关关系构成的整体层面的信息。这就明确告诉我们，在临床获取的信息必须具有所需的维度和维数，维度间的关联关系必须是我们能够理解的，这样才能构成诊断疾病，处方用药所需要的整体性信息。中医证候是症状和体征多维度、多维数，关联关系极其复杂的整体状态；中医方剂同样是中药饮片多维度、多维数，关联关系极其复杂的整体状态；而将中医方剂用于中医证候所形成的方证对应的整体，则是涉及更多维度、维数和其所具有的更为复杂关联关系的整体。由此可见，理解整体信息必须从维度和维数的关联关系入手，才能在中医临床体系中从整体层面上把握证候和方剂。

（三）维度与时间信息

时间（time）是物质永恒运动、变化的持续性、顺序性的表现，包含时刻和时段两个概念；是人类用以描述物质运动过程或事件发生过程的一个参数。时间与空间一起组成四维时空，构成宇宙的基本结构，它在四维世界中表现为事物的定向而不可逆的变化。中医药信息是中医药及其子系统存在以及变化的状态，中医药信息处理相对重视系统时间上的延续变化状态。由于是延续变化的状态，因此是个过程，而过程是由多维度组成的，每个时刻在时段中都可以视为独立的维度，当中医在临床处理患者信息时，虽然面对的是当下时刻，但却必须将以前时刻存在的状态，以及以后时刻可能发生的状态均考虑在内，因而形成多时刻时段的多维信息状态。这一点对中医临床是必须的，不能只处理当下时刻发生的状态，把患者的时刻维设为一维，而是要选择多时刻维度，形成多维度的关联，才能把握患者的真实状态，给予正确的干预。

（四）维度与认识信息

信息就其本质来说到底是本体论的还是认识论的，至今依然没有结论。但就中医药信息而言则只能是认识论的。换言之，中医医生是凭借着已有的经验去体验患者表现出来的现象信息。这首先突出了中医获取信息需要从自己独有的思维角度去体验，离开其特有的思维角度则体验信息是不存在的。其次表明，中医获取体验信息需要从多个维度去体验才能获得相对完整的信息，因此，才有了四诊合参，少一诊都是不全面的认识论信息。总而言之，因为是认识论信息，从维度的角度观察，首先必须有主体的思维角度，即认知状态的思维角度；其次必须构建能够把握尽可能全面的体验信息的维度，并建立这些维度间的正确的关联关系；最后才能将这种多维度、多维数、关联复杂、视角独特的认识论信息构建起一个完整的意象空间，将患者在时空维中产生的整体现象信息在这个意象空间中加以处理，获得能够促使客体状态恢复稳态的干预措施。

三、维度与不确定性

不确定性原理（uncertainty principle）是海森堡（Heisenberg）于 1927 年提出的物理学原理，但这个原理涉及到很多深刻的哲学问题，用海森堡自己的话说就是："在因果律的陈述中，即'若确切地知道现在，就能预见未来'，所得出的并不是结论，而是前提。我们不能知道现在的所有细节，是一种原则性的事情。"对中医药信息处理来说无论是所处理的对象，还是处理后所获得的结果都存在着极为明确的不确定性，这是因为处理的对象是现象信息，而处理的结果要经过黑箱过程。为什么现象信息或者黑箱过程就会存在不确定性呢？至少从某个角度看是因为我们无法把握现象信息所有的维度，甚至不知道这些维度的维数，更无法把握这些维度间的极其复杂的关联关系；而黑箱本身就是未知，因而更无法了解其中的维度、维数及其相关关系；因此，如果我们从这个角度分析问题，就必须明白，可解释是建立在维度、维数及其相互关系基本清楚的基础之上的。维度与不确定性是有着密切相关性的，这也就是为什么高维小样本的研究结果总是充满不确定性，以至于个体的辨证论治存在不确定性是一种原则性的事情，无论如何都是无法避免的。

此外，由于不同个体医生在面对同一个患者个体时，因为患者现象信息存在的超高维数，无论如何也无法全面把握所有维度及维数，更无法谈及相互之间的关联关系；而另一方面，即便不同的个体医生面对同一个患者在不同的位点激活了体内的不同级联反应通路，依然可能获得相似的疗效；从而使得不同的个体医生会从不同的思维角度去组织患者现象信息的维度与维数，以及其相关关系，这种视角不同的维度也会对中医证候及处方产生不同的认知。

四、维度与机器思维

毫无疑问，中医药信息处理需要机器思维的辅助，这里所说的机器思维主要是依赖于人工智能产生的，因此，为了叙述的方便，下文中，我们暂时用人工智能作为机器思维的代名词。人工智能改变了知识获取的环境，为知识获取的多元化、多样化拓展出了巨大空间，但同时也带来了知识过剩的问题，使得知识应用受到了"知识垃圾"的困扰。美国硅谷人工智能研究院院长皮埃罗·斯加鲁菲指出："计算机是执行算法的机器。人们使用计算机制造智能机器，都在努力寻找媲美或超越人类智能的算法或算法集。因此，真正起到关键作用的既不是硬件也不是软件的进步（这些仅仅是应用型技术），而是计算数学的进步。"其实，人工智能的真正进步是需要进行思维指导的。用不同的思维角度指导人工智能的研究会产生根本性的差异，如用相似性思维与分析性思维进行指导的结果就一定会是两种不同的结果。也许人工智能合理的设计思路是人类将一种思维方式赋予机器，而不是把人类已经拥有的知识输入到机器中使机器获得运用这些知识的能力，而是让机器拥有远远超过人类运用知识精细度和准确度的能力。至少人工智能研制的思维角度应该是不同的，从这个角度讲，维度同样对人工智能的成功与否具有至关重要的作用。

除此之外，在中医药信息处理过程中，中医临床辅助诊疗系统（clinical decision support system，CDSS）需要在多个维数上形成维度间的关联关系，这些维度，在 CDSS 中表现为不同的节点，那么是不是节点越多，获得的信息越多，效果就越好呢？实际应用表明并非如此。事实上，只有节点间的关联关系接近于真实时才能获得最佳的效果。因此，在研制中医 CDSS 时，节点（维度）及节点数量（维数）的选择是非常重要的，而选择的标准则是节点及节点的数量接近真实的关联关系。

五、中医的维度

在中医理论中，维度无处不在。大至中医理论体系，如有专家创新性提出诊疗疾病时以病症、证机、时周、体质四个维度为主，以四个维度之间的内在联系为前提，将辨病、辨证、辨时、辨体四个维度相联系，并综合运用的一种临床诊疗新模式。小至症状，例如咳嗽，辨证时可从咳嗽的时间、程度、伴随症状等不同维度进行观察，如从时间维度观察咳嗽症状的变化，可出现夜晚加重、清晨加重、饮食甜食后加重；从伴随症状的维度观察咳嗽的症状变化，可出现伴胸闷气短、伴呕吐未消化食物、伴咯血；观察的维度不同，对其证候和疾病的处置则不同。可见维度是医生观察证候和辨证处方时所思考的相互关联的因素以及所选择的不同思维角度。

很多医学大家在辨证论治时是从多个维度看问题，并将诸多疾病维度归类为一种主要的病因病机，同时会从一种其特有的思维角度去认知和论治多种疾病。从《黄帝内经》到《伤寒论》，再至医学门户渐分的金元时期，医家学者从不同的思维角度对中医诊治理论注证发微，或从火热的概念层次，或从火热的六经分治，或以寒凉立论，或以阴火建说，或以滋阴立法，或以温补组方。

最典型的是《素问》病机十九条。在《素问·至真要大论》列出病机十九条，其中关于火热的就有9条。属于火的有："诸热瞀瘛，皆属于火""诸禁鼓栗，如丧神守，皆属于火""诸逆冲上，皆属于火""诸躁狂越，皆属于火""诸病胕肿，疼酸惊骇，皆属于火"。属于热的有："诸胀腹大，皆属于热""诸病有声，鼓之如鼓，皆属于热""诸转反戾，水液浑浊，皆属于热""诸呕吐酸，暴注下迫，皆属于热"。

"诸热瞀瘛，皆属于火。""瞀"，指眼花目眩，后可引申为闷，晕厥。"瘛"，王冰注："筋脉受热而自跳掣，故名曰瘛。"可知"瘛"有抽搐的含义。那么，本条即是指发热、神昏晕厥、晕厥等症状，多由火所致。

"诸禁鼓栗，如丧神守，皆属于火。""禁"，通"噤"，指口闭不开，牙关紧咬；"鼓"，指振动、摇动，如《周易·系辞上》："鼓之以雷霆，润之以风雨。""栗"指战栗。因此，"禁鼓栗"指牙关紧闭，上下颌振动，且有恶寒颤抖的样子。因此此条从字面上看虽为寒邪盛极的表现，实际上是指真热假寒证皆由火而起。

"诸逆冲上，皆属于火。""逆"有颠倒、反向之意；"冲上"，指突然剧烈向上冲的趋势，包含肺气上逆、胃气上逆、肝气上逆及气血上逆等证皆属于火。

"诸躁狂越，皆属于火。""躁"有急躁之意，《管子·心术》言："摇者不定，躁者不静。""狂越"是神志失常，登高而歌，弃衣而走之象，狂乱没有制约的意思，和火的性质相似，熊熊燃烧而不能制约，因此"属于火"。

"诸病胕肿，疼酸惊骇，皆属于火"。"胕肿"即浮肿，《素问·水热穴论》云："上下溢于皮肤，故为胕肿。胕肿者，聚水而生病也。"浮肿因水湿停聚所致，按之皮肤不起。"疼酸惊骇"指疼痛酸楚，惊慌害怕，此症状类似红肿热痛为主要表现的痹症，患者疼痛害怕而心神不安，与"火"有关。

"诸胀腹大，皆属于热"。"胀"可指胀大、胀满之意，"腹大"指腹部隆起，形态较大，此句是指许多胀满、腹部隆起膨胀的病症，属于"热"。

"诸病有声，鼓之如鼓，皆属于热"。疾病有声响，"鼓之如鼓"是指肠鸣沥沥有声，腹胀如鼓等等，此类病症多与胃肠积滞热蕴有关，因此"皆属于热"，

"诸转反戾，水液浑浊，皆属于热"。"诸转反戾"是指肢体转筋、身体屈张之态，"水液"可指排出的痰、涕、便、溺、呕吐物等，"水液浑浊"多指痰液黄稠、鼻涕腥臭、妇科带下黄赤混浊、外科疮疡溃破流出黄浊脓液、小便黄赤浑浊、大便黄赤黏稠者等等，均为热象，从热而论，因此"皆属于热"。

"诸呕吐酸，暴注下迫，皆属于热"。"吐酸"乃反酸之意，"暴"指突然剧烈之势，"注"指倾泻，中医多形象地指腹泻。"下迫"指肛门窘迫，指里急之感。这种突然的、急迫的特性，与熊熊大火燃烧一发不可收拾的样子很类似，因此也可属于"热"。

综上所述，属于"火"的病症中，神志类表现比较突出，如神昏、烦躁、狂乱没有制约，可以从"火"论治；属于"热"的病症中，脾胃表现比较突出，如腹部膨满，肠鸣有声，发酸吐泻，里急表现，都可以从"火"论治；凡是动风的表现，如抽搐，上下颌颤动，转筋，角弓反张，与风动的特性类似，因为火邪炙热，耗伤阴液，灼伤阴血，燔灼肝经，筋脉失养，则出现"风动"之状，所以也可以从"火"论治。这样说来，不一样的病证，因为与一种病因特性相似，即可从其论治，如抽搐与风动特性类似，所以从火而治。这种将病证论治从象思维的角度进行多种互不关联因素统一辨证的事例，说明中医理论从一开始建立，就因多种不同因素在象思维下可以相互关联，而将其视为一类证候，这些因素的个数就是这类证候相关的维度个数。加上中医理论构建过程中，受中国哲学的影响，形成的特有思维角度，因而维度在中医药理论中是始终存在的。

很多医学大家看问题的思维角度不同，辨证论治的思维角度就不同。如金元四大家李东垣提出内因脾胃为主论，认为人体诸多疾病都可以归因于脾胃受病，即谷气、营气、清气、卫气、少阳上升之气和五脏六腑之气、十二经脉之气的虚损以及由胃气虚所导致的津血亏虚等引发的症状，都可以由元气亏虚所致。因此提出升发脾胃阳说以及甘温除大热说。他在《脾胃论·卷上·脾胃虚实传变论》中说："历观诸篇而参考之，则元气之充足，皆由脾胃之气无所伤，而后能滋养元气。若胃气之本弱，饮食自倍，则脾胃之气既伤，而元气亦不能充，而诸病之所由生也。"李氏认为脾胃是元气之本，元气是健康之本。脾胃伤，则元气衰；元气衰，则疾病所由生。损伤元气的因素主要是饮食失节、劳役过度两个方面。他说："故夫饮食失节，寒温不适，脾胃乃伤。喜、怒、忧、恐，损耗元气，资助心火。火与元气不两立，火胜则乘其土位，此所以病也。""元气论"是李东垣认识内伤诸证的基本病因的出发点，是李东垣著述中最基本、最常用的概念，也是李东垣辨病论治的最主要的思维角度。由此他提出"升发脾阳"为脾胃内伤各种病证的治疗大法；以"甘温除大热"法治疗伤寒与热病等外感发热病。也就是说李东垣在治疗脾胃内伤和外感热病等证候时，并不是一证一机，而是总归为"升发脾阳"，同时将治

法归结为一种，即"甘温除大热"。这就是李东垣看诸多病证时的独特思维角度。

再如诊疗新模式中是以病、证、时、体四个维度：其中病，即病症，属于疾病诊疗学范畴，内容是以借鉴疾病的现代医学诊疗思路（专病）而使用中医药方法治疗（专治），与特殊症状（专症）和临床综合征（方证）的特异性中医诊疗（专治）体系，突出的特点是专病（症、证）专方专药的特异性中医诊疗。证，即证机，属于病机辨证诊疗学范畴，内容是以首先辨识病位和病性为核心的病机，进而确定辨证论治的中医诊疗体系，突出的特点是辨证识病机的非特异性中医诊疗。时，即时周，属于时间医学范畴，内容是以时间和周期为核心的中医诊疗体系，突出的特点是与时间和周期相关病症的中医诊疗与预测。体，即体质，属于体质医学范畴，内容是以体质辨识为核心的中医诊疗体系，突出的特点是与体质相关病症的中医诊疗与预防。将这四个维度相互关联，构成新的中医诊疗体系，是维度在中医药学中运用的典型例子；而这种思维角度，也可以算是在百花齐放、百家争鸣的中医理论中的一枝独秀了。

对于用方，医学大家更是将其与形成相关证候的维度关联在一起认知，形成自己独有的证候认知体系，并习惯从一定的思维角度以一方或几方论治诸多疾病。如李东垣的弟子王好古在《医垒元戎》《活人书》《济生拔萃》中以四物汤加减变化共出三十四方，治疗不同的疾病，具体如下：

1）妊娠伤寒中风者，病机为表虚自汗，表现为头痛项强，身热恶寒，其脉浮而弱，为太阳经病，宜用表虚六合汤。即四物汤加桂枝和地骨皮各七钱。

2）妊娠伤寒者，表现为头痛身热无汗，其脉浮紧，为太阳经病，宜用表实六合汤。即四物汤加麻黄和细辛各半两。

3）妊娠伤寒者，若中风湿之气，表现为肢节烦疼，头痛，其脉浮而热，为太阳标病宜用风湿六合汤。即四物汤加防风和苍术（制）各七钱。

4）妊娠伤寒下后，若温毒发斑如锦纹，宜用升麻六合汤。即四物汤加升麻和连翘各七钱。

5）妊娠伤寒者，表现为胸胁满痛，其脉弦，病在少阳。宜用柴胡六合汤。即四物汤加柴胡和黄芩各七钱。

6）妊娠伤寒者，表现为大便硬，小便赤，气满，其脉沉数，为阳明太阳本病。需急下之，宜用大黄六合汤。即四物汤加大黄半两，桃仁二十枚。

7）伤寒汗下后，若咳嗽不止，宜用人参六合汤。即四物汤加人参和五味子各半两。

8）妊娠伤寒汗下后，若虚痞胀满，为阳明本虚也，宜用厚朴六合汤。即四物汤加厚朴和炒枳实各半两。

9）妊娠伤寒汗下后，若不得眠，宜用栀子六合汤。即四物汤加栀子和黄芩各半两。

10）妊娠伤寒者，表现为身热大渴，蒸蒸而烦，其脉长而大，宜用石膏六合汤，即四物汤加石膏和知母各半两。

11）妊娠伤寒者，若小便不利，为太阳本病，宜用茯苓六合汤。即四物汤加茯苓和泽泻各半两。

12）妊娠伤寒者，若小便赤如血状，为太阳本病，宜用琥珀六合汤。即四物汤加琥珀和茯苓各半两。

13）妊娠伤寒中，经汗下后，若漏血不止，宜用胶艾六合汤。即四物汤加阿胶和艾炭各半两。

14）妊娠伤寒者，表现为四肢拘急，身凉微汗，腹中痛，其脉沉而迟，为少阴病也，宜用附子六合汤。即四物汤加附子和肉桂各半两。

15）妊娠伤寒蓄血者，不宜用堕胎药，宜用四物大黄汤。即四物汤加生地黄和酒大黄。

16）产妇，若其热与血相搏，表现为口舌干渴饮水，四物汤加瓜蒌和麦门冬。

17）若腹中刺痛，恶露不下者，加当归、芍药。

18）血崩，四物汤加地黄、蒲黄、黄芩。

19）若大渴者，四物汤加知母和石膏。

20）若脏秘涩者，四物汤加大黄和桃仁。

21）若滑泄者，四物汤加官桂和附子。

22）若头昏项强者，四物汤加柴胡和黄芩。

23）因热生风者，则于四物汤中倍川芎，加柴胡和防风。

24）若产后虚烦，四物汤加茯神和远志。

25）若产后发热头痛，四物汤加石膏和甘草各一两。

26）若呕，加白术和人参。

27）若月事频繁，脐下痛，宜用芍药六合汤，即于四物汤中倍芍药，加黄芪一两。

28）若只有经水过多，无他证，宜用黄芩六合汤。即四物汤加黄芩和白术各一两。

29）若经水暴下，可加黄芩一两，若伴腹痛，可加黄连，若夏月不去黄芩。

30）若经水少色可，可于四物汤中加熟地和当归各一两。

31）若经水如黑豆汁，可于四物汤中加黄芩和黄连各一两。

32）若经水涩少，宜在四物汤中加红花和血见愁。

33）若脏腑虚冷，经血过多，可于四物汤中加阿胶、艾叶。

34）若腹痛，经脉不快，宜在四物汤中倍熟地，并加桂枝。

以上第 1）～15）条为妊娠病，16）～26）条为产后病，27）～34）条为月经病，这 34 条都是为妇人病所设。因为四物汤中川芎可行气活血，地黄可凉血滋阴，当归可通经化瘀，白芍可养阴，所以四物汤的四味药物从四个维度关联在一起构建了一个属于贯通内外的方剂。而仅从四个维度构建的方剂就可以治疗妊娠病、产后病和妇人病，是因为王好古将这些疾病所有相关症状、体征维度关联在一起构建了一个自己认知的证候体系，仅有四个维度的四物汤可以覆盖三种疾病所具有的几十种症状、体征维度构建的证候体系，这种将维度构建成体系的能力为中医临床方证对应奠定了基础。除治疗妇人病外，王好古还将四物汤加减扩展至内伤范畴，如治疗饮停心下、微吐逆者，加猪苓、茯苓、防己；脾胃不适者，加砂仁、甘草；发寒热者，可加生姜、丹皮、芍药、柴胡。由此可见，中医理论中采用异病同治，即用一个主方根据症状不同，进而进行化裁，能适应多种不同系统的疾病，或者不同的疾病，因为医生将其辨证为同一病机，就会采用同一种治法或方剂，从维度的观点看，是医生能够很好地将相关维度因素构建成一个体系的能力，这也是为什么中医的一个证候能够覆盖多种疾病的原因；同时，也是一个只有不多维度药物组成的方剂能够治疗多种疾病的原因。再如，著名滋阴派医学家朱震亨所创的越鞠丸，由川芎、香附、苍术、栀子、神曲五味药物组成。《丹溪心法》中记载其主治胸膈痞闷，恶心呕吐，脘腹胀痛，饮食不消，嗳腐吞酸诸症，功用行气解郁。后世总结其基本病机为中焦气机升降失常，气血失和导致六郁产生，常见的临床使用指征是纳呆、烦躁、情志抑郁、失眠、腹胀、胸闷、口味异常、腹痛、倦怠乏力、胁胀、脘痞、红舌或青紫舌、黄腻苔或白腻苔、弦脉或兼滑或兼细或兼数，因此临证多个系统的疾病凡是符合此病机和临床使用指征皆可用越鞠丸化裁治疗。这就是医生在辨证施治中，能够将多维度的症状、体征构建成一个证候体系，同时又能够将多维度的药物构建成一个对应证候的方剂体系，形成时空上的方证对应，从而使人体从失衡恢复到稳态；同时，也是医生能够从一个主要的思维角度去认知多个维度失衡所产生疾病共同特征的结果。由此可见，将不同维度的因素正确关联形成一个有机整体与能够掌握正确的思维角度在中医临床上是同等重要。

中医传统的望闻问切、四诊八纲、《伤寒论》的方证辨证、《温病条辨》的卫气营血等也都是从多维度来认知和诊疗疾病。以四诊为例，中医临床要正确判断一个证候，绝不能只从一维去观察，必须从望闻问切四个大的维度同时观察和体验才能做出正确的判断。而望闻问切任何一维诊断中，又可分为无数下类维，如问诊这一维度，至少就有"十问歌"，而"十问歌"的十维，每一维又可分为无数下位维，正是由于中医临床从多维度及其相互间的关联关系采集信息才能做出正确的判断，望闻问切每个维度在诊断过程中都不是独立完成诊断的，而是相互关联，协同一致指向同一证候，诊断才能成立。由此可见，从多维度及其关联关系进行系统观察，对中医临床能否取得良好疗效是至关重要的。

在中医理论中还有"司外揣内"和"司内揣外"的说法。"司外揣内"是要医生通过掌握病人所处的自然和社会环境变化及外在的身体状况的变化来推测病人机体内部的相应的病理变化；"司内揣外"，则要重视机体内部的病理变化，掌握病人内在的病理改变来揣测机体外部可能出现的症状和体征。两者体现了医生的思维处于主客体沟通、融合的状态，并不仅仅是对病人生理病理之象的客观描述。其中的观察角度，因医家的学识水平而异。比如膝痛一个症状，就有可能会见于痹证、虚劳、脚气、腰膝痛、腰痛、痛风、诸风病、肾中风、鹤膝风等多种疾病中，在治疗时就需要从实性（风湿、气滞血瘀）、虚性（肾虚、脾胃虚劳、脏腑不足）、虚实夹杂（肝气虚寒、肾虚风寒）多种维度来进行治疗。以上只是概括地描述了"司外揣内"和"司内揣外"，实际上，无论是"外"还是"内"都是由无数维度构成的，无论是"司"还是"揣"，都要同时观察和思考无数维度产生的信息，只有将这些维度产生的信息有机整合，构成一个证候的系统，中医临床才能正确处方用药。最实际的情况是，由于"司外揣内"和"司内揣外"所涉及的维度过多，任何一个医生都无法真实地对所有维度均进行观察和思考，因而不得不建立起自身的思维角度，选择可能构成证候的关键维度进行观察和思考，因此，有关维度的两种观念，实际上在中医临床是同时应用的。

中医的取象比类则是通过四诊从多维度获取患者生理病理信息，医生从其独特的思维角度，选择认为能反映疾病客观规律的信息提取出来，即"取象"。现代临床诊断，已将中医四诊的观察维度扩大了，现代的理化检查指标成为中医辅助诊断的一部分，使中医"四诊"的维度扩展为更多的维度，这对中医临床获得更多的信息是有益的。

目前，对构建中医理论知识图谱的研究较为广泛。一般是通过相似度计算将不同的领域实体属性词进行聚类研究，其结果用于知识检索或知识推送。但如果建立知识图谱选择的维度不同，不同的维度之间的对象就会具有较大的差异性，无论是选择的维度本身不同，还是维度的数量不同，都会造成这种差异性。因而在规则定制时，如果术语维度定制不同，或维度间距离的标准不同，即使是同一类疾病，其术语数据的相似度也会存在较大差别，这就是为什么一旦维度改变了相似度就会发生变化。因此，研制中医知识图谱必须注意维度的设计及其一致性。

我们称之为经验性的稳态是怎样构建的呢？我们所认知的稳态信息是通过自身的调节、在一定范围内、表现出的与我们认知相似的阴阳平衡的状态。由此可见，尺度（现代科学研究的一个关键环节就是尺度选择）是稳态的规模（范围）、同步（阴阳平衡的状态）的基础，也是自组织（自身调节）和相似（经验性的稳态）的基础。换句话说，经自组织激发级联反应在人体一定规模上的达到同步所形成的相似稳态是在一定尺度上实现的，从这个角度讲，尺度是讨论构建稳态问题的基础。维度是稳态表现的视角和所有相关联概念的组成，由于中医药学是在天地人这个开放的复杂巨系统的层面讨论人体的不同规模整体的变化状态，因而使得这种概念间的关联关系变得异常复杂。从这些观点切入，我们可以将不同规模的稳态看作是基于不同尺度与不同维度所构成的。

第三章 科学内涵：规模、同步、组织、相似

第一节 规 模

一、规模与复杂系统

规模的定义有很多，有人认为是规划出的实体模型，即事业、工程、运动、机构等所具有的格局、形式或范围。杰弗里·韦斯特（Geoffrey West）所写的《规模——复杂世界的简单法则》出版后，有人把规模理解为"解构复杂世界的简单逻辑——规模法则"。规模成为衡量世间万物的不变标准，利用规模法则，复杂世界变得可量化、可预测、清晰明了且极度统一。而在本书中，我们所说的规模是指中医药学体系所涉及的复杂系统的格局、形式或范围，当然也包括这种复杂系统各部分、各要素的规模；这种格局、形式或范围主要是通过尺度和维度进行观察的。由于众所周知的"涌现"的存在，即使是在同一复杂系统中，不同尺度和不同维度的规模也具有不同的特性。因此，我们所捕捉的所有信息，及其信息的处理结果都是在一定规模内实现的，离开特定的规模，获取的信息、信息处理的结果都将失去意义。因此，规模是同步、组织、相似的基础，换言之，同步、组织、相似都是在特定规模内实现的，规模发生改变，同步、组织、相似也就不存在了。也就是说，规模在某种意义上是中医药信息处理科学问题的框架基础，而这种规模在中医药信息处理中主要是复杂系统的规模，因此，在本节中我们将重点讨论复杂系统的相关问题，以期为理解中医药信息处理所涉及的规模奠定基础。

（一）中医药学体系中的复杂系统

自20世纪70年代以来，自然史的探索得到空前发展，人们不再依赖牛顿式的宇宙观——隐喻世界如钟表的规律一样而可预测。生命科学家以其研究主体的"复杂性"而首先冲破还原论的束缚。随着国际上复杂性研究的崛起，主要流派之一被誉为"尼采的狂放世界"的美国圣菲研究院（the Santa Fe Institnte，SFI）引领"复杂性科学"潮流，力行多学科综合研究，复杂自适应系统为其代表论点之一。

系统是一个概念，反映了人们对事物的一种认识。从系统科学的角度来看，系统的概念应该包括以下五个共同特征，而这五个特征就是所有系统的共同属性。

1）多元性：系统是由至少两个可以明确区别的要素构成的有机整体。系统是多样性的统一、差异性的统一。

2）组织性：系统内部的各要素不能随意组合，必须按特定的方式才能组合成一个有机的

整体。

3）关系性：具体包括要素与要素间的关系、要素与系统间的关系、系统与环境间的关系。第一，系统内部的要素并不是孤立存在的，必须按照一定的关系相互联系、相互作用才能构成系统。第二，系统内的要素不能脱离系统而单独存在，一旦离开系统，就不再作为该系统的要素而存在，也就失去作为该系统要素的性质和作用。系统中每个要素对系统的构成和完整性都是不可缺少的。系统内部的各要素是同等重要的，任何一个要素的缺失，都会影响其他要素，甚至影响系统的功能或其调节能力。第三，每一个具体系统都是时空上有限的存在，凡系统都有其作为相对整体的形态、结构和功能，系统和环境之间具有一定的边界，使系统依赖于存在的环境，又对环境保持相对的独立性。环境可以看成是系统所从属的更大的系统，一旦系统的边界消失，则系统瓦解，同属于环境。系统总是存在稳定的环境中并在与环境或其他系统的作用中表现出其特殊的性质和状态，环境是系统存在与生成演化的必要条件。

4）整体性：系统整体性是系统最突出、最基本的特征之一，是系统之所以为系统的本质特征。第一，这里的"整体"是指"有组织的统一体"，系统内部各要素是相互联系、相互作用的，并按一定的秩序组织成有机整体，整体具有不可分性。第二，系统整体性特征的出现，关键在于各要素之间的组织性。系统的各部分具有不可忽略的非线性关系和作用，正是这种复杂的非线性相互作用所产生的信息使系统加和关系失效，使系统整体具有组成它的要素及要素的总和所不具有的性质和特点，即"整体大于部分之和""整体小于部分之和"或称之为系统的"涌现性"。第三，系统的整体性具有不可还原性，较高层次不能向较低层次还原，了解部分并不能了解整体。用贝塔朗菲的话来说，就是"组合性特征不能用孤立部分的特征来解释"。

5）统一性：统一性分为对内和对外。对内的统一性是指系统是由系统内部各要素按一定秩序组织起来的有机统一体，任何要素不能脱离系统而单独具备其原有的功能；对外的统一性是指单个要素的活动不能形成系统的整体功能，系统的功能是系统内部各要素活动的集成的统一性的外在表现。系统整体具有不同于各组成要素的新功能，没有统一功能的要素集合体不是一个系统。

根据以上系统的共同特点，可以给系统下一个定义，即系统是由相互联系和相互作用的若干组成部分按特定的方式组合起来的具有特定功能的有机整体，而这个系统本身又从属于另外一个更大的系统。

系统是由两个或两个以上的要素相结合的有机整体，系统的整体不等于其局部的简单相加（尼古拉斯·雷舍尔 2007）。这一概念揭示了客观世界的某种本质属性，有无限丰富的内涵和外延，其内容就是系统论或系统学。复杂性给科学思想带来了革命性的变革，如从独尊确定性到承认随机不确定性，从单纯研究物理规律到开始注意事理运筹，从偏爱平衡态、可逆过程到重视非平衡态、不可逆过程，从否认目的性、方向性等为科学概念到重新接纳它们，从以物质能量为主导到以信息为主导等等，都是复杂性带来的变革。

复杂性是一种兼备多种组分要素、结构要素和功能要素的复杂观念。复杂性是我们人体和所处的自然界本身自带的一种特性。任何系统，包括生命系统只要达到一定规模，就一定有复杂性。

我们人体和所处的自然界就是一个个从小到大的复杂系统，其复杂性无穷无尽。这种复杂性与规模大小没有因果关系。但是只有形成规模的系统，才可能具备复杂性。人类对物质的复杂性认知是有限的，永远不可能完全覆盖物质本身的复杂性。如同我们人体，目前人类对大脑的认知不足 10%，身体各个系统之间的关联关系以及由此产生的功能认知也是不全面的。

复杂性科学注重事物中"相对整体"之间的相互联系，认为事物和过程往往是处在一个复杂的动态变化的系统之中。整体是由不同部分组成的，这些部分形成整体中的相对整体，如同人体中的肝脏、脾脏等，自成系统。但整体并不等于部分之和，也不遵从叠加原理；一定的宏观行为，是在复杂系统中微观组件的非线性相互作用下而自发涌现（突现）的，体现出一种奇异的非线性特点；而其非线性特点发生的主要原因就在于，物质或因素作用时系统所具有的"初始条件"（initial condition）不同。即同一种物质或因素的作用在不同的"初始条件"下可能会有很大的不同，而表现为"非线性"特点。这不仅提醒我们要重视生物等复杂系统的整体性相互作用，也给我们深入认识中医药学，甚至辨别今天的中西医结合学、"中医西医化"诸多困惑问题提供了新的角度。

1. 中医药学中的复杂系统

中医药学作为一种认识生命系统的科学，将人体视为相互联系的不同系统在一定规模组合形成的有机体，这些系统都具有复杂科学中的复杂性。

中医是以人体生理功能和病理现象为研究对象的一门科学。在中医理论中，人体是以肝、心、脾、肺、肾五脏与木、火、土、金、水的特性相应后取象比类，通过气、血、津液，与身体的各个部位形成五个子系统，与季节、气候、情绪、饮食、药物等万物形成木、火、土、金、水五个大系统，相互作用、相辅相成构成人体的生理活动或病理发展状态。所以中医的研究对象本身就是一个个从小至大的复杂性系统，这些系统规模不一致，但都具有复杂性的特征，而任何复杂系统都有其特定的规模尺度，这种规模尺度对人体的状态起到极其重要的作用，因为几乎所有其他变量，包括生物体的代谢率、寿命、心率等都与其规模形成了关联，换言之，规模是观察人体系统状态的基础，并与人体的状态密切相关。

中医药学具有最大规模的整体观，其整体观已经涵盖了现代系统思维的整体、多元、系统、关联等诸多特征，中医药学重视从宏观整体系统角度研究问题，把天、地、人、时四维的统一关系作为研究对象，建立了相应的理论框架，并形成了以五脏为中心、经络为联系的人体有机整体观，以及以人体为中心、人与自然界息息相关的天人合一观。总的来说，中医药学的知识体系是以整体观为主，强调机体与心理、自然、社会的统一，局部和整体的统一，系统和要素的统一，形成了以阴阳五行学说为纲、以取象比类的直觉认识和推演为特征的认知体系。如将脏腑经络的生理、舌脉证候的病理、药性组方的药理、理法辨证的诊疗通过天人合一、阴阳五行、气血经络相互关联来认识人体的生命与疾病状态。所以在中医药学的知识体系中，系统可以小至一个脏器，如肝脏；也可以是以脏器为主的一个小系统，如肝系系统；还可以大至人与自然关联的木系系统，包括人体的肝、胆、足厥阴肝经、足少阳胆经及其巡行部位，以及整个自然界所有的木性要素及物质。并在不同系统之间形成复杂的关联关系，如"五行"既代表木、火、土、金、水五种实体，又代表五行属性表征实体间的相互生克制化关系。我们还必须看到，虽然中医"天人合一"整体观强调了构成人体的各个组成部分之间、人体与外界环境之间的相互作用，但其中构成人体的各"组成部分"主要是借助阴阳五行哲学思想为原始模型，依据阴阳五行的特性人为划分的，导致无法明确各"组成部分"的形态结构及其相对应的特定功能。因此对其知识体系中不同规模复杂系统的认识仍需完善。

证候的认识也具有很强的复杂性。证候是疾病发生、发展与转归过程中各种因素相互作用的一种综合状态，也是一种以时间为轴、形成动态变化的具有很大规模的一种独立系统。不同脏腑的证候是不同规模的独立系统。证候是人体生命活动和疾病发生过程中通过多途径、多层次调节甚至是多种因素随机结合后对机体产生影响所导致的，与患者的情绪因素、体质因素、生活习惯密切相关，同时还在持续地与生存环境进行着物质、能量、信息的交换，并处于不停顿的动态变化之中，这就决定了患者的整体证候与疗效观察指标之间关联关系具有复杂性和不确定性。近现代中医药学研究多聚焦证候的最终疗效观察指标的筛选。经过几十年大量探索和研究，结合了多学科的技术和方法，其指标的特异性表现却始终不尽如人意。其主要原因之一，就是这种研究在一定程度上缺乏对证候系统性的认知，并对其内存与外在的复杂关联关系认识不够。近年来随着慢性复杂性疾病的不断增多，现代医药学的疾病观也出现了类似的非特异性特点，而使其面临着愈来愈严峻的挑战。如《美国医学会杂志》（The Journal of the American Medical Association，JAMA）报道临床基因组致病性信息大多不能提供一个定量的疾病风险度量，且数值往往是不确定的。有些报道还存在互相矛盾，不同实验室对基因组变异致病性的分类各不相同，导致基因组变异的临床意义不明或出现重大分歧与混乱（Manrai et al. 2016）。

从疾病的诊断指标来说，既有客观化和可量化指标，如体温、呼吸、脉搏及各种临床与实验室检查指标，但更多的是主观性表现，如发热、疼痛、口干、胸痞胀闷等，其程度多少不一、性质不一，如发热有阳亢引起的实热，有阴虚引起的虚热；又如饮食量少有纳呆、纳少、纳差、少食等多种程度，极其复杂不能划一。因此以目前的认知水平，如果仅以单纯线性理论将其客观化和规范化，很有可能会导致诊断上丢失很多可影响决策分析的病因病机要素。

2. 中医药学的非线性特征

中医药学知识体系中的系统具有复杂科学中的非线性特征。

一个典型的有循环的系统，无论其规模大小，都是由无数个个体成分或因子组成的，它们聚集在一起就会呈现出集体特性。这种集体特性通常会体现在个体的特性中，但又是个体特性的复杂组合，无法轻易地从个体的特性中预测，这就是复杂。

中医对人体不同规模系统生理状态的认识，不是独立的，而是将脏腑以及相互关系综合考虑为一个有机整体，中医的诊治过程也不是简单的叠加，而是复杂的复合作用。中医药学辨证施治是通过对"人的机体状态分析"，动态地对临床实际中的"初始条件"进行认识、把握进而进行处理，这是中医药学固有的思维模式。

中医药学对人体生理功能的认知是基于复杂系统观的。如五脏，我们的心肝脾肺肾都在不同程度上持续不断的与外界环境相互作用着，这些脏腑并没有人体的主观意识，它们有着自身特性，遵循其自身行为和相互作用的规则，但又组成一个大规模的整体生命体，它们不断的运行着，各司其职，从微观分子层面到宏观的整体层面，在历时人的整个一生中，相辅相成，互为犄角，形成一个卓越的复杂系统，构成一个能思考、能运作、能持续的机器无法比拟的生命体。例如，你远远不是组成你机体的细胞的集合体那么简单；同样，你的细胞也远远不是组成它的分子的集合体那么简单。

尤其伴随着当前慢性多病因复杂性病患的日趋增多与常见，医学所面临的挑战愈来愈严峻。这是因为，临床实际中不仅不时地存在着这样或那样的干扰因素；而且在慢性多病因复杂性病患中，由于不像急性病症有一个特别突出的主要病因，其他因素都可以忽略不计，而是多个相对不太强又不弱的因素相互作用，一个很小的干扰性因素有可能就像压死骆驼的最后一根稻草那样，变为不容忽视的关键性因素。同时，由于多因素相互作用具有"整体并不等于部分之和"的特点，使"单因素线性分析与处理"无法对其准确与全面地认识、把握与处理。相对地，中医药学辨证施治的"状态分析与处理"，虽然在单因素认识、把握与处理上存在着很大不足，给病症尤其是急性病症的特异性防治带来了很大的困难；但从复杂性科学的角度来看，其在认识、把握与处理临床实际中的慢性多病因复杂性病患上，却具有明显的特色与优势，能够更好地认知患者的真实状态，并通过刺激适当的激发点，激活人体的自组织功能，诱发相应的级联反应，调整人体的失衡状态，使其达到新的稳态。

不能简单地叠加，这也是中药复方远胜于单味药药效的原因。每个单味药的功效本身就是多样的，且经过不同的炮制与不同的煎服方法，其原来的功效又会发生很大的变化，而在复方中又经过君臣佐使的相互配伍、相互影响、相互作用，在很大程度上可能产生出新的未知的功效。这与现代医药学药物联用的"线性关系"有着根本性的不同，即仅仅针对不同病因病理而将不同药物进行类似于拼盘组合，其作用大多是一种药物治疗一种疾病的一对一的"线性关系"。配伍后的方剂是作为一个有机整体针对人体复杂的状态发挥作用。然而，在传统科学"单因素线性分析与处理"认识方法主导下，有些中药现代化研究脱离了临床辨证施治，走入了"唯成分论"的实验研究误区，导致对方剂整体性的认识遭到了简单化肢解而无法实现建立在"涌现"基础上的减毒增效的整体功能。

例如，有现代药理研究表明，乌头碱引起人中毒的量是 0.2 mg，致死量为 2～6 mg；但中医辨证施治心衰时，因为不同证候状态、不同炮制、煎煮与处方配伍，附子用量可以相差 2 000 倍（从 0.3 g 到 600 g），这种现象用"唯成分论"的现代药理毒理学实验是无法解释的。又如，现在有许多人为了安全，不敢使用"有毒"中药，或者是根据药典规定减少部分中药用量，结果在达到无毒目的的同时，临床疗效也大大降低。再如青蒿素的结构明确，成分单一，有人认为是西药，我国《药典》也将其收入西药部分（陈琦等 2016）。然而，世界卫生组织（World Health Organization，WHO）的经验表明，疟原虫对单一成分青蒿素易于产生耐药性，但以青蒿素为主的复方疗法（Artemisinin-based Combination Therapies，ACTs）却能够产生更好的抗疟效果，故在 2006 年发布公告停止生产单一成分的青蒿素制剂，希望推广应用 ACTs（韩秀霞等 2006）；2011 年又制定了强调综合防治的全球预防青蒿素耐药性计划（the Global Plan for Artemisinin Resistance Containment，GPARC）（WHO 2011）。此外，类似艾滋病鸡尾酒疗法能够取得较好的疗效、黄连解毒汤较黄连素更不易产生耐药性等，都提示了单一对抗疗法并非疾病防治的最佳方法；尤其是在目前慢性复杂性疾病日益增多与抗生素滥用造成致病菌耐药日趋严峻的情况下，转变科学观念，重视对中医药学的整体平衡观念与复方综合作用的研究、认识与应用，就变得尤为迫切了。

（二）规模中的整体、要素与关系

从 16 世纪以来，现代医学就成功地实现了"从古代朴素的整体论向还原论的转变，建立起了相当典型的还原论思维方式"。现代医学主张人的整体由部分组合而成，复杂的高层次由简单的低层次组合而成，整体具有可分性，人的整体可在解剖学的基础上分解为部分，从部分、微观上来解释整体、宏观。而中医药学由于其文化、哲学背景，以及当时历史条件和技术手段的限制等原因，并没有走上还原论研究的道路，而是在古代整体性思维的基础上，发展成为朴素的系统论思维。钱学森先生在分析中西医思维方式的差异时，提出"西医起源和发展于科学技术的'分析时代'，也就是为了深入研究事物，把事物分解为其组成部分，一个一个认识。

这有好处，便于认识，但也有坏处，把本来整体的东西分割了。西医的毛病也就在于此。然而这一缺点在早年前恩格斯就指出了。到大约 20 年前终于被广大科技界所认识到，要恢复'系统观'，有人称为'系统时代'。人体科学一定要有系统观，而这就是中医的观点。"在第三次科学革命中诞生的系统科学强调了一种超越还原论的"整体主义"科学研究纲领，它将"整体论"与"还原论"思维方式进行互补，是东方传统科学与西方传统科学精神的共融。它强调了事物整体性质具有超越其组成部分性质的全新意义和价值，"正把科学家传统上热衷于对部分的预测、控制和解析，转变到关注于事物的不可预见之整体的运动方式上来"。系统科学产生于多元文化的时代，它"确实携带着更能为不同的文化传统所接受的普适信息"（水木共 1995）。

（三）规模与关联关系

无论是动物、植物还是人体系统都有高度复杂性，无论是在分子层面、还是在系统层面（比如肝脏系统）、甚或在整体层面（比如人体整体，甚或是人与自然的整体），都通过不同空间和时间层次上的相互联系，推动生理性进程或病理性进程。这种关联关系使得无论是部分、还是整体均是在同一空间或不同空间的多维度共存。

比如以卡尔桑蒂（Karsenty）实验室对骨钙素的研究为例，过去认为骨骼系统是一个支撑系统（骨干），但 Karsenty 发现骨骼和肥胖之间是有关系的（Na et al. 2007）。骨骼分泌骨钙素，骨钙素可以增加胰岛素的敏感性，可以防止肥胖、调节血糖（Oury et al. 2011）；最近还发现，骨骼对消化系统和生殖系统都有相互依存和相互促进的关系，这更新了现代医学对骨骼的认识；同时，骨骼还是内分泌器官，它分泌的骨钙素对机体的多个系统有错综复杂的作用。因此，由点状突破可以逐步形成系统间的关联联系，这种关联使各个子系统形成整合后的复杂系统。这只是我们身体极其复杂的相互制衡体系里的一部分，只是从骨骼角度来看的部分系统间的关联关系，但很显然这些关联关系已经变得很复杂了。

人体是一个复杂巨系统，不同的人体及其健康与疾病状态均可体现为多源因素相互联系而成的复杂关联。有人提出，应透视和还原药物作用多靶点的复杂关联关系的变化，探寻其规律，从个体化诊疗经验上升到群体化的转化医学，这当然是一种发展思路。中医药学的"象思维"也是中医个体通过观象获得直接经验，再通过归类、象征、体悟、推演等方法从这些个体经验中发现普适的关联关系，中医药学正是通过这种取象比类来认识人体的，例如通过天有四时推演人有四肢，天有五音推演人有五脏，天有六律推演人有六腑，从而建立富含原创思维的藏象理论。

基于规模的关联关系研究同样要实现从个体经验向群体思维的转变，发现其中内在的共性规律。如网络药理学的研究就是通过网络模块靶点的结构可变性实现治疗个体化向群体化的转换。但在这里我们需要强调的是，这种对关联关系的研究必须基于一定的规模，亦即复杂系统的格局、形式或范围。换言之，真实的关联关系仅仅存在于一定的规模，规模发生了改变，关联关系也就发生了改变，基于关联关系开展的研究结果当然也就发生了改变，不考虑规模，把研究结果随意推广，其结论就可能是错误的。

二、规模与中医药信息

人体系统内普遍存在着各种各样的信息活动，在信息的不断作用下，人体生命不断发展变化，表现出复杂的生命信息现象。人体是一个开放的复杂巨系统，要研究人体系统演化的一般规律,不能仅仅局限于物质和能量的层面上的研究,同时也要重视从信息的观点出发进行分析。信息是把握事物运动的状态和方式,或者事物内部结构的状态和方式,以及外部联系的状态和方式。把系统结构的变化以及由此引起的系统功能的变化看成信息传递和信息转换的过程,通过对信息流程的分析和处理,从而获得对人体复杂巨系统的认识,实际上是研究人体运动规模的重要途径。

中医药信息来源于中医药的实践活动,这种实践活动包括了理论研究、实验研究、临床研究等。中医药信息研究不仅指中医药信息的采集、处理、存储和转化的过程和方法,还指在被获取、存储、处理和转化为中医药知识之后带来的思想和研究价值。所以,中医药信息学不仅需要运用现代信息技术等多种方法研究中医药信息的获取、存储、处理和转化的方法与技术,还需要吸纳中医药学的思维模式、把握中医药学的理论特点、发现中医药信息的特征、研究中医药信息处理的科学问题,支撑中医药学科的发展。

本节的目的是想探讨基于中医理论整体观和天人相应特点,认识人体作为复杂巨系统的特点,比如其具有的复杂性、整体性、动态性,并在此基础上,研究中医药信息处理与复杂巨系统规模及其相应特性的关系。我们所观察的人体复杂巨系统都是局限于一定的规模。即便如此,由于一定规模的复杂巨系统中的物质、能量、信息及其关联关系依然是极其复杂的,因而其研究方法和技术也必须与时俱进地朝向更加精密和先进的方向发展,这就导致了中医信息学的研究内容和研究方法不可避免地也更加精细复杂、繁复多样,最终使得研究成果越来越复杂。相对于其他学科,中医药数据的量级可能不够大,但中医药信息是全信息,是无数中医医生个体对患者个体本身及其所处环境的全面观察,并在此基础进行信息采集、汇总的结果。由于中医医生主要是通过观察的方法(望闻问切)获取的信息,使得获取的信息本身就具有主观性和不确定性,加之中医药数据来源于多个终端、属于多源异构型数据,本身包含了结构化、半结构化与非结构化的数据,使得其处理变得异常复杂。此外,不同于发展了几千年的古老中医的成熟的知识体系,中医药数据缺乏层级结构,且数据与数据之间含有更多尚未探明的关系,在数据暴增呈加速度的今天,在如同海量的中医数据中依然存在着无数知识孤岛,使得中医药数据处理具有多重复杂性。同时,在今天为了保障能够高效地利用这些数据,大多使用分布式文件系统(如谷歌文件系统)来管理数据,而为了适应这种储存方式,大数据分析方法从数据纵向建模模式转向横向建模模式,即建立的大数据模型运用复杂规则对大量的繁杂数据做简单运算,这些复杂规则是在摸索中逐渐成熟起来的。把这些规则运用到中医药数据处理中,自然会有一个适应中医药数据特点的过程,这个过程还在不断的演变和更新,远达不到成熟,比如是用处理过的结构化和规范化的数据通过运算获得结果,还是寻找大数据中隐含的规律来阐释中医药诊疗规律?何为规范化数据?最小化术语就是规范化数据吗?如何寻找中医药数据中的公理?人体不同规模系统中的数据如何建立联系……在这些问题没有解决之前,仅靠中医药理论中知识之间的联系似乎不足以完全链接出中医药学的知识网络,构建起相应的知识图谱,因此,至少在目前,中医药数据处理的规则也同样具有复杂性和不确定性。

20 世纪 80 年代末,钱学森院士对处理复杂系统的方法进行了概括,描述为"经验和专家判断力相结合的半经验半理论的方法",在进一步地加以提高和系统化后,提炼出了"开放的复杂巨系统"的概念(戴汝为 1997)。此后,中医药学的研究不断引入系统论的观点和方法。人们越来越清楚地认识到中医药学具有系统复杂性(朱清时 2005),尤其体现在中医药诊疗过程中信息的获取和信息的处理上(宋琳莉等 2007)。

　　研究人体机体及自然界大系统在不同规模上相互之间产生的影响,有助于更好地了解人体复杂性系统的信息之间的相互作用和影响,以及中医药复杂巨系统各部分及各要素之间的关联关系。换言之,中医药信息处理及研究,就是希望能够构建一种可量化、可预测的框架,以帮助人们了解人体各个系统之间、人体与自然界之间是如何相互影响并协调共存的。

（一）复杂性

　　信息科学认为事物是具有全息性的,内部凝结着自身全部的信息关系和内容,信息的这个特点就允许我们在子系统上发现整体系统的特点,在小规模系统上发现大规模系统的特征。

　　人体这个开放的复杂巨系统的复杂性不仅体现在构成生命系统的元素种类繁多、数量庞大,更重要的是体现在元素间的相互作用关系,这种关系不仅有物理连接,同时也存在着化学连接。例如一台机器可以拆分成无数零件,组装后还能正常运作,而生命体不能拆分,拆分后再组织起来就成为不了生命体。因此复杂系统的整体绝不是各个部分简单的线性叠加,即"1+1≠2"。

　　在哪种规模处理中医信息以及相关的复杂性特征是由中医思维决定的。中医药学认为复杂的宇宙是不可分割的整体,是个大系统;中医阴阳学说认为世界是对立统一的整体,世界上万事万物都可以用取象比类的方法分为阴阳两大系统;在生理上,中医药学把五脏作为人体整体系统中的五个子系统,以经络为纽带,以精、气、血、津液作为物质基础,联系人体其他各个器官相互作用、相互联系,构成统一的整体,共同完成人体的生理活动;在病理上,中医药学把各种病理变化高度概括为阴阳系统最优协调的失控,同时把人体疾病的发生看成是由于人体与周围环境关系被破坏,因而引发邪气侵犯人体,导致人体自身系统平衡被破坏所造成的结果;在诊断治疗上,中医药学以"辨证论治"作为诊断和治疗的根本法则,以"证"为核心,进行全身调节,以整体最佳为目标,运用反馈调节进行黑箱控制;在处方用药上,强调组方配伍,强调方剂的整体功效,强调系统整体功能不是子系统的简单相加,充分考虑了系统论的整体涌现性。

　　系统规模的大小决定了中医药数据源的大小,但是数据的复杂性与规模的增长并非呈现正相关。不同规模系统中的信息都是全信息,其复杂性不仅表现在数据的类型、属性、表达方式上,而且表现在不同系统之间、上下级系统之间信息的关联关系是错综复杂的。而信息思维善于从事物的结构及其关系模式中把握本质,这刚好符合中医药学整体观的特点。

（二）动态性

　　这种来源于人体和自然相互交换和联系的中医药信息还呈现出动态性。人体的不同节点具有自组织的分布特征,健康态与疾病态之间的衍变呈非线性动力学过程,而中医诸系统的数据也呈现分布式特点,可以通过自组织、自适应和自稳态达到功能和应力相对平衡的状态。这种动态性表现为:①历时性,信息世界是微观复杂可变的世界,信息科学注重事物的互动模式和演化程序及其表现形式——编码。②关联性,通过算法和程序揭示事物相关性是信息科学的另一个特点。信息科学家擅长从多学科、多领域融合的数据中发现关联性和新知识,科学研究正在从假设驱动和模型驱动向数据驱动转变。

（三）稳态

　　信息具有负熵的意义,它反映了系统的有序化和组织化程度。在生命系统与外界环境间的熵流代谢过程中,在一定程度上系统保持相对的稳定性。但是当某个控制参量超过一定阈值后,系统就有可能发生突变,产生新的稳定有序结构,系统内的信息活动导致了耗散结构的形成。

有专家从耗散结构理论角度将中医证候定义为"证候是机体偏离有序稳态的过程"(郭蕾等 2007);从代谢组学的角度来看"中医证候是疾病的发生、发展过程中,一组具有内在联系的、能够反映疾病过程在某一阶段的病理病机,是机体对致病因素作出反应的一种功能状态,是机体内稳态的改变"(简维雄 2009)。

从小尺度时间上看,人体由一种健康态转变到一种病理状态,或由某种病理状态转变到另一种病理状态,或由某种病理状态转变到健康状态,即中医证候的变化,都可能有新的结构生成。只不过从健康状态到病理状态或者某种病理状态到另一种病理状态,相应系统的有序程度比原有的低。

耗散结构理论倡导的"非平衡是有序之源",这一点与中医的阴阳观点很相通。有专家(祝世讷 1989)提出中医的平衡观不是直观上的量或质的相等,而是一种稳定而有序的状态,强调"阴平阳秘"是一种远离平衡的"有序稳态","阴平阳秘"作为人体健康状态,不仅只是"稳定",更重要的是"有序"。长期以来,人们认为一个人处于健康状态就是一种平衡态,而一旦生病了就是一种非平衡态,这是从中医药学的文化与哲学角度进行观察所得出的结论。如果从非平衡热力学和耗散结构理论的角度看,平衡并不能正确解释生长、繁殖、进化等生命现象,健康可以看成非平衡系统的一种相对稳态,而疾病则是非平衡系统的另一种相对稳态。有专家(程薇薇等 2002)从耗散结构形成的"非平衡态"条件出发,论述五行相克是一种在非平衡态时形成的"活"结构,也是一个系统在非平衡态时形成新结构的内部条件,通过"我克"与"克我"而呈出"所胜"与"所不胜"之关系的有序状态。还有专家(李军等 1992)从耗散结构论提出五行相生相克,实质上是反映了五行之间始终处于非平衡态。

人体在正常情况下处于阴阳相对平衡,这是人体非平衡非线性的各种因素相互作用、产生了各要素之间协同效应的结果,并使人体处于生理功能的有序结构。但当外邪入侵人体达到一定程度时,人体有序结构被破坏,从而发生疾病,为了使人体结构重新趋于有序,就必须采取一定措施使处于非线性非平衡区域的人体,其状态由无序趋向于有序。正是由于系统内部各要素间的非线性作用,才使系统呈现出复杂的自组织现象。

由上可见,中医药学将人体视为相互联系的系统在不同规模组合形成的有机体,又与自然和社会相联系,形成开放的复杂巨系统,中医药系统具有复杂性、整体性、动态性,其信息具有全息性和复合性的特点,对不同规模的系统要从整体上进行把握,也要兼顾不同规模系统间复杂的关联关系。

第二节　同　　步

同步(synchronization)作为协同学理论的精髓,是系统科学的重要概念之一,关注系统内部元素的相互作用规律,将它们整合成最优频率的整体是"协同学"的主要宗旨。广义来讲,同步可以指不同的系统或者同一系统中发生的事件通过协调在时间上出现一致性与统一化的现象,是最典型、最直接的有序行为,诸如非线性波、时空斑图乃至各种生物集群行为(例如鸟群、鱼群、蜂群、蚁群、人类社会等)均可以用同步来阐释其内在物理机制(Pikovsky et al.

2001），因为同步是在协同的基础上产生的。因此，要研究同步就必须研究协同学。

协同学（synergetics）作为一门揭示自然界与社会中复杂系统形成与演化普遍规律的横断学科，与控制论、突变论、混沌学等均是系统科学的重要组成部分，已被广泛应用于多学科领域。何谓协同？《说文》："协，众之同和也。同，合会也。"而 "synergetics" 一词则来自古希腊语，但系统协同学的思想是 1971 年德国科学家赫尔曼·哈肯（Hermann Haken）（哈肯 1988）提出的，认为有序、无序是自然社会的万事万物中普遍存在的现象，但如果条件合适就会遵循一个在无序有序间转化的普遍规律，混沌即无序，协同即有序（弗里德里希·克拉默 2000）。

换言之，协同是指两个或两个以上的不同个体为达到共同目标、成员之间相互合作、分享资源的决策过程，在这个过程中对象间存在主动与被动的不同，属于二者之间的交互作用。

随着人类社会的发展，科学技术的突飞猛进，协同学也应运而生，在宇宙间一切领域中均可见其踪迹，其中不仅包括不同个体之间的协作，也包括不同系统、资源、设备之间的协作，甚至人机之间也会在未来存在全方面的协同。协同是人类生存、社会发展的根基之一。就单一系统而言，若系统内无法达到协同，互相制造麻烦，则这样的系统必然呈现一种无序混乱的状态，无法发挥最优功能，甚至最后分崩离析。反之，若系统内的各个要素可以很好地合作，取长补短，来自各方的力量就可以汇聚到一起，形成一个 1+1＞2 的稳定优化系统。

协同可以通过协调与合作形成正向效应，推动事物达到最优化，从而使得整体得到稳固与提升，进而获得最大程度的发展。换句话说，可以使得事物往积极方向发展的相干性就是协同性，协同性可以使事物之间的属性互相增强，而研究协同性的理论即称之为协同理论。

协同学是研究系统无序到有序、有序到有序转变的规律和特征的横断学科，既属于自然科学又属于社会科学，既适用于非平衡系统中有序结构或功能的形成，又包括平衡态中的相变过程。所谓相变是指子系统的协同作用使得整个系统实现了从无序到有序的转变。

由此可见，"协同"二字在相变中的含义是，子系统关联引起的协同作用使得整个系统从无序变为有序，这就出现了序参量。序参量是前苏联著名理论物理学家朗道在研究平衡相变时首先提出来的，是针对系统相变后和相变前相比出现的宏观上的物理性能或结构而言的，是描述系统有序程度、协同程度的物理参量。序参量之间的合作和竞争最终导致了只有少数序参量支配系统——这是在更高程度上的协同。

在一个系统内，特别是复杂系统内，同步是在协同的基础上实现的，但与其说同步是事件间的同步，还不如说同步是关联关系的同步。实际上，同步的实现依赖系统内实体、事件、关系间形成协同作用，保持协调状态。因此，协同学对信息处理所形成的同步具有至关重要的作用。我们知道，在中医药信息处理过程中，稳态是依赖同步实现的，而同步是依赖协同实现的，因而研究稳态就必须研究同步，研究同步就必须研究协同，而研究人体的协同功能则需要从生命的自组织功能入手探讨。

一、同步与自组织

系统科学的不断发展为我们认识纷繁复杂的生命现象提供了广阔的视野和深厚的理论基础，从细胞分裂到心跳，有规律的节奏遍及每个有生命的有机体。无论是自然界、社会或是生命，冥冥之中都有一双"隐形的手"在控制着这些千差万别的组织、结构、性质以及性状等系统。而这双"隐形的手"，就是自组织。哈肯对其是这样定义的："如果系统在获得空间的、时间的或功能的结构过程中，没有外界的特定干预，我们便说系统是自组织的。"而生命体自发形成的从无序到有序，从混乱到同步的组织行为就是一种自组织，这样的自组织引领生命体的诞生与生长发育。

人体是一个开放的复杂巨系统，无论是内部还是外部的关联关系都极其复杂。正常机体从单个细胞变成一个器官，一个系统，同时实现机体功能的不断完善，都是生命体随机的自组织，其中不能忽略的是过程中的普遍原理与规律。生命的存在有赖于各器官、系统的相互协作，精密控制，与外界进行物质、信息、能量交换，但每个个体的生命都有其难以改变的自我发展方向。生命自组织的过程会遇见很多可控不可控的因素，正向因素促进其生长发展，负向因素抑制其生长发展。根据耗散结构理论，一个非平衡的开放系统，不断地与外界进行物质与能量的交换，当条件达到一定阈值时，可以从时空无序的状态变为有序的状态，即达到某种意义上的"同步"。

正如五脏六腑的存在，它是一种自组织现象，也是复杂性适应系统的产物。单用五行来表示机体的生理与病理现象是远远不够的，五脏六腑、气血津液之间还存在很多无法用生克乘侮来表述的功能与变化。

而随着新条件的影响，系统又从有序的状态变为无序的状态。生命体也是一个远离平衡的开放系统，如果把它看成一个耗散结构，自组织的形式是确定的从宏观无序到有序的状态，具体体现为不断从外界吸取物质与能量，通过机体的新陈代谢，吸收精华，排出废物，使人保持正常的生理状态，也即是不断调节与环境或干预相适应的过程。

相较于大的生命体而言，人体健康系统是子系统之一，其同样具有极其复杂的关系，无论是人还是机器，要想通过计算机或者人工智能穷尽所有物质、关系以及由关系形成的所有同步，进而组织起最有效的同步，也不具有可行性。既无法理解所有需要组织的相似因素，同样也无法组织起最有效的同步。

生命不是简单的线性活动，所以仅仅采用分析还原的技术方法作为人体健康系统的解决方案，是无法建立有效的生物应答的。更关键的是，用线性思维、循证医学所建立起的解决方案，即什么药治什么病，可能解决了疾病的现象问题，但往往又有意无意地干扰或打破了人体自身"防病治病"（自组织）的生理秩序，导致活动紊乱，为发生更多疾病埋下了隐患。而这可能是即使全世界医药科技飞速发展，但慢性病却有增无减的原因之一。

▌二、形气神的协同与自组织

早在两千年前《淮南子》一书中就明确阐述了人由形、气、神 3 个要素组成。而人体生命优化的状态就是形气神合一的和谐状态，即人体形气神的三位一体的自我组织与优化的状态。

中医认为人体是由五脏六腑、气血津液等基本物质组成，通过脏腑的升降沉浮，完成气血津液的在体内经络与器官的输布走行，进而完成呼吸、脉动等人体最基本的生理功能。如果五脏六腑协同有序，就能达到"阴平阳秘"的稳态，成为《素问·调经论》所云身体强健、充盛，上、中、下三部之脉和谐一致的平人（"阴阳匀平，以充其形，九候若一，命曰平人。"）。但要达到这样完美的稳态和健康几乎是不可能的，真实世界的人类总是会有各种程度的阴阳失衡，但只要是存活于世的人都是能够实现属于自己的相对稳态的。稳态是相似的稳态，失衡是五脏六腑的失衡，在某种生理功能缺失的情况下还是能达到某种意义下的稳态。

如果稳态完全消失，那么自组织就处于崩塌状态，生命也将不复存在。

三、人体功能的随机性与协同性

在人体的自组织中五脏六腑及奇恒之腑作为相互独立的功能单位构成了一级子系统，其功能活动既有随机性又有协同性；随机性主要表现为功能的相对独立性以及阴消阳长的不确定性，如心主血脉，肺主呼吸；协同性除表现为五行的生克关系、阴阳的互根互用外，各子系统间还通过对气、血、津、精、液的生成、运化与排泄完成了人体的自组织，该过程为非线性的正反馈过程，也是构成人体系统相对稳态的关键所在。正如《素问·六微旨大论》曰："亢则害，承乃制，制则生化。"是五行系统处于正常状态下的调控机制。张介宾的《类经图翼》言："造化之机，不可无生，亦不可无制，无生则发育无由，无制则亢而为害。"两者相辅相成，共同促进事物的发展变化。

以心肺关系为例。心克肺，但"心克金也，而心火非金不能生，无金则心无清肃之气矣。然而肺金必得心火以生之也，火生金，而金无寒冷之忧（陈士铎《石室秘录》）。"因此，火、金（心、肺）之间关系密切，肺之功能正常离不开心主行血，而肺之功能正常也会促进心之功能的发挥。

四、协同学与中医体质

20 世纪后诞生了许多体现整体思维的新兴科学理论，哈肯的"协同学"就是其中的重要理论之一。作为一种最基本的协同现象，同步研究可以追溯到三百多年前荷兰物理学家克里斯蒂安·惠更斯（Christiaan Huygens）发现的两个耦合钟摆的同步现象。可能的原因在于两个钟摆通过木梁的晃动进行能量交换，从而实现相互作用；当二者达到反向同步时，其作用于木梁上的合力为零，整个系统则处于一个平衡态。同步是大量振子整体动力学从无序向有序的非平衡相变，是最典型、最直接的有序行为。简而言之，同步指的是多个动力学个体行为上的一致性。自然世界中同步的例子比比皆是，如大批萤火虫的一起闪烁，鱼群和雁群的整体运动，心脏起搏器中大量神经元的同步放电等。可以说，同步几乎存在于大自然的每一个角落，其可以在一定程度上说明诸多生物集群行为的内在物理机制。

一个系统处于无序状态时，众多子系统独立行动，各行其是，当外界控制参量推动系统不断远离平衡态时，系统内各子系统的独立行动开始出现关联和相互作用，与环境的输入之间发展非线性的耦合关系，自发地走向"长程关联"，协同开始在竞争与协同的矛盾中占据上风，子系统间开始出现合作关系，步调开始一致，导致序参量得以建立。而序参量一旦建立起来，就可以控制系统的发展，成为系统整体运动状态的度量。序参量支配系统的发展原理，在协同学中称为"支配原理"，其中涉及到慢变量、快变量和随机量三种变量，序参量是维持系统有序的慢变量。

从协同学的角度看来，序参量的形成，不是外部增加子系统的结果，而是系统内部子系统竞争与协同的综合产物。序参量是量化同步程度的一个单独的数字，是描述与物质性质有关的有序化程度和伴随的对称性质，是描述同步的重要参数。它是系统在特定的演化环境下，由内部因素相互作用形成，而不是系统外部给定的变量，对系统有序起着决定性的作用。如图 3-1

（斯蒂芬·斯托加茨 2018）所示，序参量的数值总是介于 0 和 1 之间，完美同步状态的时候序参量等于 1，跑步者随机分散在跑道上的时候等于 0，松散小组的序参量小于 1。如果序参量等于 1，就是中医所说的阴平阳秘的平和体质。但如何用序参量刻画不同的同步或有序状态及其转变？如果有不止一个序参量共存，这些序参量之间如何竞争？从系统科学的角度看，序参量和中医体质是否具有某种相似性？这些都是值得思考的重要问题。

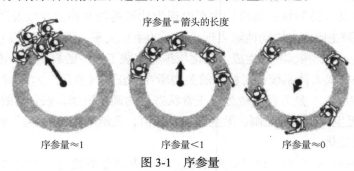

序参量=箭头的长度

序参量≈1　　　　序参量<1　　　　序参量≈0

图 3-1　序参量

体质是个体基于先天遗传和后天获得所形成的，正如《素问·宝命全形论》所言："人以天地之气生，四时之法成。"体质是人类在生长、发育过程中形成的与自然、社会环境进行能量、物质以及信息的交换，各种因素长期相互作用相互适应产生的人体个性特征，"人之生也，有刚有柔，有弱有强，有短有长，有阴有阳（《灵枢·寿夭刚柔》）"，表现为形态结构、生理功能和心理状态方面综合的、相对稳定的固有特质（王琦 2008）。这说明人生而不同，究其原因，内部遗传因素固然十分重要，但外部环境也不容忽视。无论气虚质还是气郁质，其形成过程均非一朝一夕之功，是各种因素相互作用形成的内部变量，某种程度上也是决定机体健康与否的一个慢变量。从这个角度而言，体质类似人体的一种序参量。其决定着人体对某种致病因素的易感性、耐受性及病变类型的倾向性，也是影响疾病传变及转归的重要因素。如果序参量无限接近 1，那么或许就可以出现"正气存内，邪不可干（《素问·刺法论》）"的理想健康状态。如果序参量无限接近 0，那么就会出现"邪之所凑，其气必虚（《素问·评热病论》）"的相对脆弱易感的情况。同样的环境，同样的刺激，不同的人群发病与否可能大相径庭。而《灵枢·阴阳二十五人》有关于体质更为具体的描述，根据体型与常见症状区分为二十五类体质之不同，且提出不同的体质会有相对易感的经络、疾病和相对脆弱的季节时间，如"金形之人……其为人方面，白色，小头……能秋冬不能春夏，春夏感而病生，手太阴敦敦然"。将不同体质的易感季节及易感疾病进行了相对详细的描述。

（一）序参量与体质分类

将人的体质表示为 E，a_1，a_2，a_3，a_4，…，a_m 是长期影响人体健康的外部因素，t 代表当下的时间节点，F 代表当下时间节点发生的随机因素，那么人体健康系统的数学模型（黄冲等 2012）可以表示为：

$$y = f(E, a_1, a_2, a_3, \cdots, a_m, t) + F(t) \tag{3-1}$$

下面我们将运用上述模型，从序参量的角度解释中医体质学的某些关键问题。

中医体质可以成为决定人体健康状态的关键因素。那体质本身又该如何表示呢？这要追根溯源到体质的形成缘由。如上文所述，体质是包括遗传因素和外在环境社会等各种因素长期相互作用相互适应产生的，那么其用数学公式可以表达为：

$$E = f(x_1,\ x_2,\ x_3,\ \cdots,\ x_n,\ a_1,\ a_2,\ a_3,\ \cdots,\ a_m,\ t) \tag{3-2}$$

一方面，E 由 n 个 x_1 生成，不同个体内部变量 x_n 与不同的外部变量 a_m 相互作用形成 t 这个时间节点的千差万别的中医体质 E。

不同体质的 E 不同，同属气虚质的不同人的 E 也不同，但会存在一个可以依据区间来判定的分类标准。因此，其并非没有规律可言，还是可以通过数学的方法对其进行聚类的，从木、火、土、金、水的五种体质属性，到《灵枢·阴阳二十五人》的阴阳二十五人，都是属于一种基于特性的聚类。现代学者从临床实践角度采用四分法、五分法、六分法、七分法、九分法和十二分法等不同的方法对体质进行了分类。而基于分裂分析（DIANA）和变色龙算法（Chameleon）两种基于层次的聚类算法（张娜妮 2008）计算出的中医体质分类与王琦教授提出的体质九分法（王琦等 2006）基本吻合。

（二）序参量与体质变化

影响人体健康这个系统的变量很多，作为序参量的中医体质是属于慢变量的，当其他变量快速变化时，比如寒邪侵袭人体，比如瘟疫流行，人体系统受到了随机扰动，这个慢变量会支配或者在某种程度上决定人体的健康系统是否被侵扰，或者被侵扰后呈现的功能紊乱的状态。诸如气虚质感邪易留恋迁延，气郁质感邪易化瘀，阴虚质感邪易从热化，阳虚质感邪易从寒化就是体质序参量发生作用的表现之一。

从公式（3-2）可见，人在受到外部因素 a 干扰时，a 会通过作用于内部变量 x，进而展现不同的健康状态。但内部变量会受到中医体质 E 这一序参量的支配和调节，人体的健康状态可能会以不同规律和特征发展变化。如果这个变量的变化规律跟序参量步调一致，那么序参量会放大它的影响力，如阳虚质感染寒邪则寒证的病情相对危重，反之亦然，从而出现体质与疾病相关的特殊现象。

作为医生必须正视不同病人个体之间存在的差异性，不是要从外部力量上去消除这种差异性，而是应该发展和利用这种差异性，以触发病人自身竞争与协同机制的产生。而对于依靠这一机制形成的序参量，医生要能够及时地把握，对于不利的序参量要采取有效方法加以矫正，而对于有利的序参量则要通过各种方法加以放大。依靠无形但却意义重大的序参量来发挥作用，引导不同的生命体在差异的和谐统一下不断走向同步与自洽。顺势而为，顺体质而为，顺序参量而为无疑是中医最为明智的选择，而任何忽略个体差异来达成外在统一的做法，都是舍本逐末、不可取的。

（三）序参量与体质调理

中医体质是相对稳定的，但并非从生到死永远不变。我们时常会察觉某个气虚体弱之人，通过锻炼与养生，精气神得到显著提升，不再频发感冒。当然也会有人从 40 或 50 岁开始突然出现季节交替的过敏，而暴食生冷日久伤及胃阳的例子也屡见不鲜。既然我们可以将体质公式化，那么如果通过有目的的中药调理，以及生活习惯、饮食习惯、环境的改变，持续调节外部参数 a_i，假以时日就可以改变体质 E，进而使人体健康状态、各器官系统的功能产生变化。

本节主要探讨了中医体质与序参量的关系，并试图构建序参量视角下的人体健康模型，并运用该模型阐述中医体质的相关问题，指出中医体质是人体健康系统的序参量。因此在理论上，我们可以运用协同学相关原理和方法建立健康系统的动力学模型。一旦取得科学实用的数据，就能在实践上建立这一系统的具体数学模型，为健康状态评估与预测、体质调理、疾病诊疗等提供参考，但该模型还需要进一步验证其实用性。

（四）序参量与疾病预测

临床预测变量是指能够预测现有临床结局或临床事件将来发生与否的变量，简言之就是疾病发生发展的危险因素比如人群的流行病学特征、病史、体格检查结果等。中医体质可作为临床预测模型（吴涛涛等 2022）的预测变量。和传统的预测变量不一样的是，体质变量是通过中医体质量表（CCMQ）测量得出的，包括了形体特征、心理特征、常见表现、对外界环境的适应能力和发病倾向五个方面，体质作为一个临床预测变量可以很好地预测疾病发生发展，如痰湿体质易患不孕、肥胖等，气郁体质易患痛经、功能性消化系统疾病等，而且体质量表的结果比较稳定，可重复，所以中医体质作为预测变量具有低偏倚风险和良好的适用性。

五、症状与同步

协同学的同步理论不仅可以用来解释健康人体的生命体征，形容机体内各个大小系统的功能协调，序参量等于 1 或接近 1 的阶段，而且可以用来解释疾病发生发展的状态。比如外感风寒，初起多恶寒怕冷，身重乏力，并无热象，但午后或入夜则热势始作，达到某种程度的症状同步，形成一种新的寒邪犯表的证候稳态，兼具恶寒、发热、身痛、无汗等经典的太阳表证，类似麻黄汤证。或初起咽痒、咽痛，并无风邪束肺之征，但一两日后咽痛减，开始咳嗽、咯痰，此时方进入一种风寒束肺的证候稳态。所以症状的同步其实就是进入一种证候的稳态。

六、症状药物与同步

当机体进入寒邪犯表证或风寒束肺证的证候混沌状态时，给予麻黄汤。这时药物作用于机体，症状在药效作用下逐步改变，一些症状减轻，一些症状消除，一些症状加重，这个药效作用的过程是相对黑箱和不可控的，直至机体形成一个最新的稳态。可能用药之后，汗出热退，脉静身凉，又重新回复到感邪前平时的序参量比较稳定的同步自治阶段。可能寒邪伤阳，太阳之邪，内传少阴，可出现恶寒蜷卧，下利清谷，四肢逆冷，则又进入心肾阳虚的混沌状态，此时治宜四逆汤温经回阳，使机体重回有序和稳态。

从混沌建立有序的必然性，与过程中涉及的物质无关。在这个意义上，云雾的形成、细胞的聚合或阴阳的消长如出一辙，要把握事物的全貌，我们必须"减少复杂性"。正如协同学所指出，"有意义的信息"和全貌是由序参数提供的，每当机体的稳态行为发生改变时，序参数作为长期量而言就变得十分重要。

七、同步到稳态

生物节律的耦合振荡组成的正常生命活动是混沌的过程，其中包含不确定因素的有序自组织，这种自组织可以将生命从混沌导向有序。正常生命的波动是一种趋向平衡趋向稳态的非平衡状态。同步是稳态的前提和基础，同步是一种过程，并非结果。

　　一旦这种非平衡状态持续的时间过长就会导致机体异常状态的发生。机体与环境的互相交换，互相影响的相对平衡模式就会被打破，在人体就会表现为疾病的发生。比如经常熬夜，昼夜颠倒，阴阳失衡，长此以往则阴平阳秘的状态被打破。正如 Reilly（2009）的实验证明，机体运动的变化与昼夜节律和身体核心温度的变化有关，并且在短时间极限运动和夜间长时间工作时出现紊乱，说明机体的生物钟是十分重要的，从某种角度而言，生物钟也是个体的一种同步与稳态。Nagy（2009）用脉孢菌细胞的昼夜节律波动蛋白（FRQ）观察到了昼夜波动情况，并且其自身调节也是通过负反馈方式，在维持内环境稳定方面也起着重要作用。因此，建立正常的机体生物节律，将异常的状态导向正常的确定性的运动形式，是根治疾病的关键所在，是审因论治、治病求本的理论基础。

　　知晓生命混沌的奥秘是调整机体重回正轨的关键因素之一。大千世界充满了神秘的同步，比如什么时候蟋蟀突然开始齐声鸣叫，什么时候萤火虫开始一起闪烁，什么时候机体的肿瘤细胞无法被清除，开始了突变与快速繁殖，如果能够了解耦合的临界值，找到身体能够达到同步的临界阈值，试图通过药物或其他方式去调整这个阈值，从混乱的不平衡的状态调整到阴平阳秘的自组织的同步状态，就能解决阴阳失调、气血失衡的人体的疾病状态，形成自适应，通过同步，解决关联的紊乱，消除无序的混乱，达到生命的稳态。症状与药物的同步是使混沌变为新的稳态。症状在适当的尺度和维度同步，药物在适当的尺度和维度同步。症状和药物在适当尺度和维度形成的同步是达到稳态的必要条件。从这个角度而言，药物作用的对象是机体，是人，是混沌中非平衡的状态，而不是病，所以整体治疗的思路不是对抗，是通过药物或其他方法的作用刺激机体自身的调节能力，使其重新恢复一种稳态。

　　综上所述，中医学的整体观念与个性化的辨证论治从其根源而言和系统科学具有类似的属性。人体是一个开放的复杂巨系统，无论是内部还是外部的关联关系都极其复杂，复方的中药汤剂也是有别于西药的复杂系统，所以无论是人还是机器要想穷尽其关系都十分困难。系统科学的重要组成部分自组织和协同学，是阐明复杂系统相变特征的有力抓手，不但能够说明自然界神奇的奥秘，也可以用来阐述人体脏腑气血津液生理功能与病理表现。同步在中医药信息处理中具有重要的作用，相对稳定的证候是一组症状达到同步形成的；相对稳定的方剂增效减毒效应是一组饮片的作用达到同步形成的；人体的五脏子系统达到同步就形成了内稳态；天地人大系统达到同步就能形成整体的稳态；人体所具有的自组织功能通过级联反应协调人体各部分达到同步形成了机体的稳态。实际上，更为重要的是各系统、各部分之间的关联关系通过协同达到的同步，这对于人体稳态的形成与保持具有更为重要的作用，如通过协同调节五脏之间的关联关系达到同步对形成人体的稳态至关重要；通过协同调节多种症状间的关联关系达到同步对形成具有相对稳定状态的证候至关重要；通过协同调节不同气味、归经、功效的多种饮片间的关联关系达到同步对形成新产生增效减毒功效的方剂具有至关重要的作用；通过协同调节天（气候环境）、地（地理环境）、人（社会环境与人体个体）之间的关联关系达到同步对形成人体这一开放的复杂巨系统出现和保持稳态具有重要的作用；同样，人体的自组织功能通过激活级联反应对人体各部分之间的关联关系进行协同协调，从而达到机体整体的同步，进而形成稳态，起到至关重要的作用。由此可见，在中医药信息处理过程中，无论涉及的是实体、还是事件，或是关系均需通过协同协调达到同步才能形成信息处理所需的稳态。

　　由此可以看出，协同学对中医药信息处理至关重要，信息处理达成稳态的目标是依赖同步实现的，而同步则是依赖协同实现的，因而研究稳态就必须研究同步，而研究同步就必须研究协同；在稳态形成的过程中，相似的协同作用、过程形成了相似的同步；同步实现的人体个体的稳态实质上是当下多种证候与机体状态的同步；这种同步的状态实质上是机体的正常状态与异常状态的同步；而我们实施的干预措施实质上，是他组织的干预措施与自组织的人体自身功能在机体的激发点处通过协同协调实现的同步所发挥的作用；人体的自组织所诱发的机体级联反应亦需要在相关通路上实现同步。如果将同步与自组织看成是正常相对健康人群的状态，那就应该在用药或其他方式干预的过程中，尽可能根据机体的序参量特征，辨证施治，以阴平阳秘的稳态作为治疗的终极目标，通过协同协调寻求在人体状态与稳态之间达到同步，会成为中医药信息处理的重要任务之一，而这也将会在未来开辟中医药临床研究与信息研究的全新领域。

第三节　组　　织

组织是指系统内的有序结构或这种有序结构的形成过程。它分为两类：他组织和自组织。自组织与他组织之间又相互联系，互为依存。

系统在外界的特定干预下获得空间的、时间的或功能的有序结构，便是他组织。他组织具有以下显著特征：一是组织受外界的特定干预；二是组织的自我选择与动态演化能力弱；三是组织结构与功能相对简单。

如果不存在外界特定干预，系统按照相互默契的某种规则，各尽其责而又协调自动地形成有序结构，就是自组织。

一、自组织理论

自组织是在一定环境条件下由系统内部自身组织起来的，并通过各种形式的信息反馈来控制和强化这种组织的结构。自组织从无序状态转变为有一定结构的有序状态，或者从有序状态转变为新的有序状态，首先需要环境提供能量流和物质流做保证，这是必须的外部条件。而外部环境并不能控制自组织系统的改变（黄欣荣 2006）。

自组织总会向有序态转变，能够维持的有序状态，也可以称之为自组织的平衡态，或者稳态。自组织的尺度不同，稳态也不一样，越大尺度的自组织就越容易达到稳态。粗略地讲，系统无组织、无序程度的度量，也就是熵，熵变过程就是组织的建立和瓦解过程。从无组织到有组织，从低组织度到高组织度，是系统的反熵过程。而自组织，是能够在无外界干预下自我反熵的系统。

耗散结构、协同学和突变是自组织三大重要理论。

耗散结构指无序状态的开放系统可以通过与外界的物质能量信息交换，通过能量耗散，从无序状态形成时间、空间或功能上的有序状态，并依靠不断地消耗物质能量来维持有序状态。而这种外流和交换，会导致系统在维持有序结构的状态下不断变化，这种变化有两种基本形式，一种是连续变化，另一种是不连续的飞跃，也就是突变。

不同的系统，在逐渐由新结构代替旧结构的质变行为中，在机制上有相似甚至相同之处，即是协同学。

任何一个组织都有自组织属性，否则就失去了存在的基础和发展的动力。而耗散结构理论和协同学都揭示了，自组织必须要与外界进行物质、信息、能量交流，才能维持自身的有序结构。

人体是一个开放的自组织系统，与外界进行物质能量的交流，通过耗散维持自身的稳态。在生长过程中，从外界摄入食水和空气，将废气呼出体外，排出代谢废物，保持着物质和能量的交换，与外界进行信息的交流，身体在相对平衡的状态下完成新陈代谢。旧细胞凋亡，新细胞生成，从婴儿长成孩童，从孩童变为成人，成人变成老人，身体的组成成分可能已经完全更换，但每个器官总会保有原来的功能和形态，身形面貌也总会与孩童时相似。在这个过程中，也许会有疾病突然暴发，也许突然痊愈，在这种突变的情况下，人体依然维持着自组织状态，尽量调整有序，在高阈值或者低阈值保持住稳态。

在组织的过程中，有协同、有耗散，也有突变。突变论可以解释一些初始条件差异微小，而结果差别巨大的现象，也可以解释初始条件差异巨大，而结果差别很小的现象，是事物在共性发展规律之外展现出的个性发展。当个体抽象成群体，其发展将呈现出一定的概率性，但总有一些个体远离了概率范畴，突变为独特的发展方向。突变也依然属于自组织状态。比如大部分人的桡动脉处于桡骨掌侧，也有少部分人的桡动脉出现在桡骨桡侧或者背侧，这些人的桡动脉就是一种突变，但他们的桡动脉也依然能够搏动，能够运送血液，维持着正常的桡动脉功能，脉诊中也依然可以用来切诊以收集信息。

人体是一个开放的复杂巨系统，是能够与外界交换维持有序稳态的自组织系统。中医所追求的"健康"，就是这个稳态。不但是在生长发育衰老的过程中，维持着平稳、协同的质变，也包含了在系统因扰动而出现无序时，及时调整恢复成有序状态。而突变也解释了"卒然遇烈风暴雨，或病或不病，或皆病，或皆不病《灵枢·论勇》"，即使出现了同样的干扰因素，不同自组织系统有不同表现，有的突变而暴发疾病，因为自身体质不同，发为寒、发为热、发为虚、发为实；有的则通过与外界物质能量交换，及时调整，恢复到有序状态，维持平衡而不发病。

医学界有个说法，除了大叶性肺炎，疾病无法被治愈，总体来说存在两种状态，一种是自愈，一种是不愈。也就是在因为干扰出现无序态时，人就由健康状态进入了疾病状态，干扰可能是外来的，也可能是内部产生的，对于疾病状态的人体组织来说，这个干扰即是"病因"。在无序态轻微的情况下，或者人体自组织功能还很强大时，可以通过自身的调整，维护机体的有序功能，而这个调整过程，必须存在与外界的物质、能量、信息交换，而且必须进行消耗与外流进行调节。比如在高热时，通过出汗来降温；比如因为饮食不洁导致食物中毒时，通过吐泻来排出体内的毒素；比如头胀痛时，通过呕吐降低颅内压而减轻头痛。金元四大家中的攻邪派张从正，认为汗、吐、下三种方法可以治疗人体所有疾病，也是一种朴素的通过外流调节机体无序状态的自组织思维。

这种由外流来进行反熵的机制，也说明了一个问题，为什么每次疾病过后，总感觉身体变得虚弱了。

由此可见，人体作为一个开放的自组织系统，能够通过与外界进行能量、物质、信息交换，维持一种协调有序的"稳态"，这种稳态，可以认为是人体的健康状态。自组织的稳态有如下特点：

1）人体自组织处于自然社会的大组织之下，与外界环境存在物质、能量、信息的交换，当大环境发生剧烈变动时，必然会干扰到人体。所以人体自组织的稳态，依赖于大环境的稳态，在一些极端环境下，极寒、极热、飓风、海啸、地震等，或者在一些特殊地理环境如珠穆朗玛峰顶、深海海底、两极等，人体很难凭本身自组织的调节维持稳态。

2）人体自组织的稳态，依赖于和外界交换，但核心来自于自我调节。具备自我调节能力的自组织系统才能维持稳态，如果系统自组织的调节能力已经无力纠正混乱无序的状态，则外界刺激也无法使其恢复有序态，只能逐步或快速走向崩溃。

3）自组织的稳态是一种时间性的稳态，而非始终如一的。人体这个自组织在一生中会存在无数稳态，虽然都是稳态，状态并不相同。从出生到长成，从壮年到衰老，这个个体的稳态可能会保持在较高水准，体力强健且健康；也可能仅维持在较低状态，带病而衰弱；但在生命停止之前，总能维持在某个级别的稳态中。

二、他组织促进自组织

但是单纯自组织系统有重大缺陷，当系统规模过于庞大时，特别是复杂巨系统，微小波动可能被系统自身和环境的非线性因素放大，导致系统失稳，严重时可能摧毁系统。

而自组织系统的调节是有限的，超出了系统调节的阈值，将导致系统无序化，甚至结构和功能崩溃。自组织系统的稳态和尺度有关，越大尺度的自组织就越容易达到稳态。同样是自我净化水域污染，海洋就比小溪更容易恢复稳态；地球作为一个巨大的自组织，局部的火山喷发、地震、台风、海啸等自然灾害甚至都不会对整个生态造成影响。但人体作为一个尺度较小的复杂自组织系统，在面临较大的干扰时，仅靠物质和能量的外流，无法自我恢复有序。这时候就需要他组织对自组织进行促进。

任何系统都是在一定的环境中存续演化的，环境对系统发挥着不可轻视的组织作用。环境给系统提供资源，施加约束，对系统如何组织、整合自己产生作用。这是环境对系统的他组织。这种外在他组织对系统的组织作用是必要而不充分的。

组织力来自系统外部，在外界的特定干预下获得空间的、时间的或功能的、结构的稳定，便是他组织。

由他组织的定义可以看出，这包括了一些人工设计、制造、组建、操纵、控制的系统，他组织的过程是自上而下进行的，具有某种强制性，自觉性是人工他组织的特点。人工创造新事物和操控既有事物的过程都是他组织过程。"外界的特定干预"就是他组织作用。机器是人按照特定的方式设计制造的，是一种他组织。方剂是自上而下设计的，由特定功效的中药组成的，也是一种他组织。人工合成的胰岛素、人工制造的抗生素、人工制造的内窥镜（包含切除设备）等等都是典型的促进自组织恢复稳态的人工他组织。或者可以这样认为，所有人为的治疗手段，都是一种他组织；而形成体系的他组织手段，就是医学。

中医的五脏一体观结合天人一体观，描述了一个与外界环境保持物质能量交流的，复杂开放自组织，以五脏为中心的各系统协作，通过相生相克互助制约等关系，维持人体协调有序，人体与外界进行物质、能量、信息的交换，为各系统协同工作提供基础。人体自身的不平衡，可以在体内各系统相互作用下归于平衡，中医学以阴阳相反制约与互根互用、五行的生克与制化胜复等理论来解释人体的这种自我获得稳态的能力。这也是人体自愈的基础所在。而作为一个尺度不够大的复杂巨系统，一些微小的干扰也可能因为制约生克制化胜复等原因，被非线性放大，导致系统失去稳态。一些自身免疫性疾病的产生，通常都源于微小的扰动。如自身免疫性肝病，本身是免疫系统对于病毒进行应答，但过于激进的免疫反应不但破坏了病毒，也破坏了肝脏本身的细胞，导致更严重的病情出现。

中医的治疗过程，是人工他组织促进自组织的典型过程。中医医生在诊断出人体系统的不协调状态后，通过一系列措施刺激，比如组织方剂，组织取穴方案，组织贴敷、药浴处方等他组织，根据不协调情况，施以特定功效的他组织，促使人体内各系统协调合作，重新恢复平衡。

在这一过程中，依然是靠着人体的自组织功能恢复稳态，中医的所有措施都要先作用于人体，激活人体的自组织功能，使之恢复协调有序状态。也就是说，无论方剂、贴敷、针灸、导引，作为一种人工他组织，在治疗患者的过程中，都只是通过激活人体自组织功能，使之与外界交换能量物质，逐步恢复有序状态，也就是恢复健康。在这一过程中，他组织的刺激是必要的，但并非主要的。

在理想状态下，如果一个患者的自组织能力良好，那么任何药物、任何针刺的刺激都会促使他的身体从无序恢复有序，从疾病状态恢复健康。这从中医学的经络理论和各家学说中可以窥见端倪。

中医的经络系统是一个连接全身贯穿内外的大系统，包括脏腑连属、经脉、络脉、经筋、皮部等等部分，保证在身体的任何一点进行刺激，都可以通过经络传导，达到对全身的调整，尤其是皮部的存在，覆盖了全身所有表面，取穴时稍有偏移也能够得气，即调动经络之气运行，对脏腑气血津液功能进行调整，即使没有按照经络辨证取穴，仅在患处取穴或者取阿是穴，也能够取得一定疗效。在针灸治疗过程中，辨证取穴、标准取穴、手法补泻，都能够提高治疗效果。但自古至今针灸器械、经络穴位以及刺激手法都在不断变革。针灸器械一直在改变，由九针并用逐渐发展为圆利针为主，随着材料和制作工艺发展，圆利针越来越细，材质越来越光滑，逐步进化成现在常用的 0.25 mm 针灸针；经络和穴位的定位在改变，由唐至宋，"三阴交"穴位的定位标准就发生了显著变化，后来马王堆汉墓出土的《足臂十一脉灸经》，更证实了连经络循行体系也曾发生过大变动；针刺手法在改变，提插捻转迎随补泻，到成套的手法如"烧山火""透天凉""凤凰展翅"，再到电针刺激。虽然数千年里几经变更，针灸依然用卓越的临床疗效证实了其在中医治疗中举足轻重的地位。

那么针灸取得疗效的关键因素究竟何在？所有因素中，自始至终没有变更的，恐怕只有针灸必须施展于有生命的人体这一项了。如果将每一个患者都视为一个自组织系统，将针灸这一过程视为他组织对自组织的促进，便能够解释为何辨证不同、取穴不同、手法不同的情况下也会产生治疗效果。归根结底，产生疗效的机制是患者个体作为自组织系统，在接受刺激后，自发向有序态恢复的能力，相对正确的辨证、取穴、手法刺激能够加速这个恢复过程，却不能主导这个过程。众所周知，治疗新病总是比治疗久病更容易起效，哪怕看起来新起的疾病要严重许多。新病代表着自组织系统刚刚被打乱了平衡，正处于积极与外界联通，由无序回归有序的进程；而久病的自组织系统，一来因为处于无序态太久，自我恢复能力已经下降，二来在恢复过程中，已经在较低的阈值上形成了新的相对稳定有序态，接受他组织刺激后再度恢复稳态，很可能依然恢复到低阈值稳定态。久病痹证的患者，在针灸治疗后会感觉关节僵硬疼痛减轻了些，但很快又恢复了老样子；新发生的软组织挫扭伤等，则能够通过针灸治疗快速好转。

在这个自组织系统恢复有序态的过程中，最重要的一步是他组织的刺激，而非刺激强度，就算因为取穴不够准确、补泻手法有误等原因导致第一次刺激量不足以恢复自组织的有序态，也会通过级联反应对人体这个自组织进行一系列的激发，促进其向有序态不断转化，在这一过程中，也许刺激量积累到某个阈值，突变就产生了，很多陈年旧疾突然痊愈，就是人体自组织产生突变的一种表现。从这一理论来说，服用任何药物，针刺任何穴位，给予任何刺激，应该都能激活人体自组织，最终重回有序状态。当然这只是一个理想的发展过程。事实上，也可能在级联反应发展过程中，刺激程度不断下降，最终消失，并没有取得显著疗效。而且，也不是所有的他组织刺激都会正向发展，也可能因为刺激量超越了自组织的协调能力，导致自组织的突然崩溃，而出现疾病剧烈恶化甚至死亡。或者，被刺激的自组织已经失去了自我调节的能力，到了这个时期，什么样的刺激都不会再起到治疗作用了，也就是所谓的"药石罔医"。

针灸是一种他组织刺激，药物治疗也是一种他组织刺激，代入这一理论后，也就能够理解为什么会出现流派。

流派是具有独特风格的派别，每一个流派都有自己的核心理论和用药习惯，比如滋阴派，会在处方时将滋阴作为主要治疗手段，重用地黄、玄参、知母等滋阴药物；而火神派反之，会将温阳作为第一要务，重用肉桂、附子、紫石英等温热药；补土派习惯用补脾益气药构建底方；寒凉派会优先选用泻火的方剂进行组合……每一个传世的流派都有其独特的风格，然而最重要的，是因其疗效突出而在一时一地呈现显著的影响力。换言之，虽然这些流派针对人体异常状态的认知和治疗手段天差地别，但都疗效斐然。甚至在中医史上还有一些以擅长某个方剂而闻名的医家，比如擅用"逍遥丸"的"逍遥大夫"，比如擅用某种膏药的"张一帖"等，都是一时名医。这些流派的医者，以及这些以某个方剂闻名的医者，在一生的治疗中肯定会碰到各种疾病各种证候的患者，而采用了相对固定的治疗方法后都取得了成功。这显然不能仅靠辨证论治来解释了，一个火神派医生和一个寒凉派医生，面同一个患者，治疗方法固然无法达成一致，他们会因为自己的流派优先选用不同的底方；甚至就连诊断，都可能因为自己的流派，而有所偏颇。但就疗效来看，火神派和寒凉派都在临床实践中大放异彩。

各家流派自然会总结独特的理论，围绕自己的治疗方案进行阐述，但纵观历史可以发现，这些名医往往是在取得了良好疗效之后，才试图倒推机制，形成理论；还有很多名医，并未形成自己的理论，只靠疗效就在医学史上留下了浓墨重彩。所以这些名医的理论和他们的实践之间，也许并不存在因果关系，在没有形成理论之前，他们也在使用相同治法，取得了优良成效，换言之，他们的疗效并非完全依靠理论指导。如果跳出因果论来看这些病案，虽然出发点不同，使用的药物不同，最终都是给人体这个自组织系统施加刺激，达到相同的效果，即促进人体自组织向平衡有序的稳态转变，也就是恢复健康。

归根结底，人体自组织系统的稳态，虽然可以通过他组织刺激来恢复，但核心依然是自我调节。

我们可以这样理解，虽然他组织刺激人体自组织系统的原点不同，人体受到刺激后引发的级联反应不同，但最终的疗效却是相似的，这可能是由于人体中存在着很多能够促使机体恢复稳态的刺激原点和级联反应通道，只要刺激原点合理，或形成合理的刺激方案，都能够达到相似的疗效。

人体作为一个以五脏为中心的有机整体，五脏之间互相影响，对外联系脏腑、肢体、官窍，牵一发而动全身。如在人体血液生成和循行过程中，心主血脉，肝主藏血，脾运化谷精提供血液生化的原料，气血、津血、精血，皆能相互化生。因此面对一个血虚证患者，有人从心论治，增强生血行血功能，从而补血；有人从肝论治，以木生火，补肝助心，又促使肝所藏血释放入循环，增加血量；有人从脾论治，健脾补气，使血之化源充足，从而补血；有人补气以生血；有人填精以生血；有人补津液以补血，侧重各有不同，但经过脏腑间相互关联，精微物质互相化生，最终都能达到补血治疗血虚证的目的。

李东垣创立补土派，提出了"内伤脾胃，百病由生"的观点，因其在治疗中强调顾护脾胃、调治脾土，后人在总结其理论时，认为补土派擅治脾胃病。如果从他组织刺激人体自组织系统的角度来看，"脾胃论"的定义比"脾胃病"更具有合理性。脾胃病仅仅划分了一个失稳的范围，这个范围在真实的个体身上未必能够覆盖真实的稳态失衡，而补土派擅长在各种领域内，都可以从脾胃出发调节人体的失衡，使不同失衡状态下的机体恢复稳态。脾胃互为表里，在人体对饮食物的吸收运化、气血精津的生成输布过程中起到关键作用，有"后天之本""气血生化之源"之称；又居于中焦，升降和合，为全身气机运行之枢纽，位居中央又有运化职责，有"中央土以灌四傍"的形容。因此从脾胃入手，对其他任何脏腑和全身精微物质都能够起到支持和调节作用，脾胃论找到了这个具有合理性的刺激原点，和一套能够引发相应级联反应、促进达到相似稳态的方法。

当然，他组织对人体自组织系统的干预必须具有合理性，才能够找到适当的刺激原点，激发相关的级联反应，达到恢复人体相似稳态的目的，并非闭着眼睛随便抓药就能获得疗效。因为人体自组织系统虽有自我调节向着稳态恢复的趋势，却并非每次都有能力恢复至稳态。就像一架摇摆中的天平，在末端加一个小砝码即可调整平衡，若在中段则需加重砝码才能达到效果，若是将砝码加在了已经下坠的一端，那么小小一个砝码都可能令整架天平倾翻。人体自组织系统也像这么一架摇摆的天平，他组织这枚砝码加在合理的刺激点，可能只需一两剂药；若加在了相对合理的点位，可能疗程要更久一些，用药需更重一点；在相对合理点而力不足，则可能跟不上自组织失衡的速度，导致病情迁延或加重；若是在不合理处施加了刺激，则可能直接加速自组织的失衡乃至崩溃。

综上所述，人体作为一个开放的自组织系统，内部各部分有机关联，通过各种形式的信息反馈来控制和强化组织结构，并通过与外部的物质、能量、信息交换，进行着自我调节，维持系统的稳态。人在一生中，因时间、环境、身体状态的变化会存在无数个稳态，这些稳态并不相同，却始终相似。但人体自组织的调节是有上限的，当病邪刺激超过了自组织的调节阈值，就会导致组织的非稳态出现，也即是疾病状态。中医的各种治疗手段都是人工形成的他组织，通过他组织刺激促进人体自组织调节恢复稳态，此时的稳态与疾病发生之前的稳态是相似的而非相同的。在这个治疗过程中，他组织的刺激是重要因素，自组织调节能力才是稳态的核心。

第四节 相 似

一、关于相似

相似是指两个或两个以上系统在外在表象（几何）或内在规律性（性能）方面的一致性（巨林仓 2018）。世界上没有绝对一样的两个事物，也没有绝对不一样的事物。自然界中，相似是最普遍的自然现象之一，大至星辰宇宙，小至原子量子，随时随处可见相似的事物和现象。人类的各门学科知识体系，都是人对客观事物的反映和表征，是按照客观事物的相似性来进行分门别类，有机组织的。中医药信息处理的科学问题朝向人体的稳态，而这种稳态的每一次获得都是相似的，因此，相似问题是研究中医药信息处理科学问题所无法回避的问题。

在中医药信息处理领域中，按照我们的认识，人为地把相似分为两类，一类主要是基于相似性思维，另一类则是主要基于相似性理论。而在这两类相似中，所涉及的相似又可以进一步分为自相似（即整体与部分之间的相似）和他相似（即不同事物之间的相似）。换言之，事物之间的相似有两种形式，一种是"他相似"，一种是"自相似"，所谓"他相似"，是指"两种截然不同事物在某种性质、功能上的相似"，而所谓"自相似"，就是"一个事物的局部和整体，个别和一般在某种性质上的相似"。

（一）基于相似性思维

我们所说的相似性思维，主要是与分析性思维相对而言，相似性思维就是"对彼此联系的事物形成的共时性关系进行系统探究，从中寻找事物关联的机制"。在我们看来，处理具有高度复杂性和高度不确定性的非线性系统（例如人体这样的复杂巨系统，以至于天地人这样包罗万象的开放性复杂巨系统），基于相似性思维进行信息处理可能能够获得更好的效果。用相似性思维处理信息同样能够发现知识、产生知识。与分析性思维不同，基于相似性思维产生的知识更多的是具体的知识而不是普遍的知识，因而在处理具体问题、个体化问题时能够具有更好的实用性。应该指出，建立在分析性思维基础上的科学更加重视普遍性知识或者称之为理性知识的一类知识，注重探究事物的本质及其相互间的因果联系；而对于个性化的知识、经验类知识、感性知识，则没有能够给予充分的重视。在当今社会，受西方科学的影响，被人们广泛接受的思维方式是分析性思维，因而表现出对普遍性知识的偏爱，更加重视对本质的掌握、对因果关系的追求，这种重视在某种程度上甚至达到了偏执的地步，这反映了人们对经验与知识缺乏全面的认识。实际上，我们需要对经验与知识进行区分，但不是重视那个或者轻视那个。如果我们能够自觉地进行理性思考，就应该懂得经验与知识是非同质性或非同形化的两个事物，知识具有普遍性、群体性的属性，而经验则具有具体性、个体性的属性。当我们面对具有高度复杂性和具有高度不确定性的非线性系统时，如果我们需要对系统进行认识论的重建，即建立起有别于本体论的认识论的非线性系统时，那么，就需要同时考虑知识的普遍性、群体性与经验的具体性、个体性。换言之，需要对建立在分析性思维基础上的群体知识和建立在相似性思维基础上的个体经验进行有效的融合。因此，相似性思维是具有普遍性的思维模式，我们必须清楚地认识到，基于相似性思维的模式，是致力于产生具体经验和个体知识的。

美国经济学家、20世纪的经济学巨擘之一弗兰克·H.奈特（1885~1972）曾经提出："我们生活在一个充满悖论的世界里。其中最核心的一条悖论是，我们之所以需要知识，是因为未来不同于过去；而能否获取知识，却又取决于未来和过去是否相似。"

基于分析性思维一般是需要在既定思维框架下探讨未来，产生的新知识只是那些能够触及到的和在逻辑上能够容纳的未来知识。换言之，基于分析性思维所产生的新知识一定是在已有知识的边缘界线内，或者有着明确的关联关系，也就是我们称之为明知识的一类知识。因此，当分析性思维模式确立起来之后，基于此而建构起来的科学范式，虽然使得知识的增量迅速扩大，但也使得许多应该成为知识的因素如经验等，却未能成为新知识的一部分。所以如此，是因为分析性思维模式阻碍了我们形成具有另一种属性的知识，也就是经验性知识。所以，为了获取经验性知识，相似性思维必须得到重视。当我们面对高度复杂性和高度不确定性的非线性系统时，特别是像人体这样的复杂巨系统时，能够使我们在高度复杂性和高度不确定性条件下开展研究的知识是极度匮乏的，它要求我们在不同尺度和维度的规模内，理解基于自组织激活的级联反应构建的同步与稳态的相似性程度。

我们知道，基于分析性思维模式所建构起来的科学范式追求的是精确性，而基于精确建立起来的科学最主要的研究方法就是进行抽象，最理想的研究方法当然是解析法。但实际上，解析与抽象本质上是相似的研究方法。可当我们面对复杂的非线性系统时，所要面对的是对极其复杂的现象进行分析和处理，这时我们就必须认识到，在复杂的非线性系统中，即便看起来是完全孤立的事件，也不能对每一个看上去是完全孤立的事件进行单独的研究，因为这将是毫无意义的，根本无法对复杂的非线性系统产生整体的认识，因为无法理解涌现的出现，无法理解那些只有在整体层面上才能产生的现象，因而无法产生解决问题的方案。事实上，在面对具有高度复杂性和高度不确定性的非线性系统时，分析性思维所追求的认识的客观性、观察的精确性和推理的严密性都是无法实现的，一切专注于形式合理性的追求，都会因为与实际情况不吻合（哪怕只是出现微小的差异）而变得毫无作用。这时就要求我们必须要改变思维模式，不再将研究建立在分析性思维的基础上，而是建立在相似性思维的基础之上，换言之，需要我们建立起由相似性思维建构的研究模式。而中医药信息处理就是面对具有高度复杂性和高度不确定性的非线性系统，因此，追求认识的客观性、观察的精确性和推理的严密性同样也都是无法实现的，只有建立在相似性思维基础上的研究范式才有可能发现信息间的真实关联关系。

如上所述，面对人体这种具有高度复杂性和高度不确定的非线性系统以及处理由这种复杂的非线性系统所产生的现象信息，要求我们必须使用相似性思维思考问题。当然，如果我们能进一步将相似性思维模式建立在分析性思维已经取得的全部积极成就的基础之上，使得相似性思维包容了分析性思维所取得的一切成果，那其就必然表现出更具有优越性的知识产生能力，尤其是经验性知识的产生能力，甚或是默知识的产生能力。所以，只有应用相似性思维模式，以及建立在此基础之上的研究范式，中医药信息的处理才能够获得更好的效果。

想象是相似性思维的基本要素，它在现代科学发展中发挥了非常大的作用，但应该看到是，其在中医药学的发展中发挥了更大的作用。英国籍科学哲学家、社会哲学家、批判理性主义的创始人卡尔·波普尔（Karl Popper，1902 年 7 月 28 日～1994 年 9 月 17 日）曾经指出："通过爱因斯坦，我清楚地看到我们最好的知识是猜想的，它是种种猜测编织的网。因为他指出，牛顿的引力理论——正如爱因斯坦自己的引力理论一样——是猜想的知识，尽管它取得了巨大的成功；正如牛顿的理论一样，爱因斯坦自己的理论似乎只是对真理的接近。"波普尔所说的猜想应该也是想象的一种形式，不同于幻想，反映出的是直觉的功能。从某种角度看，想象也是有理性的，只不过它不从属于纯粹理性、科学理性或技术理性的范畴，而是反映了经验理性。如果我们说，这种属于想象的猜想对科学发展发挥了巨大的作用，那么我们就更应该看到，在中医药学长达数千年的发展史中，近乎直觉、悟性、灵感的想象几乎是发挥了支撑学科发展的重要作用。中医药学的每一次突破，每一个新的流派产生都与这种想象能力的超常发挥直接相关。

正是基于经验理性的想象，中医药学相关知识生产的过程中总是以创新的形式出现，在面对人体这个具有复杂性和不确定性的非线性系统时，我们更能深切地感受到，中医药学的一切创新都包含着某种突发性的想法、直觉、灵感等心理过程。虽然在此过程中也会表现出对理性知识的运用，但却完全不会遵循着理性知识的逻辑，甚至会表现为一种不循常理的做法。中医药学新的流派、新的理论、新的疗法的产生都是建立在相似性思维的基础之上的。一般来说想象是直观的、非推理的，虽然推理过程中也会存在着想象的直观。这在某种程度上表明，创新活动中所反映出来的思维方式更多的是相似性思维，这一点对中医药学的创新发展、尤其是中医药信息学的创新发展尤为重要。

20世纪奥地利著名作家、哲学家，现象学的创始人埃德蒙·古斯塔夫·阿尔布雷希特·胡塞尔（Edmund Gustav Albrecht Husserl，1859年4月8日～1938年4月27日）认为，在现象学的"本质研究"中，"无论如何也必然要求运用想象"，尽管想象也有着诸多局限性，"不能掌握一切可能的特殊构成物，正如几何学家不可能为无限多的物体绘制图形和模型一样"。从这个角度讲，一切科学研究都离不开想象，或者说，任何知识的产生都与想象相关，特别是面对高度复杂性的非线性系统时，面对个体特性非常突出时，关联关系非常不确定时，就需要更多地发挥想象的能力。胡塞尔最核心的观点是面向事实真相，运用想象建立起的事物间的关联关系，主要是现象间的关联关系，尽管这种关联关系不是本质间的关联关系，不是因果关系，不具有推理能力，但依然为我们解决问题提供了直接的路径，依然是我们面向事实真相的最佳方法。面对具有高度复杂性和高度不确定性的非线性系统时，同质性有可能从差异性中完全消失，相似性思维将不会注重于建立同质性的关联关系，它通过想象而在事物之间建立起来的联系，完全是从属于行动的，仅仅满足于行动的需要。类似中医药学中很难理解的取象比类所建立起来的关联关系，以及临床上在证候与方剂之间建立起来的关联关系。

面对具有高度复杂性和高度不确定性的非线性系统时，最有用的知识是经验性知识，它们是具体的，却有着极为丰富的关联关系，包含了一切有用的因素。经验性知识是不稳定的、变动着的知识，与高度复杂性和高度不确定性之间在属性上有着天然的契合。与此相反，体系化的普遍性知识往往显得稳定性过强，难以处理高度复杂性和高度不确定性非线性系统所产生的现象信息。面对具有高度复杂性和高度不确定性的非线性系统时，以明知识形式表达的已知知识只是真实世界所有知识很小的一部分，只可意会、不可言传的默知识以及人类无法获取的暗知识则是更加大的那部分，其差异大到不成比例。对于默知识，人们会积极地去探知；但是，对于暗知识，人们就不会作出积极的探索；但在个体进行现象信息处理的过程中，却有极大的可能性会触及暗知识，甚或将暗知识转化成默知识，从而从偶发事件中发现完全新颖的知识，为中医药学的发展提供支撑，这就是在实践中所生产出来的知识，包括默知识，也应该包括暗知识的萌芽。事实上，在对面高度复杂性和高度不确定性的非线性系统时，明知识往往在某种程度上能起的作用并不是很大，只有默知识，甚或暗知识，才能够发挥更大的作用，这也就是为什么中医药学的学院教育还是需要师带徒的补充。

在中医药信息处理的科学问题中，相似性思维与意象世界密切关联，涉及的象相似（取象比类）属于他相似（不同事物之间的相似性），是通过他组织得以实现的；而态相似（获取的现象、认识、整体、时间信息均是相似的，但形成态相似的自组织的起点和通路却可能是完全不同的）则属于自相似（整体和部分之间的相似性），是通过自组织得以实现的。所以和意象世界密切关联，是因为态是意象的态，象是意象的象，医患融入同一个意象，不同性质的领域也融入了同一个意象，这是遵从相似性思维的相似所具有的特点。从这个角度观察，我们似乎可以认为方剂的组成是象相似而不是态相似。同样，我们可以认为，医生个体是可以具备完备性的，他可以掌握象和态的自洽性，这种完备性造成了全科自通。所以在某种意义上，传统的中医是态相似，其知识的生成是自组织（知识间的关联关系是弱因果关联，即思维因果关联）；

而学院派的中医是象相似，其知识的生成是他组织。当然，在这里或许我们还需要讨论自洽与自组织的相互关系。由于"象"思维与"取象比类"无论是在中医药学理论体系中，还是在中医临床上都具有重要的作用，因此，本节将重点讨论与其相关的问题。

我们通过信息处理、数据处理、算法等构建起虚拟世界，虚拟世界与机器思维是密切相关的，而我们既可以通过构建的虚拟世界和意象世界联通，也可以和物理世界联通。

（二）基于相似性理论

在自然科学和工程领域，有一种专门研究相似的理论——相似理论，是研究原型与模型之间联系的理论，主要用于指导模型试验，确定"模型"与"原型"的相似程度，是模型实验的理论基础（李铁才等 2014）。由于许多工程性问题很难用数学方法去描述、计算和解决，必须基于实验来进行研究。然而，实验方法本身有很大的局限性，即实验本身是在特定条件下完成的，其结果也只适用于这些特定条件下，并不一定具有普遍意义。另外，还有许多情况无法进行直接实验，例如飞机、水库等体量太大，而昆虫的体量又太小，况且直接实验还可能损耗了珍贵材料只能得出个别变量之间的关系。于是，就需要构建适合尺寸的模型进行研究。那接下来要解决的问题就是从模型的实验结果如何真实再现原型的物理现象？

相似理论的基础包括三点：①现象相似的定义；②现象所涉及的各物理量的变化由相关客观规律决定，这些物理量的变化不是任意的；③现象中所涉及的各物理量的大小是客观存在的，与其测量单位无关。

相似理论的相关核心概念包括以下五点。

1）相似及相似常数：系统相似指原型和模型空间上相对应的各点及时间上对应的各瞬间的一切物理量都成比例。相似常数（也称为相似比、相似系数等）是指模型物理量同原型物理量的比值。常见的相似常数包括几何相似比、应力、应变、位移、边界应力、体积力、材料密度、容重相似比等。其中，长度、时间、力的相似常数称为基本相似常数。

2）相似指标及相似判据：相似指标即模型和原型的相似常数之间的关系式。若模型和原型相似，则其相似指标等于1。相似判据则是由相似指标得出的一系列无量纲量群。

3）同类物理现象：即具有相同的物理内容，并能用同一微分方程描述的物理现象。

4）时间对应点：是指从起始时刻起，具有的瞬时。

5）空间对应点：几何相似体系才具有空间对应点，它是物理现象相似的前提。

相似理论的核心内容由三大定理组成：①相似第一定理：两个相似的物理现象必定具有数值相同的相似判据。②相似第二定理：若某现象包括 n 个物理量，涉及 m 种基本量纲，则能得到（$n-m$）个相似判据。③相似第三定理：凡具有同一特性的多个现象，若单值条件彼此相似，且由单值条件的物理量所组成的相似判据在数值上也相等，那么这些现象必定相似。

基于相似性理论的相似性是对两个个体或部分之间精细结构或性质等元素的一致性评价。基于相似性理论的相似与物理世界密切相关，比如分形就属于自相似，规模缩放则属于他相似，均是在物理世界中实现的相似。自相似主要包括三种类型：①精确自相似，也是所谓的"重合"，是最强的自相似，表示分形在任一尺度下都是一样的。例如，由迭代函数系统定义的分形一般是精确自相似的。②半自相似，是一种较松的自相似，指分形在不同尺度下会显得近乎（但非精确）相同。例如，由递推关系式所定义的分形一般是半自相似的。③统计自相似，是最弱的自相似，即分形在不同尺度下都具有固定的数值或统计测度。例如随机分形具有统计自相似性。

基于相似性理论的相似性还广泛应用于数学、化学、语言等领域。数学中的相似性包括几何相似性和矩阵相似性，前者主要包括多边形的相似（如相似三角形、相似多边形）、曲线的相似、拓扑的相似等。语言学的相似性，包括词汇的相似性、语义的相似性。化学的相似性，是化学信息学（cheminformatics）中最重要的概念之一，结合相似性质定律，即"相似的化合物会有相似的性质"，在化合物性质预测、特定性质化合物设计等领域具有重要作用。其他领域的相似性，包括结构相似性、遗传相似性等。

（三）相似性度量

相似性度量，是用来衡量两个事物之间相似程度的一种度量。两个事物越相似，其相似性度量也就越大，而两个事物越不同，其相似性度量也就越小。常用的相似性度量包括：相关系数（衡量变量之间相似程度），相似系数（衡量样品之间相似程度）。相似性的度量方法很多，有的适用于特定的领域，也有的适用于特定类型的数据。

样本的相似性测度的选择和计算是一个复杂问题，需要由领域专家确定采用哪些指标特征变量来精确刻画样本的性质，然后再考虑如何定义样本之间的相似性测度。

分类和聚类，作为两种最常见的机器学习算法，是以相似性度量作为基础的。主要用到两类相似性度量函数。

1）相似系数函数：两个样本点越相似，则相似系数值越接近 1；样本点越不相似，则相似系数值越接近 0。这样就可以使用相似系数值来刻画样本点性质的相似性。

2）距离函数：可以将具有 p 个变量的样本看作 p 维空间中的一个点，进而使用某种特定的距离（如欧式距离、余弦距离等）来表示样本点之间的相似性，距离较近的样本点则较相似，距离较远的样本点则差异较大。

中医药信息处理的科学问题所涉及的相似性度量当然不仅仅是用数量化方法进行度量，基于相似性思维的相似性度量复杂性远远超过了数量化度量，这也是我们要探索的重要问题。

（四）中医药思维中的相似

取象比类是中医药思维范式中的一种典型的相似性思维模式。作为中华先哲一种特殊的思维方式，取象比类有着其深刻的科学内涵，是一种人类经验的科学总结。在研究取象比类内涵的过程中，我们发现"相似"贯彻始终。如刘明等（2010）认为，"取象比类"就是取八卦的象和他们所象征的事物进行运思构建，借某种直观的形象事物作为范例，触类旁通、引思联想，经过推导而得出有关联的结论，归纳为有相同特征的同一类事物的认知方法。从象征—联想—关联结论—相同特征，都体现出"相似"。张汉宜（2016）认为，取象比类指运用带有感性、形象、直观的概念与认识，来表达对世界的抽象意义，即感性认识。然后，通过类比与象征的方式把握对世界内在规律的探求，从而上升到理性认识初级阶段的高度。其中类比与象征方法涉及到"相似"。黄志杰（2000）认为，取象比类是在"天人相应"整体观指导下，通过对客观事物和现象的观察，确定"类"的概念和特征，将要认识的事物和现象与"类"的概念和特征进行比较、类比，然后推论出要认识的事物和现象属性的方法。有关"类"的概念、特征以及比较、类比等方式都涉及"相似"。

作为先贤经典思想的主体（丁培娜等 2021），象思维是当之无愧的中国文化的精髓（高超等 2019）。而在研究象思维的过程中，有关"相似"的概念一直穿插其中。刘银格（2021）将象思维定义为人类认知发展过程中的自然产物，早期人类思维的共同特征。"共同特征"总结了早期人类思维的相似之处。此外，汪瑞霞（2010）认为，象思维是对中国传统思维本质内涵和基本特征的概括，"概括"也是依据某些方面的相似属性进行的。邢玉瑞（2014c）认为，象思维是以客观事物自然整体显现于外的现象为依据，以物象或意象（带有感性形象的概念、符号）为工具，运用直觉、比喻、象征、联想、推类等方法，以表达对象世界的抽象意义，把握对象世界的普遍联系乃至本原之象的思维方式。其中的"普遍联系"同样包含了"相似"。

在本节中，我们主要研究中医药信息处理领域中属于相似性思维中他相似范围的、独具特色的、应用极为广泛的"取象比类"与象思维，通过探析取象比类的内涵、应用模式以及象思维的内涵、路径来进一步明晰其中的"相似"，从不同于相似性理论的角度，探讨中医药信息处理领域中一类独特的相似。

二、取象比类

取象比类作为把握对象世界的一种方式，历来就具有很重要的认识论价值和科学价值（鲁杰等 2011a）。对已有事物、现象、属性的比较归类，由此及彼，触类旁通，迸发灵感，从而发现、认识、创造新事物。

鉴于取象比类的价值，取象比类的相关研究成为近年来中医思维研究热点之一。①在概念内涵方面：李董男（2013）认为取象比类是根据事物在某些方面的类似与统一，去推断其在其他方面可能存在的类似和同一，是一种逻辑思维法；陈吉全（2014）则认为取象比类包括比较物象-找出共象-符号概括-按共象归类-类推复杂事物属性。然而，在此过程中，取象比类等相关概念未达成共识。②在应用方面：党赢等（2020）研究了取象比类在中医学认识疾病、判断病机、确立治法、选择药方等方面的应用；李霖等（2013）用取象比类的方式研究了五脏六腑的生理功能特点；贺娟（2012）在论述取象比类应用形式时提及取象比类在认识中药药性、药效方面的应用，如形似脑的核桃可以补脑。张晶（2013）在阐述脉象语言时也运用了取象比类。此外，邢玉瑞（2020a）提出象思维的应用研究仍然处于零散的个案分析层面，缺乏全过程的系统研究和规律性的总结。

近年来，尝试使用信息学等交叉学科的方法和工具（如本体论、知识图谱技术等）研究表征中医药知识，以支持中医药知识组织与发现，逐渐成为研究热点。如何用人和计算机都能理解的方式和语言来表征中医药基础理论是其中最大的挑战之一，而作为其核心要素的取象比类则是首当其冲需要解决的难点。

我们尝试站在诸位学者肩膀上，梳理已有"取象比类"的概念内涵研究，基于认知学来分析"象""比类"两个要素，并使用统一建模语言（unified modeling language，UML）对取象比类的要素和结构进行表达，从已有知识传播和新知识发现的角度，分类列举"取象比类"典型应用场景，以期为"取象比类"的知识表征、组织和新知识发现等研究与应用提供参考。

（一）取象比类内涵

当今关于取象比类的研究存在很多争议，虽很多学者提出了有关取象比类的内涵，但并没有得出一个统一的标准。此外，有关取象比类各要素的内涵也众说纷纭。

基于以上原因，我们检索收集了自 1997 年到 2021 年的相关文献，并在此基础上展开文献数据调研，见表 3-1。

表 3-1　主要研究的取象比类各要素对比

年份	取象比类定义	象	象的分类	比类	比类实质
1997	通过比喻，以一种事物的性质来说明另一种事物的性质（王前 1997）	事物	事物	比喻	比喻
2000	观察客观事物和现象，确定"类"，运用比较、类比进行推论（黄志杰 2000）	事物和现象	事物 现象	比较、类比，然后推论	类比
2006	事物、现象类比人体（董永悦等 2006）	自然界和社会的事物、现象、人体	事物 现象	类比	类比
2010	取八卦象及其所代表之事物运思构建，借范例引联想，进而推导、归纳（刘明等 2010）	取八卦的象和他们所象征的事物	事物 现象	运思构建，触类旁通、引思联想、推导	联想
2012	人体之现象与万物之属性进行比较归类（马子密等 2012）	人体之现象与万物之属性	事物 现象	比较归类	比较、归类
2012	自单独、个别事物中抽提出代表各自本质属性的"象"，进行比较而聚类，即建立"象系统"（张宇鹏 2012）	能够代表各自本质属性的"象"	"象"	比较聚类	比较、归类
2013	将不同范畴事物进行比较，根据其相似性或同一性推测与印证（窦鹏等 2013）	事物	事物	比较，推测	比较
2013	将事物的象进行类比推理（王宏利 2013）	事物的象	"象"	类比推理	类比
2014	从直观到反复观察、感知客观事物、现象，提炼"意象"，进行比较、类比（兰凤利等 2014）	意象 自然物象 人工意象	意象 物象 意象	比较、类比	类比
2016	先进行感性认识，再进行类比与象征（张汉宜 2016）	感性认识	感性认识	类比与象征	类比、象征
2021	自个别事物的具体形象取象，后与其他事物进行类比（郭芮等 2021）	个别事物的具体形象	具体形象	类比	类比

1. 取象比类之"象"

1997 年到 2003 年间，取象比类研究正处于发展阶段，诸位学者普遍将"象"定义为"事物与现象"，涵盖范围广泛。自 2003 年开始，取象比类"象"的定义逐渐细化，明显与事物、现象等概念区分开来，如王宏利（2013）所提到的"事物的象"、兰凤利等（2014）所提到的"意象"、张汉宜（2016）所提到的"感性认识"等。

我们认为取象比类所涉及的象既涉及事物与现象，也关系到细化了的意象、知觉形象等。基于象的概念、出现的次第，可以将取象过程（图 3-2）分为两个层次：观象、取象。并依据这两个层次将象分成以下几类：

1）物象：客观事物的客观呈现，属于观象的范畴。比如核桃，其客观呈现出来的，不以人的意志为转移的象是物象。

2）知觉形象：感官中的直觉形象，属于观象的范畴。比如人的眼睛所看到的核桃形状、手摸到的核桃触感、舌尝到的核桃味道。

3）表象：大脑初步内化的结果，属于观象的范畴。比如大脑中储存的对于核桃形状、触感、味道的记忆。

4）意象：关于"意象"的定义有很多，在中医象思维领域，邢玉瑞（2014b）将"意象"定义为对客体认知所形成的象。为了进一步探究"意象"，我们从基础学科入手探究"意象"的定义发现（邢玉瑞 2020b），在文学领域，"意象"是"情感与物象的撞击"；在认知心理学领域，"意象"是一种超越物象，以意向成分为主的心理体现（鲁杰等 2011b）。由此看出，"意象"是大脑深层加工的结果，具有主观特征。我们将其定义在取象的范畴，视其为真正进行比类的"象"。如将核桃形状与大脑中储存的对于核桃形状的记忆联系起来，利用比较等形式进行深层加工。

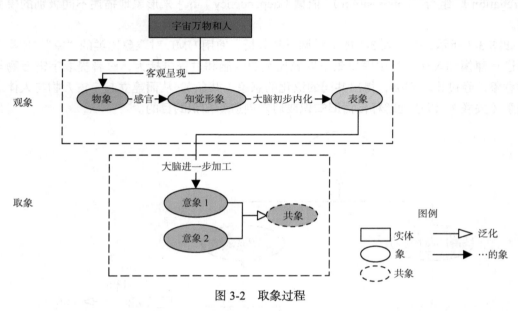

图 3-2　取象过程

其实在取象过程中，个人的主观性始终影响着取象的最终结果，且占有极为重要的地位。从认知学角度来看，取象过程类似于生成主义认知过程，生成主义认知是一种知识生成论，它将知识视为个人参与世界过程中，创造、生成知识的产物及其过程的认识论学说或理论体系。此处的知识是人类参与这个世界过程中创造性涌现、生成的产物。换句话说，脱离于我们的参与性的行为、实践，知识便不存在（Govers et al. 2016）。

在生成主义认知过程中，认知者并非单纯地独立于认知者的客观世界和表征的信息加工，而是同世界不可分离的，是探索环境的积极、主动的行动者（Thompson 2011），进而证明了取象过程中主观因素所占的重要地位。由于在取象过程中，个人主观因素占比过大，实际操作过程中，应对"取象过程"有所限制，如文理（2010）提出所取之象要符合生动的"应象理论"，不然会出现"破象"的观点。

此外，本研究我们主要面向基于计算机的中医药知识组织和挖掘应用，只讨论意象相关概念，暂不讨论运气学说中所取的象数等问题（黄玉燕等 2016）。

2. 取象比类之"比类"

除此之外，大多数学者将"比类"定义为"类比"。与此同时，也有很大比例的学者将"比类"定义为"比较归类"。我们认为"比类"并非"类比"，因为类比思维包括比类、类推、比附三种形式，从逻辑学角度考虑，"类比"的范围要大于"比类"。我们认为将"比类"为定义为"比较归类"较为恰当。取象比类以事物之间已知相似之处推及未知特性（马静等 2020），会涉及事物之间的"比较"，按"相似之处"来推及，会涉及"归类"。

3. 取象比类内涵及 UML 表达

统一建模语言（UML）是一种基于面向对象的可视化建模语言，它基于人和计算机都可以理解的形象化的图形（如类图）符号作为建模语言要素，并通过建立图形之间的各种关系[如类与类之间的关系包括泛化（generalization）、实现（realization）、关联（association）、聚合（aggregation）、组合（composition）、依赖（dependency）等] 来形象地描述不同级别的模型和系统。

如图 3-3 所示，基于表 3-1 的文献调研和分析，使用 UML 对取象比类的"象""比类"等要素进行建模和表达，将中医背景下取象比类的内涵和过程概括为，医者提取宇宙万物与人体的意象，经过比较归类，得出共同的泛化的意象（共象），从而建立起宇宙万物与人体之间的联系（关联），以达到解释传播旧知识或启发创造新知识的目的。

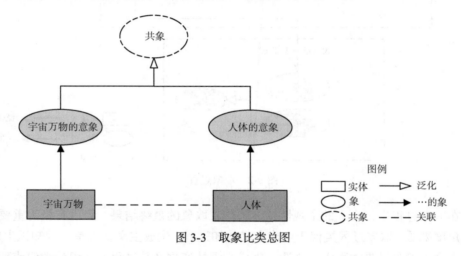

图 3-3　取象比类总图

（二）取象比类与其他概念辨析

在取象比类内涵研究过程，经常会出现概念混淆等问题。其中取象比类与隐喻、比喻、隐喻理论、概念隐喻理论、类比思维等相关概念联系较为密切，我们通过比较其中的异同之处，来进一步明晰取象比类的内涵。

1. 取象比类与隐喻、比喻

王前（1997）认为，取象比类通过比喻说明对象事物的性质，将取象比类与比喻等同。但是，结合一直以来我们对于比喻的理解大多都停留在底层思维上，它广泛应用在语言、写作等过程中，是一种司空见惯的修辞手法。周黎敏（2016）认为："汉语修辞学研究领域中，一般把比喻分为明喻、暗喻、借喻。"暗喻即隐喻，属于比喻的一种。

2. 取相比类与隐喻理论、概念隐喻理论

隐喻理论并非简单的隐喻修辞，马子密等（2012）认为，人们想对一些不熟悉、不了解的抽象事物进行认知时，必须借助某种工具或中介。通过这种中介，利用人们熟知的、有形的、具体的事物或概念来认识未知的、无形的、抽象的事物或概念。这种工具或中介就是隐喻，这个过程就是隐喻认知。也就是说，隐喻就是用一个概念来理解另一个概念的命题，是人类进行抽象思维、理解抽象概念的主要途径。换言之，隐喻理论是一种思维方式、认知活动。但是，其研究目的"用一个概念来理解另一个概念"只局限在解释、理解概念，与取象比类的解释旧知，启发新知在立意、深度、层次等方面相差甚远。概念隐喻理论是隐喻理论的一部分，陈家旭（2004）引用莱考夫等的概念隐喻理论认为，隐喻是从一个比较熟悉易于理解的源域映射到一个不太熟悉较难理解的目标域，其本质是用一种事物理解和体验另一种事物，即用源域与目标域之间的映射以及意象图式来阐释这一现象。窦嘉乐等（2021）认为，取象比类与概念隐喻同属于认知手段，因为在基本架构上都是从具体到抽象的演绎过程，比如隐喻的基本形式是从始源域向目标域的映射，取象比类的基本形式是本体到喻体的联结。但是，在应用范围上中医取象比类较概念隐喻理论有所受限，其更多立足在中医理论构建以及中医临床应用等方面。

3. 取象比类与类比思维

邢玉瑞等（2020b）等将类比思维划分在逻辑思维的范畴，他们认为类比思维是古人受天人合一理念的影响，在自然界观察的基础上，将具有相似或相同特征事物划为一类，并在类的基础之上进行比较、推导，确定不同类间的联系，使知识在不同类间迁移的一种思维方式。他们将中医类比思维分成三种基本形式，即比类、类推、比附。比类是古人在对自然界直接观察的基础上，发现不同现象或事物之间的相似性，将其联系起来归为一类的方法，即"比较归类"。此处"比类"的概念与取象比类的内涵较为符合。类推是"类"在比类的基础上进一步进行知识扩展，从而使"类"的意义更为广泛，所涵盖的事物更多，推理性质更为强大、范围更广。比附是在不同的"类"之间建立某种必然性的联系，表现为对类的一种表象的理解，分附象与附数两种形式。综上，取象比类是类比思维的一种形式，类比思维包括取象比类。

（三）取象比类应用

取象比类的应用贯穿于中医诊疗过程的始终，在中医学认识疾病、判断病机、确立治法、选择药方等方面具有极为重要的指导作用。无论是《伤寒论》中对于奔豚气的命名，还是治疗痢疾的逆流挽舟法、治疗便秘的增液行舟法，抑或是在临床用药时所应用的"皮以治皮，节以治节，核以治核"的思路，都离不开取象比类的应用。

1. 中医理论构建

取象比类最早出自中华瑰宝《易经》，《周易·系辞上》载："天垂象，见吉凶，圣人象之。河出图，洛出书，圣人则之。"

《周易·系辞下》也曾言："古之包牺氏之王天下，仰则观象于天，俯则观法于地，观鸟兽之文与地之宜，近取诸身，远取诸物，于是始作八卦，以通神明之德，以类万物之情。"

此外，自《易经》的乾卦开始，每一卦都有其卦义，即通过外在物象表明一种哲学思想或社会认识（张旭 2007）。

随后，在经历了漫长的实践与总结，形成了取象比类的典范——《黄帝内经》。在《黄帝内经》中基于取象比类的理论学说可见一斑，比如五运六气、阴阳学说、脏腑经络理论；以后又推及六经辨证、八纲辨证、三焦辨证、卫气营血辨证等。

作为《黄帝内经》的核心内容，藏象学说中有关取象比类的运用甚为普遍。如《素问·五脏生成论》中所记载的："夫脉之小大，滑涩浮沉，可以指别。五脏之象，可以类推。五脏相音，可以意识。五色微诊，可以目察。能合脉色，可以万全。"

在藏象学说中，取象比类将人体脏腑与自然、五行、人体形窍、声、色、味、动以及情志活动、季节方位等分门别类地归纳在一起：人体的五脏（肝、心、脾、肺、肾）与人体的五官（目、舌、口、鼻、耳）、五体（筋、脉、肉、皮毛、骨）、五声（呼、笑、歌、哭、呻）、五志（怒、喜、思、忧、恐）、病变［握、忧（嚘的通假字）、哕、咳、慄］和自然界的五行（木、火、土、金、水）、五方（东、南、中、西、北）、气候（风、热、湿、燥、寒）、五味（酸、苦、甘、辛、咸）、五色（青、赤、黄、白、黑）、五音（角、徵、宫、商、羽）等一一比应，来论述五脏的藏象。

如《素问·阴阳应象大论》中所记载的："东方生风，风生木，木生酸，酸生肝，肝生筋，筋生心，肝主目。其在天为玄，在人为道，在地为化。化生五味，道生智，玄生神。神在天为风，在地为木，在体为筋，在脏为肝，在色为苍，在音为角，在声为呼，在变动为握，在窍为目，在味为酸，在志为怒。怒伤肝，悲胜怒；风伤筋，燥胜风；酸伤筋，辛胜酸。南方生热，热生火，火生苦，苦生心，心生血，血生脾，心主舌。其在天为热，在地为火，在体为脉，在脏为心，在色为赤，在音为徵，在声为笑，在变动为忧，在窍为舌，在味为苦，在志为喜。喜伤心，恐胜喜；热伤气，寒胜热；苦伤气，咸胜苦。中央生湿，湿生土，土生甘，甘生脾，脾生肉，肉生肺，脾主口。其在天为湿，在地为土，在体为肉，在脏为脾，在色为黄，在音为宫，在声为歌，在变动为哕，在窍为口，在味为甘，在志为思。思伤脾，怒胜思；湿伤肉，风胜湿；甘伤肉，酸胜甘。西方生燥，燥生金，金生辛，辛生肺，肺生皮毛，皮毛生肾，肺主鼻。其在天为燥，在地为金，在体为皮毛，在脏为肺，在色为白，在音为商，在声为哭，在变动为咳，在窍为鼻，在味为辛，在志为忧。忧伤肺，喜胜忧；热伤皮毛，寒胜热；辛伤皮毛，苦胜辛。北方生寒，寒生水，水生咸，咸生肾，肾生骨髓，髓生肝，肾主耳。其在天为寒，在地为水，在体为骨，在脏为肾，在色为黑，在音为羽，在声为呻，在变动为栗，在窍为耳，在味为咸，在志为恐。恐伤肾，思胜恐；寒伤血，燥胜寒；咸伤血，甘胜咸。"

此外，《内经》还运用取向比类将中国古代的官制君主、相傅、将军、中正、臣使、仓廪、传道、受盛、作强、决渎、州都等十二官与人的心、肺、肝、胆、膻中、脾胃、大肠、小肠、肾、三焦、膀胱等十二脏腑联系在一起，且以官制在社会管理中的不同地位、职能来阐明各脏腑在人体生命中的不同地位、作用以及"十二脏之相使"的相互关系，如《素问·灵兰秘典论》中所记载："心者，君主之官也，神明出焉。肺者，相傅之官，治节出焉。肝者，将军之官，谋虑出焉。胆者，中正之官，决断出焉。膻中者，臣使之官，喜乐出焉。脾胃者，仓廪之官，五味出焉。大肠者，传道之官，变化出焉。小肠者，受盛之官，化物出焉。肾者，作强之官，伎巧出焉。三焦者，决渎之官，水道出焉。膀胱者，州都之官，津液藏焉，气化则能出矣。凡此十二官者，不得相失也，故主明则下安，以此养生则寿，殁世不殆，以为天下则大昌；主不明则十二官危，使道闭塞而不通，形乃大伤，以此养生则殃，以为天下者，其宗大危。戒之戒之！"

当然，《黄帝内经》中运用取象比类的实例并不止步于藏象学说，《黄帝内经》借助"气"理论与"圜道观"，说明宇宙万物存在着周而复始的环周运动的认识，且运用取象比类建立人体气、血、津液与自然现象之间的联系，进而提出气血循环理论（孙可兴等 2017），《素问·举痛论》如是记载："经脉流行不止、环周不休，寒气入经而稽迟，泣而不行，客于脉外则血少，客于脉中则气不通，故卒然而痛。"

此外，王冰在《素问·五脏生成论》中注释："言五脏虽隐而不见，然其气象性用，犹可以物类推之。"以此为基准提出："肝象木而曲直，心象火而炎上，脾象土而安静，肺象金而刚决，肾象水而润下。"

李霖等（2013）在探究脏腑生理功能时，运用取象比类将水库蓄水发电与五脏"藏精气而不泻""满而不实"联系在一起。在他看来，五脏藏精气而维持人体正常生理活动的性质，与水库蓄水而发电的自然现象在作用方式上有一定程度的契合。比如，水库的水与五脏都有"不实"的特性，其中，水库要维持最佳的发电能力，就要在水库能承受的范围内，尽可能多蓄水，时刻保持充满的状态。而五脏提供支持人体正常的生命活动的五脏之精，五脏所藏之精愈充实，人体机体愈能发挥正常生理功能。五脏与水库都存在藏中有泻的特点：五脏在输布精气中"泻"，并非泻于体外，旨在维护其他脏腑的功能。而水库之水位一般不会超过警戒线，因为在水流动发电时，水库的水会不断被消耗，而且即使水位超出了既定的上限，多余的水也可以被输送到其他地方贮存。此外，五脏与水库也会出现同样的"病象"，比如，五脏有向其他器官组织输送精气，这些精气会在人体每日正常生命活动时被不断消耗，所以当因水谷摄入不足或脾胃失于运化等原因造成五脏之精生成不足抑或因为工作劳倦使精气消耗太过时，五脏之精就会亏缺而出现"虚"象。而因为水源的不足抑或发电时消耗过多，水库也会出现水位太低、水量不足等问题，进而影响正常的发电功能，出现"虚"象。

同理，六腑也是如此。李霖等（2013）运用取象比类将河流运输与六腑传化联系在一起。比如，河流运输船只会将货物运输到不同的地方，每到一个港口，船上的部分货物被卸下来利用，而新的货物又被装上运往下一个需要的地方。六腑传导运化水谷也是如此。此外，对于河流来说，必须有船只在其上往来，它运输的作用才能够得以实现。这就是所谓的"实"。倘若船只过多，船只与货物全都壅塞堵滞在一起，便不能通畅地到达应到之处，发挥应有之用，河流运输很可能会随之瘫痪，这便是所谓"满"的状态。而六腑中为有不断的水谷以保持"实"，必须不断传导运化，来保持虚实更替而不"塞满"的状态，进而完成传化功能。

在针灸学理论中同样存在取象比类。比如，在腧穴命名时，因人体胸腔中内藏心肺，基于藏象理论中"心为君主之官"，可得出胸腔君主宫城之"象"，由此，胸部经穴命名多与古代宫廷建筑的位置特点、形态特点、功能特点进行取象比类。如于上腹部前正中线胸腹交界处的巨阙穴，是进入胸部的门户，而巨阙正有宫城中正尊贵之大门之意（彭立婷 2020）。此外，腧穴的命名常与自然界天象地理、动植物之"象"有关，比如日月星辰相关的腧穴：日月、上星、华盖、天枢；山丘相关的腧穴：承山、梁丘、商丘；谷沟相关的腧穴：合谷、陷谷、水沟；同海泉渊相关的少海、小海、涌泉、太渊等穴；街道市等通路或处所相关的气街、水道、风市等穴；动植物相关的鱼际、鸠尾、伏兔、鹤顶、犊鼻、攒竹、禾髎等穴。

关于进行针灸时的得气反应，窦汉卿在《标幽赋》中如是记载："气之至也，如鱼吞钩饵之浮沉；气未至也，似闲处幽堂之深邃。"依旧运用取象比类以"鱼吞钩饵"与"闲处幽堂"来形容麻酸胀重等穴位"得气"针感（尤艳利等 2010）。

针灸的补泻手法在命名上也运用了取象比类，如烧山火、透天凉、青龙摆尾、白虎摇头、苍龟探穴、赤凤迎源等，以龙虎龟凤的特殊姿态来形象地描述针刺操作时的不同术式（李素云 2018）。

由此可见，"取象比类"在中医药理论的确立过程中地位举足轻重。

2. 中医诊断

在中医诊断过程中经常会用到取象比类，在面对肢体关节游走性疼痛的行痹患者、皮肤瘙痒无定处的荨麻疹患者时，医者根据其与自然界风善行而数变的特点，将其诊断为"风证"。可以根据病人体表出现的病理颜色诊断出相应的内部疾病（贾海龙等 2014）："肺热者色白而毛败，心热者色赤而络脉溢，肝热者色苍而爪枯，脾热者色黄而肉蠕动，肾热者色黑而齿槁。"取象比类同样广泛运用于脉诊之中，如《濒湖脉学》运用取象比类将人的心理感受与脉象的运动形态结合在一起，"似捻葱""燃薪然""如雨沾沙""如盘走珠""举如转索切如绳"。与此同时，取象比类还将脉象特征之特点与脏腑的形态、功能特点联系在一起，如"厌厌聂聂，如落榆荚"为"肺体清虚而居上，又分为几叶"的脉象；"喘喘累累如钩，按之而坚"为"肾之形小像弯月，蚕豆而内实"的脉象（付文情等 2013）。

3. 中医治疗

（1）中医治法

作为中医治疗的指导原则之一，取象比类在中医治疗过程中应用广泛。中医治法是在中医治则的指导下制订的针对疾病和证候的具体治疗大法，而取象比类是很多有效治疗大法的源泉。比如，"釜底抽薪法"是医者在治疗火热上炎的病人时，从生活中用抽掉炉底柴薪的方式来让炉中火势自减的实践中受到启发，运用寒凉攻下的方法通大便，火热随之下行，进而上部火热顿消。"增水行舟法"是医者在治疗阴虚肠液干枯而导致的大便秘结病症时受到实践中水能行舟的启发，运用滋阴之法来增加大肠中的津液，进而通畅大便。

（2）中药运用

在中药运用方面，取象比类的运用同样不容小觑。

很多中药是运用取象比类来命名的，如《侣山堂类辩》中记录的黄连、白芷、青黛等中药是以颜色来命名的，香薷、鱼腥草、臭常山等中药是以气味来命名的，桑皮、橘核、杏仁、紫苏子等中药是以形体来命名的，钩藤、马兜铃、狗脊、乌头等中药是以形象来命名的（康砚澜 2017）。

李时珍在撰写《本草纲目》时就颇为重视取象比类的运用。他深受物从其类、同形相趋、同气相求的思维模式的影响，认为药物的基本性能与其气味厚薄、形态性状、采收时节、质地色泽、入药部位以及药材炮制等密切相关。如通过对药物形态、质地、结构、颜色等来把握药物的归经：连翘，状似人心，两片合成，故为少阴心经、厥阴包络药也，诸痛痒疮疡皆属心火，故为十二经疮家圣药；谷精草，体清上浮，能上行阳明分野，凡目中诸病，加而用之甚良；通脱木，色白气寒，又味淡体轻，故入太阴肺经，引热下降而利小便。通过对药物形象、结构、颜色、生长环境、季节等综合观察来把握药物作用的机制：白扁豆，色白而微黄，其气腥香，其性温平，得乎中和，脾之谷也，入太阴气分，通利三焦，能化清降浊，故专治中宫之病，消暑除湿而解毒也；海马，雌雄成对，其性温暖，有交感之义，故难产及阳虚多用之。通过对药物的生长部位、形象、结构、颜色、药物气味等自身"象"的特点来把握药物作用特点：乌头，形如乌嘴，其气锋锐，能通经络，利关节，寻蹊达径，气捷利能杀禽兽；豆有五色，各治五脏，黑豆入肾，属水性寒，故能治水消胀下气，制风热而活血解毒，所谓同气相求也。通过考察药物形成的特殊过程和受气之宜来把握药物的治疗作用：用春杵头细糠治噎，即是取其春捣之义；用立春雨水煎药，则多取其具春天升生发之气，故可以煎煮治疗中气不足，清气不升之药；用屋上败茅治痘疮溃烂，难靥不干，除取其性寒而解毒外，又取其多受雨露霜雪之气，兼能燥湿之功（杨军等 2010）。

古人在长期生产、实践中发现，子实类药物由植物精华汇聚而成果实，其色泽明亮、形状圆润，而五脏六腑之精气皆上注于目，运用取象比类得出"光泽子实类药，有明目之功"的结论（付书璠等 2020）。《神农本草经》中所载的蔓荆子、决明子如下："蔓荆子，味苦，微寒。主筋骨间寒热痹，拘挛，明目坚齿，利九窍，去白虫。久服轻身，耐老。小荆实亦等。生山谷。""决明子，主青盲，目淫，肤赤，白膜，眼赤痛，泪出。久服益精光。"

张锡纯在临床用药中也善用取象比类，如治疗脑病的逐风汤、逐风通痹汤，其中有一味重要的中药，即走窜之力最速，最善搜风的蜈蚣，张锡纯观其外形节节似脑，故认为蜈蚣之性能入脑，善理脑髓神经。且在蜈蚣入药时，张锡纯为将其药效发挥更充分，主张头、尾、足并用，因此处是蜈蚣精华所在，药性专宏。在临床用药中，张锡纯对于药物之颜色、气味、所生之时、所成之地如数家珍。如张锡纯认为，色黑，中心空而色白的玄参既能清补肾经，又能兼入肺经清燥解毒消火。且黑色的玄参与目中色黑的瞳仁相应，玄参亦有明目之功。味至酸的山萸肉禀木气最厚，木喜条达主疏通，故山萸肉在酸敛之中有条畅之性，可补正、逐邪、治脱、开痹，能疗肝虚之寒热往来、气血虚痹、元气将脱、偏枯风动等疾。饱沃霜雪，甫春生长，具生发之气的茵陈，性凉能散，得少阳发生之气最早，适用于肝胆疾病。诸如张锡纯在治疗肝火头痛时，用茵陈配伍生麦芽调和肝胆，顺肝木之性，泻肝胆之热。生于海中的牡蛎，其味咸而涩，质类金石。既能镇安肝胆，又能软坚以除胁下痞硬，敛正气而不敛邪气。牡蛎是水之真阴结成，人身阴之精为魄，二者同气相求，所以牡蛎有强魄之功，加以龙骨，可补魂魄、安精神。根不着土，寄生在树上的桑寄生，善吸空中气化以自养，气化之性又与胸中大气撑悬同类，可补胸中大气，如醒脾升陷汤中用桑寄生以升提气机。桑寄生寄生于树若胎儿寄生于母腹，气类相感，可强壮胎气如用桑寄生来安胎的寿胎丸。

（3）疾病治疗

吴鞠通在《温病条辨》中也曾广泛运用取象比类于生理病机、症状体征、治则治法、中药方剂诸多方面（杜鑫等 2021），如在论述人体肺、膀胱生理特征时用："天为万物之大表，天属金，人之肺亦属金，肺主皮毛，经曰皮应天，天一生水；地支始于子，而亥为天门，乃贞元之会，人之膀胱为寒水之腑，故俱同天气，而俱主表也。"

吴鞠通论述病理状态下的异常舌色时云："盖湿热蒸而生苔，或黄、或白、或青、或黑，皆因病之深浅、或寒、或热、或燥、或湿而然，如春夏间石上土之阴面生苔者然。舌苔白滑、灰滑、淡黄而滑，不渴者，乃湿气蒸腾之象。"

吴鞠通运用加减泻心汤治疗噤口痢，其治法在于"右手弦者，木入土中之象也，故以泻心去守中之品，而补以运之，辛以开之，苦以降之；加银花之败热毒，楂炭之克血积，木香之通气积，白芍以收阴气，更能于土中拔木也"。

中医取象比类广泛应用于皮肤病的治疗中，比如在皮肤病命名方面，将发病时创面滋水淋漓的病称之为湿疮，将红斑发于两颧状如蝴蝶的病称之为红蝴蝶疮，将皮损如蛇形排列攻窜疼痛的病称之为蛇串疮。在病因病机方面，运用取象比类将骤起骤消、周身瘙痒的瘾疹与善行而数变的风邪联系在一起，得出祛风止痒的治法。运用取象比类将因皮损常糜烂渗液且反复发作、缠绵难愈的湿疮与湿邪重着而凝滞的致病特点联系在一起，得出健脾利湿的治法（张海静等 2018）。在皮肤病的治疗方面常有"皆用皮者，因病在皮，以皮行皮之意"的用药思路。而当代名医赵炳南为治疗慢性荨麻疹等皮科疾病所创的"多皮饮"，包括地骨皮、五加皮、桑白皮、干姜皮、大腹皮、白鲜皮、牡丹皮、赤苓皮、冬瓜皮、扁豆皮、川槿皮等中药，正是皮科治疗中应用取象比类的典型（北京中医医院 1975）。此外，针对皮损和舌象多呈紫色的血瘀型银屑病患者，临床用药时也会运用取象比类。比如，针对瘀热互结者，其皮损色紫红的患者，常用颜色紫红的紫草来清热解毒凉血。针对瘀重于热者，其皮损色黯红，舌紫黯，治疗常选用颜色暗紫的丹参以祛瘀止痛、凉血消痈。

尤昭玲教授擅长运用取象比类来治疗妇科疾病，她从中药的形态、习性、颜色、质地、生长环境等方面归纳中药功效，将其与女性生理病理特点相统一，既拓宽了临床思维，也为中医药治疗妇科疾病的创新带来了新的可能。比如，尤昭玲教授将多囊卵巢患者分为瘦型和胖型两种类型，针对因脾失运化，水液运行失常而导致痰湿聚集，脂膜壅塞，排卵受阻的胖型患者，擅用薏苡仁、泽泻。在她看来，喜湿润环境的薏苡仁能健脾祛湿，喜生长于沼泽边缘、潮湿之地的泽泻可泄热、利水渗湿。此外，尤昭玲教授擅用铁皮石斛治疗月经量少、卵巢早衰、围绝经期综合征等多种妇科疾病，在她看来，生长于山地半阴湿的岩石上的铁皮石斛，滋阴效果明显（李子奎等，2020）。

在临床治疗糖尿病过程中，也曾运用取象比类。如在解释糖尿病病机时先将正常人体内脉管中循环的血液与河流中的流动水联系在一起，后进一步运用取象比类将血液中的糖分与河流中的泥沙联系在一起。当糖尿病患者出现异常，血液中糖分增加，就如同河道中砂土增多，进而通过探索河道中砂土增多的原因，来探析血液中糖分增加的病因，进而得出糖尿病的治法：即从木（肝）和土（脾胃）入手，通过木气的调达来制化土气的壅滞，使土气不过于壅滞，运化功能正常，则血液中的糖能够充分利用，化生精微以营养脏腑形体（李金骁等 2018）。

（四）取象比类应用模式

中医药背景下取象比类的应用，体现在各个细分领域。比如田康等（2015）在探究脉诊原理时，运用取象比类的思维方法形象阐述了浮、沉、涩、微、散等脉象的特点、主证。刘银格等（2021）在研究皮肤病学时发现取象比类思维在皮肤病的诊疗过程中应用极为广泛。陈丽斌等（2019）在研究缺血性脑卒中脉燥证治规律时运用取象比类的思维方法从"诸涩枯涸，干劲皲揭，皆属于燥"着手论述。此外，曾晨等（2021）在分析张锡纯用药时，提出在药用、药性等方面取象比类思维应用的广泛性。

总体而言，从探究诊断原理到探索新的治疗方法、用药方式，取象比类思维在整个中医药领域应用广泛。结合表 3-1 的文献调研，我们分析整理出两类典型的取象比类的应用模式：解释传播旧知、启发创造新知。

1. 解释传播旧知

取象比类在解释传播旧知方面的应用，主要体现在丰富中医理论、中医师承、医生向患者普及疾病知识等场景。

（1）丰富中医理论

取象比类是中医学中最重要的认识方法之一，对于中医理论影响巨大（田昕等 2012）。例如，外感六淫学说来自古人对于风、寒、暑、湿、燥、火六种自然现象特点的取象比类。取象比类对于经络学说也有深刻影响，比如肩井、涌泉等穴位的命名（郑君等 2011）。藏象学说中，为了阐述清楚脏腑功能常将职官与脏腑进行取象比类（宋秒等 2016），如图 3-4 所示，在"肺者，相傅之官，治节出焉"中，医者分别提取古代丞相百官之长、辅佐皇帝及总理朝政的意象与肺解剖位置最高、主治节及助心行血的意象，经过比较，按其相通点归类出位置与功能的共象，建立古代丞相与人体肺脏、职官与脏腑之间的联系，丰富藏象理论的内容。

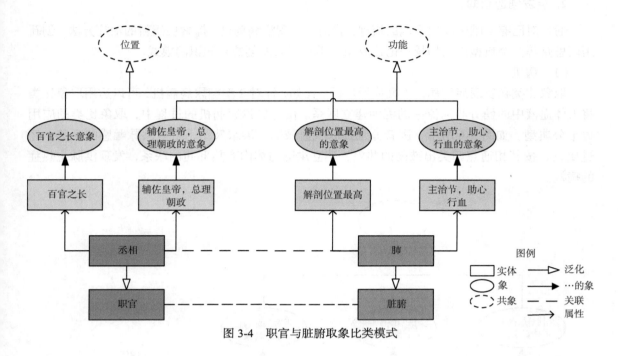

图 3-4　职官与脏腑取象比类模式

（2）中医师承

取象比类在中医师承方面也有很重要的影响，例如师父可以以取象比类为框架教授中医基础理论（吴元洁 2008）、授予徒弟辨证的要点。如图 3-5 所示，师父在引导徒弟学习滑脉过程中，师父与徒弟分别提取手触滑脉与盘中滚动的珠子的意象，经过比较，按其相通点归类出共象滑的感觉，帮助徒弟了解正确的滑脉触感，从而掌握诊断滑脉的要领。

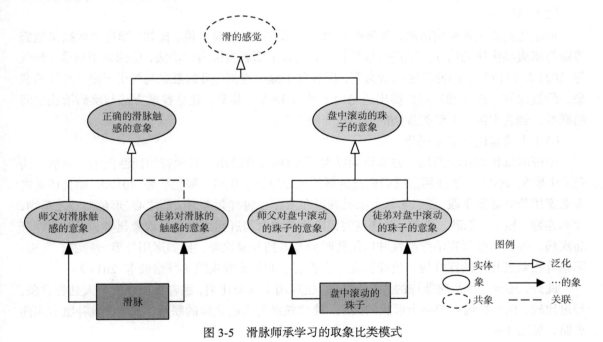

图 3-5　滑脉师承学习的取象比类模式

2. 启发创造新知

通过对已有文献中应用案例的梳理，我们从发现疾病病机、探索疾病新的治疗方法、创新用药思路等三个典型应用场景来论述取象比类对于启发创造新知识的模式。

（1）病机

取象比类在发现疾病病机方面应用广泛。比如，针对 2 型糖尿病病机，可以运用取象比类将人体血液中的糖分与河流中的泥沙建立联系。由脉象诊察病机的过程中，取象比类的应用也十分典型。如图 3-6 所示，医者分别提取气血鼓荡、洪水鼓荡、手对洪脉触感的意象，经过比较，按其相通点归类出鼓荡的共象，建立洪脉与体内有热邪间的联系，发现洪脉主热症的病机。

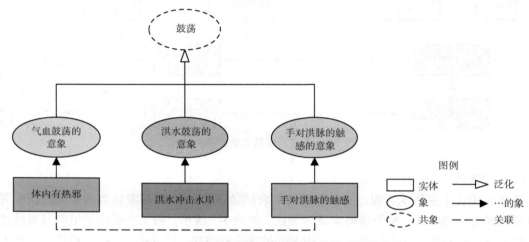

图 3-6　洪脉主证病机知识发现的取象比类模式

（2）治法

取象比类在更新疾病治法，显著提高治疗效果方面也很有价值。比如，李祥云教授将地震等级与癥瘕类疾病的治疗方法进行取象比类，创新了癥瘕类疾病的治法，临床效果显著（赵巍等 2021）。以清气下陷的治法创新为例，医者分别提取逆流、舟的意象与气机下陷、清气的意象，经过比较，按其相通点归类出逆与向上倾向/特性的共象，建立挽救方法与疾病治法之间的联系，创造出清气下陷类疾病的新治法（图 3-7）。

（3）中药理论与临床用药

中医取象比类在中药理论方面影响巨大，不但单独开辟出一种独特的药性概念——法象药理（史成和 2007），如使用昼鸣而夜息的蝉蜕治疗哑证、夜啼（张立平等 2019），而且还是古今医家用药时必要手段。温病学派大家吴鞠通在治疗心病时会考虑诸药之心、形色似心之药物，比如连翘、栀子、朱砂、丹参。张锡纯将茵陈生长之时与肝胆之性进行取象比类，用以治疗肝胆疾病。孙桂芝教授在治疗恶性肿瘤用药时会考虑到取象比类，比如运用外形与肺脏、乳腺、卵巢等相似或相近的露蜂房来治疗肺癌、乳腺癌、卵巢癌等疾病（顾恪波等 2014）。

此外，还有一些耳熟能详的"用药思路"也运用了取象比类，医者提取核桃与人脑的意象，经过比较，按其相通点归类出形状的共象，建立核桃与人脑之间的联系，发现核桃补脑的用药思路，见图 3-8。

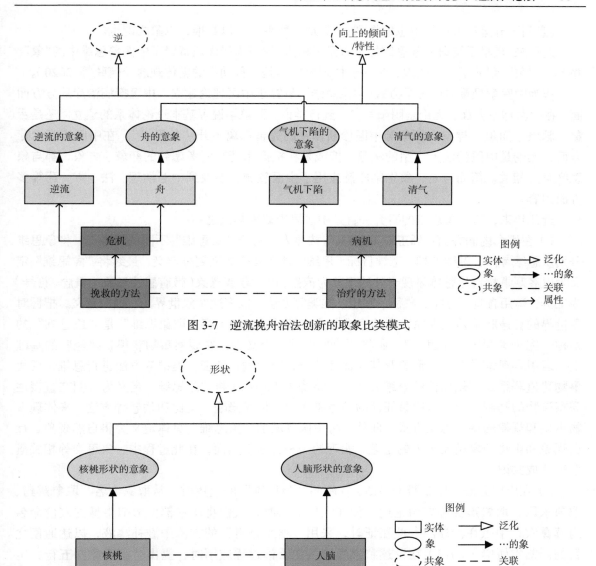

图 3-7　逆流挽舟治法创新的取象比类模式

图 3-8　核桃补脑的临床用药创新取象比类模式

三、象思维

象思维来自中华五千年文明中孕育，涉及到天文、地理、文字、农业、建筑、音乐、医学等诸多领域，是我们的祖先认识世界最根本的思维方式。作为中国传统文化中占主导的思维形式，象思维是中医学得以建立的核心思维方法（姚春鹏等 2019）。人们运用象思维，通过不同的象，来认识、学习、创新中医，这是最简单、最直观、最有效的方式。

早在《周易》便有关于象思维的记载："古者包羲氏之王天下也，仰则观象于天，俯则观法于地，观鸟兽之文与地之宜，近取诸身，远取诸物，于是始作八卦，以通神明之德，以类万物之情。"

《素问·五运行大论》中也曾提到："天地万物者，不以数推，以象之谓也。"

近年来，最早系统研究象思维的学者是王树人，他较为严谨地解释了中医象思维中的"象"，并且将"象"划分了不同层次，进一步体现象思维是一种动态的整体观念（何弦等 2020）。

作为中医学最重要的思维方式，"象思维"贯穿于中医理论建立、中医疾病治疗的方方面面。在中医理论方面，无论是阴阳学说、五行学说、藏象学说等基本理论体系的建立，还是舌象、脉象、面象、神象、证象等中医诊断体系的完善都离不开"象思维"。在中医疾病治疗方面，无论是中医治法上应用的法象，抑或是在把握用药时所考虑到的药象、方象，都与象思维息息相关。简而言之，象思维广泛应用于中医领域，涉及到中医学理、法、方、药等多方面内容。

近几年来，有关象思维的研究一直是中医思维研究热点之一：

1）在概念内涵方面：邢玉瑞（2014c）按照人们对于"象思维"不同的着眼点，将象思维分别从思维客体、思维工具、思维目标、思维主体等 4 个方面划分定义，最终将"象思维"定义为以客观事物自然整体显现于外的现象为依据，以物象或意象（带有感性形象的概念、符号）为工具，运用直觉、比喻、象征、联想、推类等方法，以表达对象世界的、抽象意义，把握对象世界的普遍联系乃至本原之象的思维方式。贺娟（2012）将"取象思维"是"象思维"的别称，完全等同于"象思维"，她将"取象思维"定义为：在观察事物获得直接经验的基础上，运用客观世界具体的形象及其象征性符号，以比喻、象征、类推等方法进行思维，反映事物普遍联系及其规律性的思维方法。周绪柳等（2022）将"象思维"定义为人们在直接性观察事物的基础之上，运用象征性的符号来表述，依靠隐喻、类比和联想等方法，来体现事物本质和规律的特有思维方式。此外，将中医领域的"象思维"具体定义为将自然现象、社会现象和生物动象类比于人的生理、病理的一种方法。然而，在此过程中，象思维等相关概念未达成共识。

2）在应用方面：史业骞（2015）在阐明"象思维"的应用时，从取象命名、取象辨药、取象求因、取象辨证等方面论述。如在穴位命名时，人们将所在部位形似牛鼻的穴位命名为犊鼻穴；中医在治疗津亏便秘证时，采用"增水行舟"的方法来滋补津液，以达通便之目的。刘雪娇等（2022）在论述"象思维"在舌诊过程应用时，提出"察舌象归五行，定脏腑病位"的观点，比如五色中，黑色对应肾，诸如舌质、苔色黑或黯的舌，一般对应着与肾相关的疾病。比如，黯舌对应着肾气不足、精血不充；黑苔一般代表病人肾亏，属于病危之象。

（一）象思维内涵

而今，关于象思维的研究存在很多争议，关于"象思维"的内涵更是众说纷纭，并没有得出一个统一的定义。此外，有关"象思维"中的"象"，其定义同样存在很多问题。比如邢玉瑞等（2020b）提到，中医思维方法研究中常见的将表象与意象、象思维与象数思维、象思维与概念思维混为一谈等思维科学基本知识欠缺、概念不清等问题。

基于以上原因，我们检索收集了自 2013 年到 2022 年的相关文献，并在此基础上，分别从定义、象、方法、目的等方面展开文献数据调研（见表 3-2）。

表 3-2 主要研究的象思维定义对比

年份	定义	象	方法	目的
2013	通过观察人体所表现出来的征象，运用联想、比喻、对比、象征、类推以及阴阳、五行等推理模式进行演绎，以揣测分析体内的生理病理状况的一种思维方法（张晶 2013）	人体所表现出来的征象	联想、比喻、对比、象征、类推以及阴阳、五行等推理模式	揣测分析体内的生理病理状况
2014	以客观事物自然整体显现于外的现象为依据，以物象或意象（带有感性形象的概念、符号）为工具，运用直觉、比喻、象征、联想、推类等方法，以表达对象世界的抽象意义，把握对象世界的普遍联系乃至本原之象的思维方式（邢玉瑞 2014c）	客观事物自然整体显现于外的现象、物象或意象（带有感性形象的概念、符号）	直觉、比喻、象征、联想、推类等	表达对象世界的抽象意义，把握对象世界的普遍联系乃至本原之象
2018	象思维是一种独特的思维方式，其以客观事物的外象为依据，运用直觉、比喻、象征、联想、类推等方法，对客观事物的本质、规律及事物之间的联系进行把握(李绍林等 2018)	客观事物的外象	运用直觉、比喻、象征、联想、类推等	把握客观事物的本质、规律及事物之间的联系
2019	象思维是运用"取象比类""司外揣内"等方法研究万物本原及相互间关系，并将形象思维转换为意向思维的关联性思维（高超等 2019）		取象比类、司外揣内	研究万物本原及相互间关系，并将形象思维转换为意向思维（关联性思维）
2020	是以事物的外在表现为依据，充分借助观察者已有的知识和经验，通过广泛联系，旁征博引，体悟事物的内在本质或变化规律的思维方法，是以非逻辑思维，尤其是以直觉思维为主导的一种思维模式（李明珠等 2020）	事物的外在表现	广泛联系，旁征博引	体悟事物的内在本质或变化规律
2021	以客观事物表现于外的表象为根据，通过意象或物象，采用联想、比喻、推类、直觉等方式，来表达对象世界的抽象意义，把握对象世界的广泛联系以及本原之象的思维方式（丁培娜等 2021）	客观事物表现于外的表象、意象或物象	联想、比喻、推类、直觉	表达对象世界的抽象意义，把握对象世界的广泛联系以及本原之象
2021	以客观事物自然整体显现于外的现象为依据，以物象或意象为工具，运用直觉、比喻、象征、联想、推类等方法，以表达对象世界的抽象意义，把握对象世界的普遍联系乃至本原之象的思维方式（丁培娜等 2021）	客观事物自然整体显现于外的现象、物象或意象	直觉、比喻、象征、联想、推类等	表达对象世界的抽象意义，把握对象世界的普遍联系乃至本原之象
2022	人们在直接性观察事物的基础之上，运用象征性的符号来表述，依靠隐喻、类比和联想等方法，来体现事物本质和规律的特有思维方式（周绪柳等 2022）	事物、象征性的符号	隐喻、类比和联想等	体现事物本质和规律

结合 2013 年到 2022 年间，关于象思维之"象"的研究，不难看出象思维之"象"大体分为五个方面：人体所表现出来的征象、客观事物自然整体显现于外的现象及物象或意象、客观事物的外象、事物的外在表现、事物及象征性的符号。其中，2013 年"人体所表现出来的征象"并非广义上的"象"，是医学领域所专门应用的。

此外，在 2014 年、2021 年中，"象"以"客观事物自然整体显现于外的现象及物象或意象"的形式较为普遍地出现，其中涉及到三个关于象的概念：现象、物象、意象。追溯其来源，可以发现一开始出现在邢玉瑞（2014b）研究象思维中"象"的含义时，后被众多学者直接或稍加修改后广泛引用。其中，从两个角度对"象"的含义进行分类阐述。在他看来，从人类认识事物发展过程角度出发，象思维之"象"有：物态之象、功能之象、共性之象、规律之象。从人类思维要素构成角度出发，象思维之"象"有客体之象、工具之象、认知之象。具体含义见表 3-3。

表 3-3　"象"之具体含义

象	简称	含义	举例
物态之象	物象	指一切可直接感知的、有形的实物形象	如天象、声象、脉象、风土人情、市井百态
功能之象		是从各种物态之象中抽象出来的事物功能或属性的体现	如藏象，中药之升降浮沉、八钢之阴阳、表里
共性之象	意象	反映事物各种功能之象的内在联系，揭示事物的本质属性	阴阳之象、五行之象、八卦之象、证候之象
规律之象	道象	指反映事物的各种本质属性之间的种种必然联系，推断事物发展趋势的根据	阴阳相互转化之象、五行相生相克之象、八八六十四卦推演之象
客体之象		任何认知活动都是始于对认知客体的感知觉探测。"象"是通过"用心"思维来确定的，而"用心"思维的特征在于注重心物交融，直观体悟，知、情、意相贯通	
工具之象		工具之象是主体认知客体的方法，类似于科学方法论中的模型，包括自然模型与人工模型	
认知之象	意象	对客体认知所形成的象。包括功能之象、共性之象、规律之象	

综上，象思维之"象"，即客体整体信息及其在人大脑中的反映与创造，包括自然物象与人工意象，人工意象中又有符号意象与观念意象之分。此外，象思维之象将"客观事物的外象""事物的外在表现""事物及象征性的符号"等概念涵盖其中。

（二）象思维过程、应用

基于表 3-3 的文献调研，可以发现诸位学者对于象思维所采用的方法观点不一。大体包括联想、比喻、对比、象征、类推以及阴阳、五行等推理模式、直觉、推类、类推、取象比类、司外揣内、旁征博引、隐喻、类比等。但是，其中的关系较为复杂，并非都属于并列关系，如比喻包含隐喻；也存在一些概念混淆问题，比如推理、推类、类推、类比等。此外，其中的取象比类、司外揣内等方法也有待进一步探索解释。所以，面对象思维方法的困境，我们尝试从象思维的整体过程以及应用模式等多角度出发，进行进一步探索。

1. 象思维过程

关于"象思维"的整体过程，邢玉瑞（2014a）提出观物取象-取象比类-据类推演-体象悟道，且认为这个过程是逐层递进的。如观物取象是后面其他过程的基础。在他看来，观物取象，即观察事物，建构相关的意象、功能模型。取象比类是在观物取象的基础上完成的，以观物取象为前提。取象比类所抽取的是不同现象、事物之间的相似性，比类即运用比喻、象征的方法加以说明。据类推演同样建立在取象比类的基础上，且是对于取象比类的进一步延伸和拓展。

随着"类"所涵盖事物的增多以及种类概念的发展，推演思维应运而生。体象悟道，即在不同的类之间建立必然联系之后，再通过对类的表象理解，建立解释宇宙或自然结构的桥梁。

而张晋冀等（2019）对于肝主疏泄理论的探究便是在此基础上完成的，他以"观物取象-据象类比-据象类推"来具体阐明象思维路径。

肝主疏泄为肝之生理特点，肝之生理特点与五行学说有着莫大关联，通过观物取象可以完成五种物质材料-功能属性-象征性意象或形象化符号的推进。以此，木曰曲直特性中木之舒畅条达的特性与肝的生理功能结合在一起。

在《素问·灵兰秘典论》记载："心者，君主之官也，神明出焉。肺者，相傅之官，治节出焉。肝者，将军之官，谋虑出焉。胆者，中正之官，决断出焉。膻中者，臣使之官，喜乐出焉。脾胃者，仓廪之官，五味出焉。大肠者，传道之官，变化出焉。小肠者，受盛之官，化物出焉。肾者，作强之官，伎巧出焉。三焦者，决渎之官，水道出焉。膀胱者，州都之官，津液藏焉，气化则能出矣。"

文中运用取象类比，将肝以"将军之官"谓之，较为全面地概括了肝的生理功能和特性，如肝体阴而用阳，即以阴柔为体而主藏血，以阳刚为用而达疏泄。

运用据象类推可以将肝"主疏泄"的生理功能进一步拓展，比如阐明肝与其他四脏生理联系上发挥着重要作用，如：肝脾关系之水谷运化、心肝关系之气血疏调、肝肺关系之升降相因、肝肾关系之藏泄互用。

此外，王冕等（2021）在研究《伤寒论》六经辨证体系时，运用"观物取象-立象尽意-据象而思-据象辨证-体象悟道"将象思维的过程贯穿其中，物象-意象-多维疾病模型-疾病发展/辨证施治规律-指导临床实践-促进相关理论发展。

王永炎（2011）等在研究思维路径中提出，观天地以察象，立象以尽意；得意而忘象，依象而思虑；据象以辨证，据证而施治。

2. 象思维模式

邢玉瑞（2014d）提出"取象类推、归纳演绎、据象辨证、以象体道"四种象思维模式。取象类推模式建立在观物取象的基础上，发现不同现象或事物之间的相似性后，采用比喻、象征等方式来阐明问题，是象思维最基本的模式。

《素问·离合真邪论》中记载："天地温和，则经水安静；天寒地冻，则经水凝泣；天暑地热，则经水沸溢；卒风暴起，则经水波涌而陇起。夫邪之入于脉也，寒则血凝泣，暑则气淖泽，虚邪因而入客，亦如经水之得风也，经之动脉，其至也亦时陇起。"运用取象类推的方式，将受气候变化影响的江河之水与受六淫邪气影响的经脉气血联系在一起，以说明经脉气血的特点。

象思维的归纳演绎模式，即在归纳提取共象的基础上，对个象进行演绎推理。比如阴阳之象的推演：古人立足于日常生活与实践，从不断观察自然界大量两极现象以及人类男女生殖现象，认识到了阴阳的属性及规律，归纳出阴阳学说。后将脉象与阴阳学说联系在一起，得出脉象的特点。

《素问·阴阳别论》记载："所谓阴阳者，去者为阴，至者为阳；静者为阴，动者为阳；迟者为阴，数者为阳。"

象思维的据象辨证模式，即根据病人的面象、声象、舌象、脉象等外在之象，运用物象或意象，推论疾病病因、病机，以作出相关病证之象的进一步判断。所以，象思维贯穿了中医临床诊断病证中望、闻、问、切的全过程。而"证"是人身自然整体功能层面上的病变反映，属于象的范畴。由此观之，无论是八纲辨证、脏腑辨证、卫气营血辨证都着眼于象的层面，属于基于现象层面的共象概括。

如张仲景在研究六经病时，曾提出："太阳之为病，脉浮，头项强痛而恶寒。"在临床过程中，可以通过"脉浮""头项强痛""恶寒"等三个"病象"来辨证太阳病。

象思维的以象体道模式即从观察某一物象或意象的基础上，直接体悟相关规律或大道，这一模式与直觉、顿悟等思维方式密切相关。如《荀子·宥坐》所载："夫水，大遍与诸生而无为也，似德；其流也埤下，裾拘必循其理，似义；其洸洸乎不淈尽，似道；若有决行之，其应佚若声响，其赴百仞之谷不惧，似勇；主量必平，似法；盈不求概，似正；淖约微达，似察；以出以入，以就鲜洁，似善化；其万折也必东，似志。是故君子见大水必观焉。"通过观水，直接体悟出诸如德、义、道、勇、法、正、察、志等特征。

（三）象思维路径

依据象思维的过程、模式，我们将象思维的路径分成以下4种：取象比类、不完全归纳法、不完全归纳法＋取象比类、不完全归纳法＋演绎推理，并基于象思维的过程、模式，使用UML对象思维的路径进行建模和表达。

1. 路径1：取象比类

最简单的象思维路径，就是取象比类。医者提取宇宙万物与人体的意象，经过比较归类，得出共同的泛化的意象（共象），从而建立起宇宙万物与人体之间的联系（关联），以达到解释传播旧知识或启发创造新知识的目的，如诊断太阳病的取象比类路径见图3-9，以此完成整个象思维的路径。

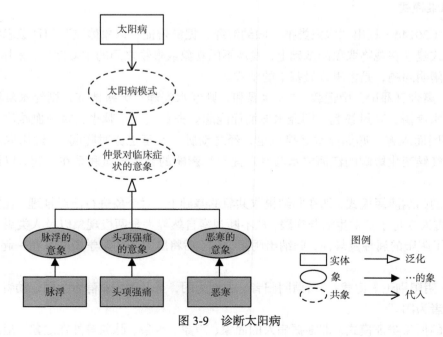

图3-9　诊断太阳病

2. 路径 2：不完全归纳法

以诊断疾病为例，仲景先通过不完全归纳法从脉浮、头像强痛、恶寒等意象中得出临床症状的意象，后按此意象归纳出太阳病模式，快速诊断太阳病时可以代入太阳病模式，见图 3-9。

3. 路径 3：不完全按归纳法＋取象比类

以中医理论的临床应用为例，先取自然界万物生长的意象，用不完全归纳法归纳出五行学说中木的意象，后再取肝的意象，通过比类木曰曲直的意象与肝喜条达的意象"条达"的相通点，启发得到肝主疏泄的新知（见图 3-10）。

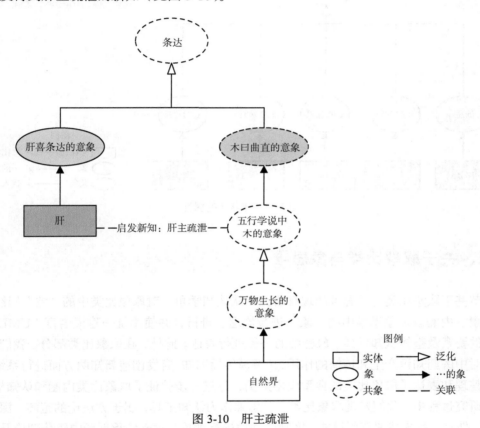

图 3-10　肝主疏泄

4. 路径 4：不完全归纳法+演绎推理

以推理出某事物新的属性为例，先将事物 a、b、c、d、e 的意象得出共同意象，后根据此意象，运用不完全归纳法归纳出一种模式，将事物 f 代入此模式，进行演绎推理，启发得出事物 f 的特点（见图 3-11）。如古人从自然、生产生活实践中发现阴阳的意象，总结归纳出阴阳学说，得出一切事物皆有阴阳之分的结论，使用演绎推理法将脉象代入，即普遍命题——一切事物皆有阴阳之分，大前提——脉象属于一切事物，小前提——脉象有阴阳之分。

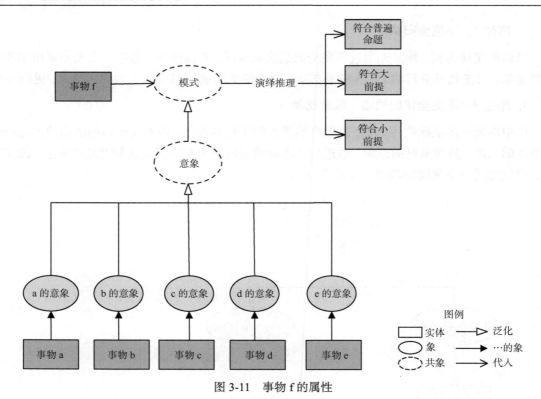

图 3-11　事物 f 的属性

四、关于取象比类与象思维

　　本节基于取象比类与象思维的现有研究，从认知学角度对取象比类中的"象""比类"等相关要素、内涵以及象思维中的"象"进行梳理、辨析，并使用统一建模语言（UML）将取象比类的要素及整体认知框架、象思维的路径进行表达。此外，在取象比类部分，我们按照取象比类对中医药知识产生和传播的作用，从解释传播旧知、启发创造新知方面进行系统分类，收集、整理和表达了取象比类的典型应用案例，且进一步验证了取象比类内涵和认知框架。

　　在研究过程中，我们发现取象比类、象思维作为认知工具，属于方法论的范畴。深入挖掘其内涵、外延，系统整理应用模式，客观合理地进行评价，对于传承创新中医药理论乃至传统文化都具有重要意义。取象比类与象思维后续的相关研究议题还包括以下几点。

　　1）在现有的取象比类及象思维的文献中，我们所搜寻到的经典实际案例数量较少。一方面的原因可能是古籍中的相关案例，难以简单的关键词检索获得；另一方面也说明系统完整梳理取象比类案例的研究稀缺；另外，取象比类的内涵仍需进一步深入研究，比如其与象思维的关系等。

　　2）从发展史来看，"取象比类"作为一种朴素认知方法，是中华民族哲学思维方式的重要组成部分。其早期便已被普遍运用在中医药领域，用以构建中医药理论，并运用于临床实践。但对于其至今是否仍具有生命力，在其他领域是否还有"取象比类"的应用，以及早期西方是否也有"取象比类"类似的认知工具等问题仍有待研究。

　　3）部分学者对象思维与逻辑思维的区别展开了探讨，但大部分都着重讨论象思维和取象比类的优势。取象比类属于发散性思维，方便找关联，尤其是跳跃形式的关联，往往容易获得灵感。如果一步步逻辑验证和推理，往往难以获取新的关联提示。因此，我们认为其缺点也需要进行探讨，例如，取象比类挖掘出来的潜在关联具有高度的不确定性，需要实验和临床的验证，才能逐步确认关联的稳定性。另外，取象比类缺乏标准和规范，难以对现有知识进行验证和纠错。人人都可以取象比类，所取之象、所比之类，没有标准答案，难以进行思维层面的推理和验证。

4）严密的中医药理论体系的继承、创新和重构，除了象思维，还需要借助现代科学的思维方法，对概念本质进行探讨、辨析，基于临床实践进行验证，甚至要溯源得到基础科学的诠释。从古至今，许多医家一直围绕"火""三焦"的本质进行探讨，现代中医药研究也包含"腧穴""经络"的本质研究，当然也包括前面列举的对"取象比类"内涵本质的研究。这些研究都将推动中医药的发展，让它更能说得清楚，道得明白。

5）在信息学背景下，取象比类的思维模式对中医药数据挖掘和知识发现，也具有重要的启发意义。一方面，现有的机器学习大部分都是黑箱模式，挖掘出来的结果往往需要跳跃形式的关联和解释，可以参考取象比类的思维模式，跳跃试探性地得出可能的原因和关联，采用一定的算法进行排序、筛选，然后进行实验或临床的验证。另一方面，也需要我们进一步对中医领域取象比类的应用模式进一步梳理和挖掘，设计出更多的体现中医药特色的数据挖掘指导路线和新模式。

6）在现有的象思维文献中，我们所搜寻到的经典实际案例数量相对较少。象思维的路径包括取象比类这一议题仍然需要进一步探索。如在象思维应用中，取象比类所占比重、角色、地位。

7）象思维在中华文化以及中医文化中都占有极其重要的地位，在其他领域象思维的应用形式有哪些？且西方医学是否也有象思维的概念或者类似象思维的认知工具？其所处的地位是否如东方医学同等重要？象思维应用广泛，那么象思维的应用限制在哪些方面？如何从逻辑学、认知心理学等众多基础学科方面进一步探究象思维的应用限制？

总之，将取象比类与中医药信息科学联系在一起会发现，取象比类可能是中医药信息处理领域中联系最为松散、最为广泛的一类他相似，这种属于相似性思维范畴的他相似很难找到其相似性度量的方法，但其提供了中医药认识世界、认识人体的一个角度，使中医药有了一种聚类的方法，一种发现关联关系的方法，从而将相关知识更紧密地关联在一起。

在中医药信息处理领域中，基于象相似的他相似和基于态相似的自相似对认识人体的稳态，特别是相似的稳态起到了至关重要的作用。他组织激发自组织通过级联反应通道形成相似的同步，达到一定规模的相似稳态，相似在其中起到了关键的作用。这里，我们需要重点讨论的是如何度量这种相似性，以评价中医药信息处理的效度，但这个重要的问题可能有待于以后的进一步研究。

第四章　思维：人类与机器

　　稳态的认知实际上是我们对稳态的认识，甚或是认可。换言之，是我们所把握的稳态的知识。稳态的知识应该可以分为明知识、默知识和暗知识等三种知识。在本书的讨论中，可以通过两种思维（医生个体思维和机器个体思维）获取中医药信息，并用两种思维在信息处理的基础上获得三种不同层次的知识。从这个角度说，两种思维是发现三种知识的有效途径和方法。因此，稳态认知的实质是关于稳态三种知识的两种思维的发现和获取。用个体化的中医医生认知、计算机机器认知，获取个体化的三种知识。无论是医生个体化认知，还是计算机机器个体化认知，其实质都是经验摸索，严格讲最初获得的都仅仅是经验，而不是知识。从这个意义上来说，稳态的认知实质上都是经验性的，而非严谨的科学定义的稳态。"思维"就是尝试分析人类的个体思维与计算机机器的个体思维能够对中医药信息处理起到怎样的作用，是否可能获得新的突破，亦即对稳态认知的形成开展讨论。

第一节　中　医　思　维

▼ 一、发现暗知识，协调默知识

　　中医药学属于典型的经验医学，个体的经验对于中医的疗效至关重要。个体的经验有很多是只可意会不能言传的默知识。所谓默知识就是中医个体知道该如何辨别证候、遣方用药，但却无法清晰地表述，更无法通过文字记录、形成可以被广泛传播的共性知识。而暗知识（光明网 2021）则是指通过学习机器已经掌握但人类还不明白的一些知识。这类知识既不可表达又不可感受但机器能明白，或者说机器可以通过执行某些操作产生人类无法理解的但能对事物的发生发展起到正向作用的效应。比如 AlphaGo 走出的围棋招数，以及通过深度学习古今名医海量医案后计算机给出的辨证分型推荐、机器开出的处方，给出的治疗方案等。"暗知识"的出现，使知识维度得到增加，并大大扩充了人类的视野。

　　广义而言，中医诊疗过程中包含两个个体。对中医药学来说，一为主体——医者，一为客体——患者。所谓的诊疗过程其实就是一个主体认识客体的过程。但事实上，客体是无法被完全认识和了解的。所以在中医诊疗的过程中默知识和暗知识是广泛存在的，既往的研究过程中我们主要关注的是已经形成行业共识的显性普适知识，在进行名老中医传承中对默知识有所涉略，但对于机器所知晓的，在这个领域真实存在的，人类一无所知的暗知识关注甚少。

　　关于暗知识，我们或许可以从大理石纹鳌虾身上有一些新的发现。过去我们认为一个生物物种如果具有同样的基因，一生都生活在同样的环境中，那么就会有同样的特征，但事实并非如此。

比如著名的大理石纹螯虾实验，2003 年，《自然》杂志中介绍了一种可以单性繁殖的大理石纹螯虾，也就是说它可以实现自体克隆。德国的研究人员选择两只雌虾分成两个实验谱系的母体，将其后代分别放入水族箱进行观察，这两个谱系的大理石纹螯虾具有完全一致的基因，并给予完全相同的实验环境，甚至喂养的实验员也是同样的人，尽可能地消除一切可能的干扰因素。但结果是大理石螯虾不但尺寸大小差异显著，而且活动和休息的方式也不同，寿命亦有巨大差异。这从一个侧面说明，基因和环境虽然是主宰生命的两股不可忽视的强大力量，但显然大自然中形形色色的生物体的生老病死、进化变迁还是有我们不可知的暗知识在发挥作用。在相同环境下，由同一基因型演化出的各种各样的表现型，是自然界最新的最伟大的奥秘之一。作为食物链顶端的人类，其五脏六腑的升降浮沉，气血津液的起承转合，情绪变幻的喜怒忧思都是十分复杂的，其中有我们耳熟能详的肝升脾降，肾主纳气的明知识，也有老中医行针时的四两拨千斤，更有很多我们现在无法知道的暗知识。

同样疾病的病人可以有不同的证候，同样证候的病人也可以有不同的疾病，甚至同样疾病同样证候的病人之间可能也会存在体质、症状上的差异等细微差别，正是这些毫厘之间的不同决定了中医在临证处方过程中会有不同的选择，开具不同的处方，但都同样具有扶正祛邪的功效。反之亦然，不同的医者在面对同样的病人也可能开出不同的方子。其原因或是医家知识结构的不同、抑或是学术流派的差异。所以我们在面对名医经验信息化的时候，不但要提炼能够被大家广泛认可的学术思想，而且要关注那些更为珍贵的默知识，同时客观承认机器能知晓的或不能知晓的暗知识存在，方能在中医药传承与发展中保持初心。

二、个人经验的重要性

（一）提高中医辨证水平

中医药学的人文属性和经验性医学属性决定了其不可避免地包含了大量"只可意会、不可言传"的隐性知识或默知识，其或来源于医者对外部世界的感知和判断，或基于主观的感悟、经验等潜在方式。名老中医经验传承不仅仅是"术"的继承，更重要的是这种经验性默知识（姑且称之为"道"）的延续。只有"术"和"道"二者兼而有之，方能在诸多临床验案中，在日复一日的临证观摩中，了解老师辨证的精髓，掌握其辨证的规律，提升自己辨证的水平。如何尽可能地将默知识显性化是名老中医传承中永恒的课题。默知识体现在临床诊疗的全过程，跟师者要通过名老中医的行为，试图把握其与临床疗效之间的隐性关联，明白默知识并将之显性化、直观化，是提高传承效率的关键步骤。

（二）提高中医遣方用药水平

提高中医遣方用药水平是名老中医"术"的传承。准确的辨证也要通过合理的论治，精心化裁的处方来实现理法方药中最后关键的一环。但"术"中也不仅仅包含一眼即知的明知识，也包含无法言传的默知识，比如同样的症状，为什么 A 病人用的是桂枝汤，B 病人用的是小青龙汤，为什么黄芪的剂量从 10 g 到 100 g，差异何在，决定因素为何？在"术"的传承中，同样需要尽可能将默知识显性化。

第二节　人类思维与机器思维的碰撞

一、人类思维

思维是揭示事物本质特征及内部规律的理性认识活动（黄河浪　2021）。人类思维是人类在自然中生存、繁衍以及发展中所形成的认知活动。中医思维是在维护人体生命健康与疾病防治过程中形成的方法和体系，属于人类思维的组成部分。著名科学家钱学森先生曾经提出人类的思维也是一种自然现象。既然是自然现象，那么就有可以被研究和逐步获得理解的规律，从这个角度出发就诞生了思维科学。认知科学作为探究人脑或心智工作机制的前沿性尖端学科，是20 世纪世界科学标志性的新兴研究门类。现在人工智能（Artificial Intelligence，AI）和认知科学成为了研究的主流。人工智能、思维科学和认知科学之间都有若干重叠，但彼此并不能互相涵盖。思维科学强调人的思维活动，而认知科学强调人的认知活动，人工智能则主要研发模拟、延伸和扩展人的智能的理论、方法、技术。举例来说，认知科学中，有很多关于和感官相关联的部分，但是并不考虑形象思维。而后者恰恰是思维科学的研究内容。认知科学和思维科学的发展都会极大地促进 AI 的发展，反之亦然，AI 的发展也可以极大地帮助思维科学和认知科学。

（一）人类思维分类

1. 抽象思维

抽象思维是人类思维的特征之一，是对感性认识进行意象能力水平的加工，是透过现象获得本质的一种认知能力。表象、概念、范畴是抽象思维的几个步骤。基于表象，通过比较、推理与判断得到概念，但如果要获得对整个世界的把握，就要在各种概念构成的理论基础上展开思辨，从而得到全面、系统的认识。

中医的整体观、辨证论治就是典型的抽象思维，我们需要通过望闻问切四诊得到的信息，即所谓的通过抽象表象，得到病人当下的病位、病性、病理要素，通过归纳法得到证候信息。如果缺乏很好的抽象思维能力，则无法准确地辨证。而中医这样去粗存精、提纲挈领的思维能力是不是确实可以被人工智能学习和模仿，就是值得深入研究的课题了。

2. 直觉思维

直觉思维是指人在解决问题时，不经过分析和推理，迅速对问题答案做出判断或猜想的思维方式，其不仅在创造性思维活动中起着关键性作用，还可以通过有意识的训练而加以培养。

在中医诊疗过程中，直觉思维如同默知识，是名老中医自己知道该用什么方什么药，但自己并不能知其所以然的一种直觉和预感。正如直觉思维可以后天训练一样，中医诊疗的顿悟也是有可能通过日常跟诊、临证揣摩而习得的。中医的传承不仅是知识的传承，更重要的是一种中医思维方式的传承。

3. 形象思维

简言之，形象思维就是将需要思考记忆的事物在脑子里形成清晰的形象，并将这一形象附着在一个容易回忆的联结点上。如此，只要想到这个熟悉的点，便能立刻想起记忆中的事物。

形象思维是最合乎人类右脑运作模式的记忆法，但抽象思维的发展在一定程度上弱化了形象思维的作用。

中医药学的经典著作《黄帝内经》中充满了形象思维的影子，中医的取象比类其实就是最经典的形象思维。《素问·五脏生成》中有言"白当肺、辛，赤当心、苦，青当肝、酸，黄当脾、甘，黑当肾、咸。故白当皮，赤当脉，青当筋，黄当肉，黑当骨。"取五色配五味，再映射到五脏，从有形到无形，从具体到抽象。要感知中医，学好中医，必须充分认识到形象思维的重要性，当然也不能拘泥于此，要多种思维方式灵活整合应用。

（二）人类思维能力

1. 感知能力

感知能力是感觉或察觉事物的能力。虽然感知能力并不能和"智能"划等号，但它仍然是一个很重要的概念。比如在反对虐待动物的法律中，保护的动物是具有感知能力的，细菌和病毒则永远不会被列入其中。

计算机有感知能力吗？计算机会感觉到疼痛吗？在目前看来答案无疑是否定的。不管对于什么事物，感知能力必然是意识的先决条件。从这个角度而言，计算机毫无疑问是没有意识的。但如果把一个能探测到热量或是压力的传感器插入计算机，然后给计算机编一个程序，即在燃烧的火柴靠近传感器或者拍打计算机时让其发出"哎哟，哎哟"的声音，此时计算机会感到疼痛吗？如果你的答案是否定的，那么要怎样区分计算机发出的痛苦叫声和狗狗被烫伤时候的痛苦叫声呢？

人的感知能力在中医的四诊过程中发挥着十分重要的作用。触觉用来感知脉象的浮沉迟数、肌肤的寒热温凉，视觉用来判断一个人的体质体态、面色舌象，嗅觉用来感知患者的口腔与身体、甚或二便的异常气味，听觉则可以在与患者的交互中获得过去与此刻经历的症状。一个具有敏锐感知能力的人才能具有成为一个优秀中医的潜质，当然，仅有敏锐的感知能力还是远远不够的，优秀医生的感知能力还包括了对感知信息的悟性与积累；那用于服务计算机诊疗程序的、通过研发获得的各种各样的传感器包括舌诊仪、脉诊仪等等，以及基于知识图谱和深度学习研发的中医知识问答系统，是否在某种意义上具有了一部分人类的感知能力呢？答案应该是否定的，因为深度学习只能做到"感觉"（sensation），达不到"感知"（perception）（张钹等 2020），更缺少认知推理的能力。

为了完成复杂的任务，人工智能系统除了感知和行动之外，还需要有理解、推理、自主决策等能力，以解决复杂场景的困难问题（丁梦远等 2021）。

2. 推理能力

逻辑推理能力是一种根据周围环境和活动找出其内在逻辑，推导出符合逻辑结论的能力。推理是智力的核心，其依赖于知识，但高于知识。推理的过程是对知识利用的过程，人们需要从表象中提取出深层的规律，并运用规律来解答未知的问题。只有具备了逻辑推理能力，才能对事物做出符合逻辑的正确的判断，而认知推理则是对知识和信念进行推理。

中医的辨证思维过程就是经典的认知推理过程，基于四诊从外部世界得到的信息，基于名老中医自身的知识背景，进行甄别、推理和判断，当病人这个客体发生变化时，主体的信念需要随之改变，辨证需要重新进行，证候需要重新定义，方药需要重新调配。这样的动态的过程才是中医诊疗的精髓所在。

以深度学习为代表的人工智能恰恰面临着可解释性差、伦理对齐困难、认知推理能力弱等瓶颈问题。为了实现认知推理，智能系统需要具备获取知识、表达知识、更新知识和对知识进行推理的能力。

如图灵奖得主约书亚·本吉奥（Yoshua Bengio）所言："在医学文本文件中，人工智能系统很难理解其模糊性，也无法了解人类医生注意到的微妙线索。就是这一点微妙线索，很可能就导致医生会通过综合患者的多维度信息，来针对患者采取一些个性化的治疗。恰恰医生非常擅长做复杂的抽象推理判断，而目前 AI 是无法做到的。"

3. 创造能力

创造能力是一种高级、独特的问题解决能力，其客观上包括偏重于脑力活动的智力能力和偏重于行为方面的操作能力两方面。人之所以成为地球上最具智慧的灵长类动物，创造能力是不可忽视的重要环节。

如果中医医生个体只是一味地模仿、继承，缺乏创新创造，那么中医药学至今还延续着内（《内经》）难（《难经》）的思维模式，用着《五十二病方》的古早药物，中医则无法成为护佑中华民族生命健康时至今日依然有强大生命力的传统医学。

正是因为人类思维中源源不断的创造力才让我们有了六经辨证、卫气营血辨证、脏腑辨证、气血津液辨证等多种辨证思维模式，正是因为有创造力，我们才有了寒凉派、补土派、火神派等呈现异彩纷呈的学术支流，正是因为有创造力，我们才从《五十二病方》演变成今天数以万计的方剂大辞典。

二、机器思维

通过上文对人类思维能力的剖析，我们对思维的本质有了大概的了解。就目前而言，人工智能是不是可以有和人类一样的思维、一样的感知推理与创造能力，答案显然是否定的。但"不可取代论"和"不可超越论"同样是站不住脚的。人类智能和人工智能两者各司其职，分别完成着各自的工作任务。在这种意义上，人类智能和人工智能之间不存在取消或替代的问题。事实上，从提出机器是否可以思维这个问题的初衷来看，图灵等人已经看到了机器思维与人类思维之间的相似性（Turing 1950）。但机器思维是以完成某个确定任务为目标的，故其功能是具体的、特殊的，而不是一般的和普遍的。机器能否思维的问题并不是由我们对思维概念的解释所决定的，而是由机器所能完成的具体任务所规定的，其实将之称为美国麻省理工学院的西摩·佩珀特教授提出的"计算思维"更为合适，后者更强调运用计算机科学的基础概念去求解问题、设计系统和理解人类的行为。从这个角度上说，我们可以通过算法的优化、硬件的更新去完成既往必须由人类实现的任务。

在人工智能快速发展的背景下，我们不能否认机器思维的存在，只有进一步研究和分析机器思维，才能理解与发展人工智能，使其更好地为人类服务，下文我们就目前医学人工智能发展中与机器思维相关的部分进行讨论与分析。

（一）推理能力

数理逻辑的推理活动是通过使用符号、定义、公式、公理和定理，形成判断和推理的过程，而计算思维则是使用符号、算法（程序）、模型和系统，实现抽象（离散化、符号化、模型化）和自动计算（程序化）的过程。哲学意义上的推理则是使用概念和判断，建立思想内容逻辑上的相互联系。无论哪种推理活动都倾向于忽略具体细节而关注本质规定，进而实现一定的目的。

这里所提及的推理能力包括演绎推理和归纳推理，均属于对抽象概念的形式推理，这一点在机器思维中完全可以实现。

基于知识图谱实现的知识问答，基于深度学习的阅读理解、摘要生成、关系推理，基于卷积神经网络实现的物体识别，基于集成学习等多种算法实现的决策推理等均是计算思维推理能力的具体呈现。

其中关系推理、决策推理更符合传统意义上对推理的认知。前者（Neelakantom et al. 2015）可以根据算法得到知识图谱中的关系路径特征模式，然后根据路径模式中关系出现的先后顺序向量化后输入深度学习模型，经过训练得到实体对之间的潜在关系预测模型。而后者是在众多选项中做出选择并总结证据得出结论的过程，可以在众多选项中进行选择与总结，并给出自己决策结果的过程。目前决策推理方法已经被广泛运用于多个领域，如金融投资、突发事件应急、故障维修、自动驾驶、医疗等。

近年来，机器学习、深度学习方法已被用于中医临床辅助决策系统构建，算法包括贝叶斯分类、决策树模型、基于代价敏感主动学习算法、共轭梯度反向传播算法神经网络、卷积神经网络、预训练模型等，涉及疾病风险预测、疾病及证候诊断、穴位敏化、饮片图像识别、用药决策等，但其需要大量样本，而医疗数据的特殊性导致训练数据较少，模型偏移，智能性、实用性、准确性都有待提升。

（二）创新能力

人体是一个开放的复杂巨系统，无论是内部还是外部的关联关系都是极其复杂，不管是人还是计算机，都没法掌握如此规模的关联关系，计算机也不能穷尽这种关系，也无法掌握如此规模的相关关系形成的所有同步，既然无法组织起最有效的同步，同样也无法理解所有需要组织的相似因素，面对如此规模的复杂体系无论是群体知识还是个体经验都是靠不住的，所谓的群体经验或指南路径也是片面的，很难达到最优。人工智能也一样，产生的同样也是片面的知识，人工智能也不可能穷尽这种关联关系。

从这个角度而言，中医药信息处理要注意的问题有以下两点。第一，不追求性能、不试图寻找普遍规律，第二不模仿人类思维。因为其产生的不是人类经验的传承，也不是人类共性知识的抽提，而是其自身运算所得出的知识，其中包含了一定的暗知识。暗知识与只可意会不可言传的默知识不同，这类知识是人类目前根本就认识不到的知识。所以人工智能的未来不是对人类思维的模仿而是通过算法实现对暗知识的发现，进而提升中医 AI 的整体水平。如果说机器思维是根据计算活动完成推理的，那么机器思维的创造性活动则是通过自主联结完成的。目前，机器思维的创造性能力已经有了许多展现，深度学习和强化学习就是一个典型。所谓的"深度学习"，是指在多层神经网络上运用分层网络的各种机器学习算法获取图像、文本等的特征进而构建可以完成下游任务的模型。深度学习的特征学习是可以基于标注数据自动获取与建模的，在很大程度上解决了既往需要很多人工设计的难题。而强化学习可以在复杂高维状态的动作空间中进行端到端的感知决策。二者相结合的深度强化学习则能有效应对深度学习的这一需

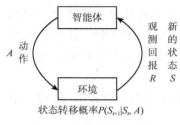

状态转移概率$P(S_{t+1}|S_t, A)$

图 4-1　强化学习示意图

求，在只需要少量初始样本的前提下，通过强化学习（图 4-1）经验模拟数据，应用到模型学习，以此达到决策优化的目的。

有学者（Torrance 1966）把创造性能力描绘为对一些事物诸如问题、缺陷、知识鸿沟、缺失的成分、无害之物等逐渐敏感的过程，同时也是确定困难、寻求解决方案、做出假设，或者是把关于缺陷的假设加以形式化的过程，更是验证和再验证这些假设的过程，或者是修订这些假设并最终实现结果的过程。美国心理学家 Michael D. Mumford（迈克尔·芒福德）（Mumford 2003）关于创造性的认识则更为简明，其认为创造性是涉及制造全新有用的产品。其实所谓创造就是一种从无到有，从有到优的过程。而机器思维中的创新创造力既包含基于深度学习的自动文摘生成、基于无监督学习的图像识别、基于生成对抗网络的轨迹预测与图像合成，也包含了基于深度强化学习的预测与决策等。

其中最引人关注的莫过于 AlphaGo，其在围棋中的表现举世哗然，由此人工智能概念开始被大众熟知。而 AlphaZero（Silver et al.）在无须人工干预的情况下通过 3 天自学就获得了包括国际象棋、围棋和日本将军棋在内的棋类技能，更是颠覆了我们的认知。原来计算机不是依靠强大的知识库和鲁棒的搜索实现的超越，而是可以自我对弈完成学习与积累，这样的突破是史无前例的，实现了从无到有，是计算思维具有创新能力的典型代表，也必将推动以深度强化学习为代表的人工智能领域的进一步发展。而其核心技术就是深度强化学习和蒙特卡罗树搜索。

或许有人会说，归根结底机器的创造性能力还是来自人类对计算机的程序设定，但现代计算机科学的发展已经超越了人类控制和支配机器活动的阶段。机器所能输出的，为什么输出 A 而不是 B，为什么识别为猫而不是狗，已经不是设计者能理解原委，阐明旧理的了。换言之，计算思维已经进入到了一个崭新的历史阶段，机器已经是一个具有一定智能和认知能力的活动合作者或施动者（agent）。其不但可以帮助人类摆脱一些艰苦的工作或者完成人类无法完成的工作，从长远来看，还会成为人类活动不可或缺的一部分，甚至是人类自身的一部分，比如人体内植入的芯片等。面对计算机科学和人工智能领域所取得的成就，任何对机器思维的顾虑和质疑应当逐渐被打消。

三、医学人工智能

目前，具有智能和认知能力的机器已经在许多领域发挥前所未有的重要作用，补充和辅助人类完成诸如人机对话、无人驾驶、机器翻译、文本序列预测、医疗决策等各类任务。AlphaGo Zero 的成功证明了深度强化学习算法在没有大量先验知识的前提下，仍能以端到端的形式完成围棋这项复杂任务，这对智能医疗领域颇具启发，尽管后者的复杂性要远远胜于围棋运动的规则性，且处于开放状态。

（一）具有强大理解能力的 Watson

2015 年，IBM（International Business Machines Corporation）研发的沃森肿瘤（Watson for oncology）是由全球公认权威的肿瘤机构——纪念斯隆-凯特琳肿瘤中心（Memorial Sloan-Kettering Cancer Center，MSKCC）历时 4 年训练而成的，通过提供个性化、有优先顺序的治疗方案建议来帮助肿瘤医生或临床团队做出治疗决策，是一个典型的临床辅助决策系统。不论是社区医院还是全球顶级医院，肿瘤专家像所有临床医生一样，都在通过大量的研究成果、医

疗记录和临床试验来了解、学习该学科的最新动态。这样的学习无疑是压力巨大的挑战，而
Watson 是可以协助肿瘤专家解决一定问题的。

Watson 可以通过自然语言理解（natural language understanding）技术，卓越地处理结构化
与非结构化数据，理解和应对用户问题，实现与用户的自由交互。此外，Watson 还具有一定
的学习和推理能力，能够从大数据中快速提取关键信息，能够透过数据揭示洞察、模式和关系，
并进行推理、分析、对比、归纳、总结和论证，获取深入的洞察以及决策的证据。同时还可以
通过专家训练在交互中利用经验学习来获取反馈，优化模型，不断进步。从这个角度来说，
Watson 已经具备了部分人类医生的思维，可以辅助肿瘤科医生制定治疗方案。

沃森肿瘤虽然已经"败走中国"，但其与肿瘤治疗的标准化、个性化之争有关，与应用场
景的选择有关，不能简单地以成败论英雄。在人工智能的医疗领域中，Watson 还是值得被尊
重的先行者。

（二）中医人工智能

本世纪以来"AI＋医疗"逐渐成为人们关注的热点，而中医＋人工智能也在四诊、辨证
开方等领域取得了丰硕的成果。

中医临床医学专家系统就是基于医学知识库的知识存储与推理的临床决策辅助系统，旨在
打造可以如同人类专家一样处理现实问题的智能系统。世界上第一个医学专家系统是斯坦福大
学于 1976 年研发的 MYCIN 系统，这是第一个功能较为全面的临床决策支持系统（Shortliffe
et al. 1973）。我国第一个中医专家系统是 1978 年中医关幼波肝炎诊断治疗程序，由中国科学
院自动化研究所与北京中医关幼波等合作，将名老中医关幼波教授治疗肝炎的经验编制成计算
机程序，并进行一年多的临床实践，所医治的 80 例慢性病毒性肝炎总有效率为 67.5%，经过
对现有系统的反复修改和测试，1981 年 2 月至 11 月，进行了第二批慢性病毒性肝炎的诊治，
总有效率达到了 81.9%。中医专家系统经过几十年的发展，已经形成了一定的体系，人工智能
技术的飞速发展也在很大程度上提升了传统专家系统的性能（陈国宁 2001）。主要体现在辅助
中医诊疗及辅助学习阶段。中医专家系统基于时间脉络的划分可分为三个阶段。

第一阶段：20 世纪 70 年代。中医专家系统研究的起步时期，这个时期主要表现为以知
识为中心（余江维等 2010），系统设计大多是关于某一病证或某一名老中医经验的辅助决策
系统。系统实现的功能比较单一，临床诊断的准确率存在很大的进步空间，应用程度不高。

第二阶段：20 世纪 80 年代到 20 世纪末。发展时期，专家系统和知识工程迅速发展，这
个时期的专家系统推理模型多采用模糊集理论和基于规则的推理，系统的准确性很大程度上取
决于初始专家库、规则库的建立，具有一定的局限性。如果初始的专家库建立得不是特别准确
和完备，则必然影响医生诊断结果的准确性，给患者的生命健康和财产安全带来不必要的隐患。

第三阶段：21 世纪初。机器学习和深度学习的概念运用到中医专家系统中，与中医专家
系统的结合形成了中医临床辅助决策系统，是更加智能的专家系统。

目前中医临床辅助决策系统还处于探索发展时期，学术研究大多与企业结合，具有一定的商
业价值。例如杭州聪宝科技有限公司的国医大师专病智能辅助诊疗系统，该系统是基于国医大师
经验的认知智能系统（康颐 2017），利用先进的大数据＋机器学习技术，通过大量的国医大师真
实医案不断学习，突破时空的限制，服务更多的人群，同时可为中医智能化积累临床数据，助力
名医传承。

1. 智能四诊

智能化已经成为中医四诊的发展方向,借助自然语言处理、计算机视觉、知识图谱和深度学习等技术,从舌诊入手,中医已经进行了包括目诊、面诊、声诊、闻诊、问诊、脉诊在内的望闻问切全方位的智能化探索。其中望诊智能化的研究相对成熟和完善。其智能化流程大致可分为图像获取,图像预处理、图像分割、特征提取/选择和分类识别几个步骤(林怡 2020)。目前已有可通过对面色、面部光泽和唇色的客观化和智能化分析进行体征分类的智能面诊仪,可根据舌色、舌形和舌苔的特征分析进行中医证候诊断的智能舌诊仪,可根据眼睛巩膜部位的斑点、血脉等特征进行智能分析并完成健康评估的智能目诊仪等。

2. 智能辨证

除了智能四诊外,中医人工智能在以临床辅助决策为代表的智能辨证方面也有了迅速的发展,卷积神经网络、循环神经网络、预训练模型、集成学习、多任务学习等均在中医临床辅助决策场景中得到了应用。

在中医证候诊断推荐研究中有直接基于证素的(石英杰等 2020),有借助机器学习技术来实现证候诊断的,如使用支持向量机方法(张涛等 2007)、贝叶斯方法(朱咏华等 2006)、基于神经网络算法(温宗良等 2012)进行证候分类等。但是大多数证候诊断推荐系统都是根据单一病种的证候特点进行学习和推理,在今后的研究中,应该增加训练样本的数量,提高训练样本的质量,争取早日实现更加全面普适的证候诊断推荐系统,并应用到中医临床智能辅助决策系统之中。

3. 智能开方

机器已经可以实现基于模型的辨证,进而推荐相应的处方。中药处方推荐系统根据实现所使用的关键技术可以分为基于规则(邹志文等 2018)、传统机器学习技术(张琦 2018)、知识图谱技术(许帆 2019)、深度学习技术(胡晓晨 2019)实现的中药处方推荐系统。其中梁恒肇(2018)设计了一款基于 SimRank 算法的中医处方推荐系统,该系统与前面提到的几个中药处方推荐系统相比较,对于处方中各中药的剂量也做了相关的推荐(梁恒肇 2018)。此外还有应用于临床的相关产品如广州宝荣科技应用有限公司和广州中医药大学合作研发的中药处方信息管理软件——方剂宝等。

4. 存在问题

1)自然语言输入问题。由于就诊的病人并不具备中医方面的专业知识,对于疾病和症状的表达都是自然语言,这就需要临床医生把不标准的疾病描述信息转化成系统内部标准的症状表达,但医生临床工作的繁忙决定了这样的工作完成度欠佳,病案记录相对随意,与规范化表达相距甚远,进而严重影响系统决策的准确性。

2)与医院的医院信息系统(hospital information system,HIS)系统的对接与融合问题。目前开发的多数临床辅助决策系统都不能够很好地与 HIS 相接。两套系统的数据不能共享,以及不同系统之间患者信息的调用等都是现实存在的问题,未来的系统研究应该是在 HIS 系统的架构内进行开发,或者通过接口调用的方式实现无缝接入,如此方能有效解决两个系统之间的数据共享问题。

3)深度学习语料受限,准确率和可解释性需要提升。现有的基于深度学习搭建的中医临床辅助决策系统大多存在语料不足、语料不均衡等问题,没有一定数量和质量的语料让算法进行学习和训练，产生的结果必然很难达到预期。但受限于临床电子病历的私密性和特殊性，要想获取大量高质量的语料十分困难，而单纯基于期刊图书文献的医案语料必然存在很多局限性，因其无法对疗效作出真实的判定。未来可以探索更多更先进的算法，以期降低对语料的过度依赖，或与知识图谱等其他算法相结合，提升其准确性和可解释性。

4）较少涉略加减用药及疗效评价，对系统的实用性缺少客观的评估。用药的加减本来就是年轻中医临床开方中的一个难点，医生根据患者诊次之间的症状变化来确定本诊次的遣方用药，是效不更方，还是另起炉灶。若是前者，如何根据病情变化，调整上次方剂的药味和剂量某种程度上是考量医生功力的标尺。而现有的中医临床辅助决策系统给出的临床诊治方案都是原方，较少涉及到用药的加减，这在一定程度上降低了中医临床辅助决策系统的实用性。而且目前虽然有很多中医临床辅助决策系统的研究及相关产品，部分有相关算法的准确率、召回率提供，但对于系统在使用过程中的真实效应评价却鲜有涉及，这也阻碍了系统的优化。而且因为医疗场景的特殊性，无法轻易地将机器开具的处方在临床验证其疗效。比如针对新的病人新的疾病，机器可以给出处方，但却无法判断疗效，只能验证之前的语料库中存在这个数据与否，那么这样的验证依然是和人类既往经验的比对，并不能实现机器自身学习与优化。

但是 Alpha zero 的强化学习还是给了中医人工智能很好的启发，即使我们暂时无法验证机器所开之方效验如何，但我们可以用强化学习与环境交互产生数据流，进而生成中医临床治疗某些疾病的语料，扩增与均衡语料库，为构建性能更为优越的决策模型提供可能。张嘉琪等（2021）在强化学习的框架下，提出了一种采用马尔可夫决策和蒙特卡罗搜索的脉象图分析法。首先依据中医理论对特定的脉象进行路径分类，然后在此基础上为不同的路径选择代表性特征，最终通过对代表性特征的阈值对比完成对脉象的识别，可缩减训练时间和所需资源，且在提高脉象识别的准确率的同时，还可解决数据处理过程中的"黑箱"问题，是强化学习与中医相结合的有益尝试。

强化学习与深度学习的整合也是人工智能领域的研究热点之一，Alpha zero 的成功离不开卷积神经网络的价值策略，卷积神经网络可以根据当前棋盘上的棋形给出某一种策略的概率，然后把这个概率输入到蒙特卡洛搜索树中帮助其选择某个"策略"，直到一盘棋结束，再回去更新蒙特卡洛搜索树的 W 和 N，从而形成了一个自反馈的循环：神经网络的输出作为蒙特卡洛树的参数，反过来，蒙特卡洛树的搜索结果可以用来训练神经网络。严格意义而言，Alpha zero 也是一种强化学习与深度学习相融合的算法。深度强化学习方法，有效整合深度学习的感知能力和强化学习的决策能力，在样本较小的情况下，通过优化算法，产生大量经验模拟数据，不但能有效解决辅助决策系统构建中数据量受限的问题，而且其在交互与决策优化方面的优势，也弥补了单纯深度学习的不足，实现了对中医治疗慢性病的全程序贯决策的支持。吴胜江（2021）提出了将艾灸决策过程建模为马尔科夫决策过程，并结合深度强化学习和模仿学习技术自动学习给出最优艾灸策略，在一定程度上促进中医实现数字化、信息化以及智能化。

而预训练模型双向表示编码器（Bidirectional Encoder Representation from Transformers, BERT）（Devlin et al. 2019）2019 年的横空出世，横扫命名实体识别、语义关系抽取、智能推荐等自然语言处理领域的诸多记录，开创了一个崭新的时代。

基于实体的知识增强语义表示模型（Enhanced Language Representation with Informative Entities, ERNIE）就是 BERT 的优化方法中比较有代表性的一种，其通过学习实体概念知识，可以获得知识单元的完整语义表示，在自然语言推断、语义相似度、命名实体识别、情感分析、问答匹配任务的公开中文数据集上的实验结果均优于 BERT。

多任务深度神经网络（multi-task deep neural networks，MT-DNN）预训练阶段与 BERT 相似，在微调阶段引入多任务学习机制，使用多个任务微调共享文本编码层和任务特定层参数，使得预训练模型能在更多数据上进行训练以获得更好的泛化能力。

谷歌公司的 A Lite BERT（ALBERT）模型则提出两种参数约简技术降低内存消耗，提高 BERT 的训练速度，一定程度上减轻了 BERT 对内存的过度依赖。

第三节　中医思维与中医信息处理

中医药信息处理是中医思维的重要任务之一。从这个角度讲，中医药信息处理的一切特征，在中医药思维中都是存在的。中医思维的基点是个体和关联，对观察到的患者个体认识论、整体、现象、时间信息，运用医生个体经验和知识加以识别和处理，这是中医思维的基本模式。在识别和处理过程中，需要将所获取的信息进行全方位的关联，如先天和后天、现在和过去、人体和自然、个体和社会、异常和正常等，将人体的所有状态和活动关联起来，然后根据判断，选择适当的调整方案，在所选择的规模内亦即在所选择的尺度和维度内，激活人体自组织的级联反应，使人体各部分，达到与正常状态相似的同步，从而形成人体新的稳态。实际上，基于中医思维指导、通过人工智能形成的中医机器思维也具有同样的特征，这导致中医机器思维具有明显的个体特征，不同的计算程序所基于的经验是个体的、形成的处理方案是个体的，加之针对的对象是个体的，个体的特征必然是十分突出的；而机器思维要获得理想的处理结果，把握真实规律就尤为重要，发现状态间、变化间的真实关联关系就成为正确处理信息的关键；同样，中医机器思维也必须有明确的对象规模，虽然处理过程是黑箱，但输入的状态和输出的状态却是明确的，这两个状态均具有明显的整体特征，状态组成的因素仍具有明显的现象特征，其处理的时间点对机器处理思维的形成是至关重要的，而指导处理的思维朝向基于人类中医药经验和知识，亦即有着明显的认识论特征；对中医机器思维而言，处理的节点是非常重要的，这个节点的规模一定要适当，过大、过小都会造成机器思维把握的困难，研发程序时应对构成这个规模的尺度和维度要有明确的认识，对调整人体状态的触发点及其以后引发的级联反应通路虽然并不清楚，但其能诱发自组织反应和达到同步的作用，却可以通过输出的干预方案作用于人体后引起稳态出现的状态来识别优劣；机器思维所获得的稳态与对照稳态的相似，应该用适用于评论中医稳态的相似度评价，但也只有通过相似度评价才能认识机器思维的效果。思维在中医药信息处理中具有极其重要的作用，对其特征的认识也极其重要，因此，思维是中医药信息处理科学问题的核心问题，而思维的科学问题又与中医药信息处理的科学问题相互交错、密切相关，认识思维在中医药信息处理中引发的科学问题和认识中医药信息理科学问题中的思维科学问题需要同时解决。

中医作为延续几千年依然具有生命力的传统医学，其经验属性不可忽视。因此进行名老中医信息化传承、中医临床辅助决策系统构建不但要利用学界领域共识去提炼能够被广泛认可的学术思想，而且要关注那些更为珍贵的默知识、暗知识，借助人工智能技术强大的感知、计算、推理、决策能力，实现更好的人机融合，提升深度学习算法的可解释性，以人类感性与直觉方面的优势推动 AI 的进一步发展。

第五章　基点：个体与关联

中医药信息获取与利用的两个基点是个体与关联。中医药学从其存在开始就一直关注信息处理的问题，很早就确立了通过望闻问切四诊来获取人体状态信息的方法，并在此基础上，进行信息处理。这种信息的获取和处理均是通过医生个体完成的，针对的也是患者个体，然后通过针药等干预措施来调节人体状态，使其形成稳态。实际上，如果中医药学不进行信息的获取和处理，就无法实现通过干预达到促进人体恢复稳态的目的。因而研究如何通过中医药信息的获取和处理使得人体达到稳态的科学问题，是本书的核心问题。人体稳态的载体是个体，中医药信息的获取和处理也是通过个体完成的；此外，中医药获取的所有信息都是相互关联的，而信息处理也是通过关联实现的，因此，从这个角度讲，中医药信息处理的两个基点包括了个体和关联。

第一个基点是个体。众所周知，传统中医诊疗都是通过个体医生收集个体患者的信息并加以处理来实现的，因此产生了中医"十问歌"，以此规范中医个体采集患者个体信息的流程和内容。很明显，在这个过程中，主要涉及了两个个体，一个是患者个体，一个是医生个体。通过医生个体采用一对一的诊疗模式来采集患者个体的状态信息，患者个体的状态信息属于现象信息，是包含了本质在内的现象信息，是具体的、不是抽象的，个体信息中包含了群体信息，但本身并非群体信息，我们一般所讲的群体信息需要对个体信息进行提取，找出其中的共性部分，去除其中只具有个体特征的部分，而这样的做法终究会导致部分个体现象信息的流失，在一定程度上影响中医个体对患者个体真实状态的判断，进而影响其干预措施的正确。正因为中医获取的是患者个体的现象信息，需要医生个体利用医学知识和经验来处理患者个体的现象信息，因而也导致了医生个体本身所具有的知识和经验对疗效的明显影响，医生个体水平越高，能够观察到的患者个体现象信息就越全面、准确，也就越有利于疾病的治疗。

第二个基点是关联。个体医生所获取的所有患者个体现象信息都是相互关联的，由于是现象信息，因而点与点间的联系表现为概率性关联，具有网状、多维度和多尺度并存、功能性和非功能性并存的特征；这种关联可能是由于自组织激发的级联反应诱发的；可表现为个体状态关联关系的紊乱或同步；且具体的关联只出现在一定的规模条件下，规模改变了关联也就不存在了；由关联构成的不同个体间、相同个体处于不同阶段间的稳态虽然具有明显的个体以及时空特征，但也有一定的相似性，且不同个体，或同一个体处于不同阶段，所存在的关联虽然同样具有明显的个体特征，但也同样具有相似性。此外，由于个体医生获取患者个体的信息是现象信息，因此，其呈现出的联系是包含了因果关系的关联关系，很多情况下能够基于这种关联关系进行推导。

综上所述，个体和关联是我们获取和处理中医药信息的两个基点，也是其基础。

第一节　个　　体

由于中医药学自身的特点，非常重视医生个体所获取的患者个体现象信息，而这种个体现象信息经过获取和处理后，最终采用的干预措施也是在个体发挥作用，反馈出的状态改变信息也表现在个体上，因此中医药信息的研究基点是个体，包括了医生个体和患者个体。在中医临床诊病过程中，患者个体尽力表达其自身的非稳态、不同步信息，而医生个体则基于自身的经验和知识，采集、分辨患者的个体信息。很明显，这种信息的获取和处理，需要医生个体和患者个体的相互协调，因此，如果医患关系协调，医生个体有可能发挥出较高的诊疗水平，从而达到较好的治疗效果。《史记·扁鹊仓公列传》中记载了六不治："人之所病，病疾多；而医之所病，病道少。故病有六不治：骄恣不论于理，一不治也；轻身重财，二不治也；衣食不能适，三不治也；阴阳并，脏气不定，四不治也；形羸不能服药，五不治也；信巫不信医，六不治也。有此一者，则重难治也。"所谓"六不治"，为人傲慢放纵不讲道理是一不治，轻视身体看重钱财是二不治，衣着饮食不能调节适当是三不治，阴阳错乱、五脏功能不正常是四不治，形体非常羸弱、不能服药是五不治，迷信巫术不相信医术是六不治。主要表达的是，患者身体状态从非稳态调节到稳态的过程中，会受到多方面因素影响，一方面患者需要信任医生，另一方面更为重要，是用来判断患者个体在非稳态下是否有协调身体各要素回归稳态的能力，因此"六不治"是基于个体的。

一、患者个体

（一）稳态的概念

我们这里所说的稳态（homeostasis）指的是正常机体通过调节作用，使得各个器官、系统协调活动，共同维持内环境处于相对稳定的状态。内环境保持相对稳定是生物体自由生存的基本条件。之所以称之为稳态而不使用健康这个词，主要是因为人体如果在患有某种疾病的状态下，其机体仍然能够通过协调作用，维持各个器官或者子系统的同步活动，共同维持内环境的相对稳定状态，这种状态或者可能不能称之为健康，但却可以称之为稳态。例如，某些患者患有肿瘤，肿瘤处于相对稳定的状态，而患者因为年龄或者身体条件不适合进行手术治疗，长期带瘤生存，此时尽管患者患有肿瘤，但机体整体处于相对稳定的状态，这种状态依然可以称之为稳态。

（二）稳态的规模

稳态的规模有大有小。中医药学所说的天地人所处的平衡状态，就是一种稳态，即外环境和人体内环境处于协调状态，达到稳态，这个应该是一种稳态的规模。当外环境发生剧烈变化时，人体仍有可能通过自身的协调而达到人体整体的稳态，即内环境的稳态。内环境的稳态是人体稳态的根本。

1. 外环境的稳态

人体的外环境包括自然环境和社会环境。自然环境主要指自然界的大环境。中医学里面特别强调自然环境的稳态，如气候的稳态，"天有四时五行，以生长收藏，以生寒暑燥湿风"（《素问·天元纪大论》），所说的就是天地系统运行的稳态，是人体稳态的重要保障。这种稳态还包括四时节气的稳态，四时节气的不及和太过都会引起人体的疾病。"帝曰：'其有至而至，有至而不至，有至而太过，何也？'岐伯曰：'至而至者和；至而不至，来气不及也；未至而至，来气有余也。'帝曰：'至而不至，未至而至如何？'岐伯曰：'应则顺，否则逆，逆则变生，变则病。'"（《素问·六微旨大论》），讨论的就是至而太过对人体内环境稳态的影响，如 2022 年夏天的极端高温天气，就造成了很多疾病。

除了自然环境会影响人体的稳态外，社会环境的变化也会影响人体的稳态，例如工作环境的变化或者生活环境的变化，像 2020 年以来的突如其来的疫情所引起的社会环境和生活环境的改变，都会对人体内环境稳态有很大的影响。

2. 内环境的稳态

人体的稳态，主要是指人体内环境的稳态，内环境的稳态是人体稳态的根本。"人有五脏化五气，以生喜怒悲忧恐。故喜怒伤气，寒暑伤形。暴怒伤阴，暴喜伤阳。"（《素问·天元纪大论》）这里即强调人的七情太过容易引起内环境的紊乱，使人体处于失衡状态。值得注意的是，人体即便是在患有某些疾病时，其整体规模上仍然可以保持稳态，这主要是由于人体通过其自组织功能，发挥自身的协调能力，使得体内的五脏六腑仍然可以处于相对的稳定状态。自然环境和社会环境都有可能会发生急剧变化，此时，需要人体发挥自组织功能激发级联反应，使其内环境处于相对稳定的状态，以适应自然环境和社会环境发生的改变。例如突然发生地震等自然灾害时，虽然外环境稳态被破坏，处于急剧变化的状态，但是人体仍可通过自我调节，使自身处于稳定状态。

人体内环境实际上常常处于不同规模的稳态。而中医医师在临床上面对患者个体的非稳态时，很重要的一点就是及时判断出非稳态的规模，从而更好地判断疾病发生发展的变化。例如叶天士《温热论》里提及："温邪上受，首先犯肺，逆传心包。肺主气属卫；心主血属营。辨营卫气血虽与伤寒同；若论治法，则与伤寒大异。盖伤寒之邪，留恋在表，然后化热入里；温邪则化热最速。未传心包，邪尚在肺。肺合皮毛而主气，故云在表。"也就是说温病容易引起肺的非稳态，但是如果只是肺部受邪，肺合皮毛主气，那么尚未入心包，此时心包还是处于稳态，疾病还是处于相对轻浅的状态。在某种程度上可以说，不同规模的稳态，代表了疾病的深浅状态。当疾病处于表浅层次时，人体是具备自主协调能力的，能够自我纠正紊乱状态从而使机体恢复稳态，或者把紊乱控制在较小的规模，如果在这个时候纠正机体的紊乱状态，应该是相对容易的；但是久病以后，机体的自身协调能力经过长时间的努力，已经发挥了最大的作用，而人体的紊乱状态仍然没有得到纠正，整个人体就很容易存在大范围的非稳态，这也就是中医所讲的久病入络，或者久病入肝肾。《史记·扁鹊仓公列传》："扁鹊过齐，齐桓侯客之。入朝见，曰：'君有疾在腠理，不治将深。'桓侯曰：'寡人无疾。'扁鹊出，桓侯谓左右曰：'医之好利也，欲以不疾者为功。'后五日，扁鹊复见，曰：'君有疾在血脉，不治恐深。'桓侯曰：'寡人无疾。'扁鹊出，桓侯不悦。后五日，扁鹊复见，曰：'君有疾在肠胃间，不治将深。'桓侯不应。扁鹊出，桓侯不悦。后五日，扁鹊复见，望见桓侯而退走。桓侯使人问其故。扁鹊曰：'疾之居腠理也，汤熨之所及也；在血脉，针石之所及也；其在肠胃，酒醪之所及也；其在骨髓，虽司命无奈之何。今在骨髓，臣是以无请也。'后五日，桓侯体病，使人召扁鹊，扁鹊已逃去。桓侯遂死。"其中讲到的疾在腠理、疾在血脉、疾在肠胃间、疾在骨髓即是疾病的深浅不同，也是人体非稳态规模不同的表现。

（三）相似的个体稳态

生物体的特征之一是其各部分的功能之间可以互相协调，使机体处于相对稳定的状态，这种协调功能在人体表现得尤为明显。正常情况下，人体自组织功能激发的级联反应可以使人体处于一定规模的稳定状态，而当人的精神愉悦体感舒适时，即是人的身心均处于一种和谐的状态，这种和谐状态我们称之为健康。人体各个部分的功能通过这种协调达到同步，使机体在整体规模上处于稳态。实际上，人体在不同年龄、不同状态下达到的稳态只是相似的稳态，人体无法在不同年龄、不同状态下达到相同的稳态，换言之，同一个人的稳态并非完全相同的稳态，只是相似的稳态。例如某个个体80岁时的稳态一定不同于20岁时；患了肿瘤，肿瘤切除以后，人体整体处于的稳态，与患病前或手术前肯定是不相同的，而仅仅是相似的，并且一定是相似的。

患者个体患病前后和治疗前后的稳态只能是相似的，不能是相同的。例如小建中汤是治疗中焦阳气不足、虚劳里急的名方。中焦脾胃阳气不足时，最常见的症状是腹部拘挛作痛、喜温喜按等，这时机体失衡的规模主要集中在中焦脾胃，尚未影响到其他脏腑。服用小建中汤后，通过这个原点激活了人体的自组织功能，并诱发相应的级联反应，使得中焦脾胃阳气得复、中气得健、阴阳得调、肝脾得和，则里急腹痛、虚劳心悸、虚烦发热俱除；中焦脾胃通过他组织激活自组织诱发级联反应达到稳态，而治疗后的稳态和得病前的稳态虽然不是相同的，但应该是相似的，即达到了肝脾互相协调。

再如治疗虚火上炎口腔溃疡的名方封髓丹。清代名医郑钦安认为封髓丹一方，乃纳气归肾之法，亦上中下并补之方。虚火上炎是心肾不调所致，封髓丹能够协调心肾功能，使其恢复同步稳态。

虚火上炎，还有一种类型是心肾不交，主要是指心阳与肾阴关系失常的病态；心位于上焦，肾居于下焦，正常情况下，心与肾相互协调，相互制约，彼此交通，保持动态平衡，使人体处于稳定的状态。如果出现肾阴不足或心火扰动，使两者失去协调关系，中医称之为心肾不交。由黄连、肉桂组成的交泰丸是治疗心肾不交的常用方，君药生黄连，专治心胃之火，可直降心火，入归于肾。肉桂，微温少火，可使心肾相交。交泰丸作用于人体，激活人体的自组织功能，诱发相应的级联反应，使人体心肾复归于稳态，而这种服药后达到稳态的心肾关系与得病前心肾关系的稳态也是相似的。

人体在生长壮老的各个时期，其稳态总体上是相似的，只要生命没有终结，直至死亡前的最后一刻，他的身心总体还是处于某种稳态下，直到死亡为止。我们所讲的稳态，不仅在人体的各个时期、各种状态下仅仅是相似而非相同的，而且每个个体的稳态也只是相似的而非相同的。因此，我们在面对不同个体时，只能追求相似的稳态而不能要求相同的稳态，这对于我们观察疗效至关重要，换言之，我们所要的疗效是个体的疗效，而不是群体的疗效。

二、医生个体

（一）中医的群体知识与个体知识

我们认为中医系统是建立在所有中医个体知识基础上的。中医的个体知识包括了显性知识和隐性知识，具有专有性、特殊性以及隐含性。从个体知识中抽提出来的共性知识即是群体知识，所有中医的个体知识总和永远大于中医群体知识，并永远是中医群体知识的源泉。个体中医医生给患者诊病的过程，是高度个性化的过程，对患者而言，是中医医生的个体知识在发挥作用。个体中医采集的是患者的个体信息，而最终应用的对象也是患者个体，所以中医药信息处理的基点是中医医生的个体经验。当一个医生面对一个患者的时候，也就形成了高度个性化的个体体系，这个医生需要调动其所有的个体知识服务于这个具体的患者个体。这个医生的个体知识中当然包含了部分的群体知识，但是单纯的群体知识并不能很好地解决患者个体的非稳态，因为中医的群体知识都是高度抽象和概括的，而医生个体的许多知识是无法包含于其中的。此外，其所面对的患者个体也是个性化的，其真实的机体状态无法被群体知识所覆盖。我们在大学里，从书本上学习到中医的群体知识，这些知识是从无数中医个体医生数千年经验中总结出来的，这种总结总是处于不断完善中的，而且个体医生的经验也在不断增长中，因此，这种知识总是不完善的，有着这样或那样的不精确和错误，许多时候无法解决中医临床上的具体问题，而中医的进步却是通过不断提高的疗效实现的。因此，中医体系的组成是基于中医个体经验和个体知识的进步。例如对咳嗽的诊疗，就是由历代医家不断丰富和完善而形成的。早在《黄帝内经》中就已经对咳嗽的病因、病位、症状、证候分类、病机转归及治疗等问题进行了较为详细的论述，如《素问·宣明五气》说"五气所病……肺为咳"，说明咳嗽乃肺系受病，这是普遍存在的，是群体知识；《素问·咳论》既认为咳嗽是由于"皮毛先受邪气"所致，又指出"五脏六腑皆令人咳，非独肺也"，强调了除肺直接发病以外，其他脏腑功能失调，病及于肺，也可以导致咳嗽，这些同样属于群体知识。咳嗽的分类，历代论述也甚多，如《素问·咳论》以脏腑命名，分为肺咳、心咳、肝咳、脾咳、肾咳等，并且描述了各类不同证候的特征，在当时对咳嗽的认知还是比较统一的群体知识。到了隋代巢元方时，《诸病源候论·咳嗽候》已经有了"十咳"之称，除五脏咳外，尚有风咳、寒咳、久咳、胆咳、厥阴咳等。而到金代刘完素时，其在《素问·病机气宜保命集·咳嗽论》中指出了咳与嗽的区别，"咳谓无痰而有声，肺气伤而不清也。嗽谓无声而有痰，脾湿动而为痰也。咳嗽谓有痰而有声，盖因伤于肺气，动于脾湿，咳而为嗽也"。至明代张景岳则把咳嗽明确分为外感、内伤两大类，并论述了外感咳嗽和内伤咳嗽的病机过程，丰富了咳嗽辨证论治的内容；《景岳全书·咳嗽》指出："咳嗽之要，止惟二证。何为二证？一曰外感，一曰内伤而尽之矣。"明末清初医家喻嘉言《医门法律·咳嗽门》论述了燥邪伤肺咳嗽的证治，创立温润和凉润治咳之法。隋唐至明清，对咳嗽的分类、病机、治疗原则、方药等均有了广泛而深入的研究，理论和实践不断得到充实，同时个体性知识不断丰富和发展群体性知识，使中医药知识体系日趋完善。

（二）中医知识体系的组成

中医医生个体知识的来源可以概括为以下几个主要部分：

1）中国传统文化。中医与儒学、道学、易经八卦、阴阳五行甚至武术、茶道、琴棋书画等都有着千丝万缕的联系，因此要全面、深入地学习中医知识，必须对中国传统文化有一定的认知，现代教育体系培养的学生，在最初接触中医药学时，往往很难立刻融入进去，而具有传统文化知识背景的人学习中医要相对容易得多。中国传统文化是儒、道、释三种流派思想长期融合而来的，这三派的思想，都对中医药学的形成与发展有着深远的影响，尤其人与自然界协调统一的"天人合一"观，不仅是中国传统文化的精髓之一，同时也直接缔造了中医学的基本框架，为中医学的发展奠定了出发点与归宿。中医的整体观念、藏象学说等等都深深地刻有中国传统文化的烙印。世有俗语，"秀才学医，笼中抓鸡"，即言古时候秀才科考不利，转而学习中医，往往较旁人容易。

2）中医药理论。中医药理论来源于几千年的中医实践，是中医个体医生经验的总结和抽提，包括中药药性、方剂配伍等都是源于个体中医实践经验的总结，记载于汗牛充栋的中医药古籍文献中。中医古籍浩如烟海，积累至今已经有上万余种。《中国中医古籍总目》收录有13455种之多，其中许多文献堪称中医经典。成长为一个水平高超的中医大夫，需要研读经典，尤其是中医四大经典。中医四大经典是在中医发展史上起到重要作用，具有里程碑意义的四部经典巨著，对中医药学的源流和发展都有着重要的指导作用与研究价值，目前中医药学术界共识的中医四大经典，通常指《黄帝内经》《难经》《伤寒杂病论》《神农本草经》。一般个体中医在临床实践中均以中医理论为指导，其诊断、处方都需要以中医理论为依据，尽管中医临床诊疗不能以中医理论作推导，但仍不妨碍中医理论成为中医临床实践不可或缺的部分。

3）临床实践。中医医师个体是临床实践的主体，中医理论和临床实践密不可分，只有充分的临床实践，才能对中医理论有更加深入的认识。无论中医文化也好、中医理论也好，均需要通过临床实践体现其作用。中医医生个体在临床上通过望闻问切收集患者个体的信息，再通过理法方药进行合理地遣方用药，作用人体后，纠正人体的非稳态，从而使患者重新达到稳态。中医临床医学重视理论经验指导诊疗实践，所谓的勤求古训、融汇新知，就是将理论与实践紧密联系，以显著的疗效来诠释和求证前贤的理论，活学活用，最宝贵的就是临床经验。

（三）中医个体的显性知识与隐性知识

中医医生的个体知识怎样进行分类？从一种角度看，中医个体知识可以分为显性知识和隐性知识。显性知识和隐性知识是迈克尔·波拉尼（Michael Polanyi）于1958年在哲学领域首先提出的概念。波拉尼认为："人类的知识有两种。通常被描述为知识的，即以书面文字、图表和数学公式加以表述的，只是一种类型的知识。而未被表述的知识，像我们在做某事的行动中所拥有的知识，是另一种知识。"他把前者称为显性知识，将后者称为隐性知识。显性知识，又称"言传性知识"，是可以用一定规范化和系统化的符号体系（如语言、公式等）表示的知识。隐性知识，又被称为"意会性知识"，是难以用符号体系表示的高度个性化的知识，只能作为技能、诀窍、洞察力、技巧、经验和群体成员的默契等体现出来，是一种我们知道但难以言述的知识。此外，隐性知识还是以人为载体的一种知识，对这种隐性知识的学习，是需要不断观察、领悟和联系的。中医医生个体在面对患者个体时，必须有灵活的辨证思维，须明"随机应变之理，而得圆机活法"，这是因为中医药的诊疗模式中蕴含着各种各样的隐性知识，只有在长期实践中医者个体针对患者个体的具体状态采用包括六经辨证、八纲辨证、脏腑经络辨证、卫气营血辨证、三焦辨证中的一种辨证方法，依赖自己的经验和悟性才能获取，换言之，中医医生个体的临床实践经验中都蕴含着大量的隐性知识，这种隐性知识不仅促进了中医医生个体的进步，而且对中医体系的进步都具有重大的意义。

"医者意也"，隐性知识的获得在于领悟。古今中医名家的成功，都是源于其对前辈们所著之书的涉猎以及其在临床实践中的不断的"悟"。隐性知识的有效传承是培养中医人才临床能力和创新精神的关键要素，如何使学生的悟性从无到有，如何使已经颇有悟性的学生提高，以及如何使学生有效获取隐性知识，是中医经典课程教育的使命。加强对中医隐性知识的理解、学习和实践，是目前中医药院校教育需要面对的重大问题。

中医医生个体的知识结构包括显性知识和隐性知识，显性知识的获取主要是通过学习中医药文献，尤其是中医经典文献获取的。目前，中医药临床人才培养的主要途径是院校教育，而院校教育的授课内容，主要是中医药的显性知识，基本属于群体知识，即是从历史上无数中医个体经验中抽提出来的公认的、以书面形式记录下来的知识。中医药院校教育极大地促进了中医人才的培养，使中医医生的数量有了突飞猛进的增长，并使中医群体有了史无前例的增长。但是这些被培养出来的中医院校学生，却因为他们所有的知识基本属于中医的群体知识，也就是显性知识，使得他们在临床诊疗过程中，面对患者个体的真实状态时无从下手，往往发现从院校教育获得的知识远远不够使用。事实是，中医医生个体的成长需要有大量的临床实践，只有通过临床实践才能真正理解中医经典中的知识，也只有通过临床实践去领悟在诊病过程所获得的中医隐性知识，体会那些"只可意会，不可言传"的隐性知识，才能真正成熟起来，而这种隐性知识是很难单纯通过院校教育获取到的。

大量的实践表明，目前中医的显性知识主要依靠院校教育进行传播，而中医的隐性知识则必须借助中医师带徒的方式即师承教育进行传播。如前所述，中医药院校教育为培养中医药人才发挥了巨大作用，几十年来的中医院校教育，取得了巨大成就。但是，为了提高中医疗效，培养新的名中医，师承教育越来越受到重视，通过"早跟师，早临床"，利用见习、实习、跟诊等多种手段，加强中医个体隐性知识的传播，促进中医临床的发展。一个成熟的中医医生个体应该是具有完整的理论知识，并有着良好的自洽性，能够适应复杂多变的临床治疗的需要，处理好所面临的患者个体的真实状态，有效促进患者稳态的恢复。而对仅仅接受了院校教育的中医个体来说，则需要经过一个较长时间的实践，将来自于书本或者他人的群体知识转化成自身的个体知识和经验，并有所发展和创新。每个中医医生个体实际上都是一个独立的中医知识系统，这个系统包含了群体性中医显性知识和个体性中医隐性知识；而整个中医知识体系实际上是由所有中医医生个体的知识系统集合而成。换言之，中医知识体系是中医个体知识的集合体。中医的知识体系包含了每个中医医生个体的知识系统，对每个中医医生个体而言，其在中医知识体系中获得的知识都是独一无二的，即使是在同一个流派内，每一个医生的知识体系也依然是独一无二的。

综上所述，中医药信息的研究基点是个体，包括了医生个体和患者个体。患者个体需要维持自身稳态，包括个体本身的稳态及个体与自然社会的整体稳态，即内环境和外环境的稳态。不同患者个体的稳态之间是相似而非相同的，同一患者不同时段的稳态也是相似而非相同的，维持自身稳态以及控制非稳态的范围，是人体自组织的能力和特点。当非稳态超出人体自组织调节能力时，就需要医生介入治疗调节，此时需要医生个体与患者个体的协同努力。患者个体尽力表述自身非稳态情况，医生个体则通过望闻问切采集患者个体的现象信息，通过分辨分析，得到诊断结果，再采取相应治疗方法，确立治疗措施。在整个诊疗过程中，需要医生个体的自身经验和知识，而医生个体的经验知识，则基于群体性显性知识，又融入医疗实践过程中自身体悟到的隐性知识，形成其独一无二的个体知识体系。此外，中医的诊疗过程是医生个体和患者个体互动的过程，当两个个体碰撞时，会有一定的契合度。实际上，并不是每一个医生对每一个患者在每一个时刻都是契合的，都能取得较好的疗效，只有这个真实的医生个体与这个真实的患者个体、在这个时刻、在这个具体的环境中产生了比较高的契合度，才有可能产生较好的临床疗效。

第二节　关　联

一、关于关联

汉语中关联是指事物相互之间发生牵连和影响，出自《尉缭子·将理》："今夫决狱，小圄不下十数，中圄不下百数，大圄不下千数。十人联百人之事，百人联千人之事，千人联万人之事。所联之者，亲戚兄弟也，其次婚姻也，其次知识故人也……如此关联良民，皆囚之情也。"其中讲的是因为亲戚兄弟、婚姻、熟识的朋友相互关联，在判决狱情时发生牵连和影响。

现在我们一般语境中的关联，主要指一个主题与另外一个主题存在某种形式的联系，这使得人们在思考第一个主题时，同时会考虑到第二个相关的主题。关联的概念在许多不同领域都有研究，例如语言学、经济学、社会网络分析、数据挖掘等。但是不同学科和专业中，因关联的具体对象不同而具有不同的特殊含义。

在认知语用学理论中，斯珀波（Dan Sperber）与威尔逊（Deirdre Wilson）于 1986 年曾在《关联性：交际与认知》一书中提出了相关的关联理论。其关联理论以关联性概念与关联原则为基础，分析言语交际中的话语理论。关联原则主要包括以下两个方面，即认知关联原则与交际关联原则，前者认为人类的认知倾向与最大程度的关联性相吻合，后者认为每一个明示交际行为都应设想为话语或行为本身具备最佳的关联性。在其提出的关联理论中，关联性被看作是输入到认知过程中的话语、思想、行为、情景等的一种特性。当输入值得处理时，它是相关的。是否值得加工取决于认知效果和加工过程中所付出的努力。该关联理论认为，人们在接受和理解话语时，在语境变化的基础上处理新的信息。新的信息可以增加或加强现有的假设，也可以否定它。假设的添加、强化和否定是"语境效应"或"认知效应"。在其他条件相同的情况下，处理输入的认知效应越大，其相关性就越强，反之亦然。处理过程中投入的精力越少，相关性越强，反之亦然。根据该关联理论，理解话语所需要的语境不再被视为推导的预设前提。也就是说，不是先确定上下文，再确定关联程度，而是先将待处理的新信息设置为相关的，然后选择适当的上下文来确认这一假设。在其关联理论中，语境假设是认知假设。听者在认知语境中根据逻辑信息、百科信息和词汇信息进行语境假设，找出对方话语与语境假设之间的最佳关系，通过推理推断出语境含义，最终达到语境效果，从而达到交际的成功。这种关联理论认为沟通不是基于合作原则，而是基于关联。为了使交流成功，说话者和听者的唯一共同目标是相互理解和被对方理解。

在经济学中，"关联"被赋予了极为特殊的专指含义，即如果交易发生在企业关联方之间，被称为关联交易。这里关联的对象是指公司。在市场经济条件下，关联交易是广泛存在的。因为交易双方存在关联关系，双方比较熟悉和信任，从而降低大量商业谈判等方面的交易成本，促进商业合同的执行，提高交易效率。但是也有可能存在行政力量撮合交易的进行，从而使交易的交割、方式等在非竞争的条件下反而出现不公平的情况。

在社会网络分析中，"关联度"主要指的是一个集体的成员相互联络的程度。关联度是一个主要用来表示群体中行为者接触程度的概念。我们可以讨论某一点的相关程度，也可以讨论整个网络的相关程度，但更关注的是整个网络的相关程度。对于一个有向图来说，如果其中的任何两点之间都可以建立联系，则称这样的图为关联图，关联图上的点也叫作成分。网络中某个点，通过一些点实现与其他点相连，如果去掉与之相连的一些点，那么原始点就可能无法达到其他点，也就没有了关联度。米尔格拉姆（Stanley Milgram）在1969年的小群体实验中得到一个著名的论断，世界上任何人都可以通过大约6步，就与另外一个人建立联系。从这个意义上讲，整个世界是一个很小的关联世界。只要一个网络的所有成员之间都可相互到达，这样的网络就被称为具有关联性。关联性随着网络中独立途径数目的增加而增加，因此，关联模式在网络关联中具有比较重要的作用。在网络关联中，关联性的指标包括关联度、等级结构、效率和最低上限。关联性与小世界息息相关。如果一个网络巨大，其中的关系稀疏，不存在核心，但是高度聚类，这样的网络就叫作小世界，其测量指标包括特征途径长度和聚类系数。

关联规则是数据挖掘领域中重要的研究方法之一，其引发重视的源头是尿布和啤酒之间的相关性。在一家超市，人们发现了一个有趣的现象：纸尿裤和啤酒这两种相互之间不存在任何联系的产品被放在了一起，但这一奇怪的举动却导致了纸尿裤和啤酒销量的大幅增长。这不是开玩笑，而是一直被商家津津乐道的美国沃尔玛连锁超市的真实案例。原来，在家照顾孩子的女性，通常让丈夫在下班回家的路上买尿布，买尿布时，丈夫也会顺便购买自己喜欢的啤酒，从而导致与尿布放在一起的啤酒销量增加，也由此引发了人们对关联规则的兴趣。关联规则最初用于数据挖掘的目的，是寻找交易数据库中不同商品之间的关联关系，获得顾客购买模式的一般规律，通过这些规律可以指导企业合理安排采购、库存和货架设计。目前该模式已广泛应用于医学、金融、互联网等多个领域。

社会网络分析方法中的复杂网络分析方法、关联规则分析方法很早就被应用于中医药的数据处理中。常见的应用场景如处理中药-中药、证候-中药、疾病-中药之间的复杂网络关联关系，挖掘名老中医处方经验，处理古今文献数据。简单的关联规则分析，如利用名老中医和文献数据，来挖掘中药药对组合，探索中药方剂的配伍规律；复杂一点的可用于发掘某一疾病或证候的个人诊疗经验、流派诊疗经验或中医界通用诊疗经验。

由此可见，关联在多个领域中都有应用，其定义却有着极大的差异，但无论如何，关联在理解世界、解决问题中具有重要的作用。

二、中医药信息处理中的关联

中医药信息处理所涉及的关联概念是一个更为宽泛的概念。从哲学上讲，系统观点的基本思想即世界是关联的集合，这表明，对于世界而言，关联是比实体更为重要的存在。我们获取的所有信息都受到其他信息的影响，所有信息都是关联在一起的，不可能只解决一个点的信息问题。因为一旦解决了这个点上的信息问题，就必然会影响到其他点上的信息。

系统不是实体的集合体，而是关联的集合体，这个观点和中医药学的基本理念相同。中医药信息处理所面对的是人体这个开放的复杂巨系统，甚至是天地人组成的开放复杂巨系统，因而要处理的对象是这个系统中实体间的关联关系，这比处理系统中的实体更为重要。我们所获取的、有关人体的信息全部都是相互关联信息的集合，没有哪一点信息是可以不受其他信息的影响而独立存在的。这意味着离开信息间的关联去识别信息，所识别的信息一定是错误信息。信息所以是正确的，就是因为它是处在关联关系之中的，只有在这个网状关系中，点状信息的存在才是真实的存在。人除了是真实的实体的集合体，还是这些实体相互关联的集合体，对于人体这个复杂巨系统而言，只有在关联关系中认识人体的状态，才能获得人体状态真实状况的信息，从这个意义上来看，关联比实体本身还要重要。

中医药学的诊疗实践中包含了一些现代科学仍未能明确了解的因素，例如中医药学中的脏腑、经络、气血等概念，目前还难以找到其相对的解剖实体，只能从功能上加以理解。但是脏腑、经络、气血等概念表达在外的现象是有着明确的关联关系的，这种关联关系是可以实际观测到的。例如，在脏腑、经络、气血出现异常时，如果给予了相应的干预调节，应用中药处方或者针灸等治疗以后，脏腑、经络、气血之间的不协调状态能够得以纠正，表现为新的稳态，这就是脏腑、经络、气血间关联关系的可观测表现。

由此可见，在中医药信息处理中，关联比实体更重要，且这种关联关系表现为现象间的关联关系，而非本质间的因果关系。因为，我们很难确定脏腑、经络、气血的实体存在，也就很难发现其相关关系中的因果关系。在实践中，进行中医药信息处理时所遇到的关联关系，不仅广泛存在，而且实体是多样性的、关联模式也是多样性的。

三、关联模式的多样化

（一）尺度与关联

尺度是一个许多学科常用的概念，通常的理解是考察的事物（或现象）特征与变化的时间和空间范围。

同尺度关联：顾名思义，就是所处理的信息处于具有相同特征与变化的时间和空间范围内，即信息处理的时空范围是相同的。如在中医药信息领域中，所观察到的个体稳态都是在人体整体水平上的，而不是一脏一腑的状态。

跨尺度关联：跨尺度是指所处理的信息处于具有不同特征与变化的时间和空间范围内，即信息处理的时空范围发生了改变。

如在处理新药研发过程中产生的数据时，细胞实验、活体动物实验、人体临床试验这 3 类实验产生的数据就属于不同尺度的数据。由于尺度不同，实验的结果未必会相同，如细胞实验获得了成功，并不代表活体动物实验就一定会成功，而活体动物实验的成功，也不能代表人体临床试验的成功，这是因为细胞、活体动物、人体三者并非处于同一尺度，而是跨尺度的。

再如，早在先秦至汉代时期，古人对于人体与天地之间关联关系的认识就已经是整体的了，也就是人与天地相通应。《素问·生气通天论》记载："黄帝曰：夫自古通天者生之本，本于阴阳。天地之间，六合之内，其气九州、九窍、五脏、十二节，皆通乎天气，其生五，其气三，数犯此者，则邪气伤人，此寿命之本也。"《素问·阴阳应象大论》："帝曰：余闻上古圣人，论理人形，列别脏腑，端络经脉，会通六合，各从其经，气穴所发，各有处名，溪谷属骨，皆有所起，分部逆从，各有条理，四时阴阳，尽有经纪，外内之应，皆有表里，其信然乎？岐伯对曰：东方生风，风生木，木生酸，酸生肝，肝生筋，筋生心，肝主目。其在天为风，在地为木，在体为筋，在脏为肝，在色为苍，在音为角，在声为呼，在变动为握，在窍为目，在味为酸，在志为怒。怒伤肝，悲胜怒，风伤筋，燥胜风，酸伤筋，辛胜酸……"以上两段分别论述了"天人相应观"和"四时五脏阴阳"，体现了人与自然界这种跨尺度的关联。在人体尺度上，人体本身是一个系统；如果将人体放在天地宇宙中，人和天地宇宙又形成了一个系统，在这个天地人大系统中，人和天地的对应关系是跨尺度的。

由此可见，跨尺度的关联关系是我们中医药信息处理的中心问题之一，因而在中医药信息处理时，如果把在一个尺度内得出的结论，应用于另一个尺度，是需要慎重、慎重、再慎重的。

（二）维度与关联

维度（dimensionality）在物理学和哲学的领域内，指独立时空坐标的数目。从广义上讲，维度是事物"有联系"的抽象概念的数量。从哲学角度看，人们观察、思考与表述事物的"思维角度"，简称"维度"。

我们可以在相同的维度内处理产生关联的信息。例如，中医药学脏腑理论中用五脏与五窍、五体、五声的关联来认识人体。以心为例，心开窍于舌，在体合脉，在声为笑，将心、舌、脉、笑形成了多维度的关联；我们同样可以在这个尺度内，用相同的维度处理肝、脾、肺、肾的关联关系，这就是在相同维度内处理信息。不仅如此，中医药学是在天地人这个大系统中认识人体的，并将人体的五脏、五窍、五体、五声与自然界的方位、气候、五味、五色、五音做一一对应（见表 5-1），人体的"五维"与自然界的"五维"建立起相应的关联关系，并利用这个维度关联，来调整和干预人体出现的非稳态。例如心火亢盛所致的口腔溃疡，中医常用黄连粉外敷治疗，因为黄连味苦，苦味与心脏同属于火，苦味、心、舌，或者说黄连、心火与口腔溃疡在"火"这个点上形成维度关联，利用维度的关联关系调整和干预人体的异常状态，使用黄连治疗心火亢盛所致的口腔溃疡。由此延伸开来，中药的四气五味和人体相应脏、窍、体、声的关联都是基于维度的关联。中医药学利用这种维度关联关系来处理人体信息，调整人体状态，使人体达到新的稳态。

表 5-1 四时五脏阴阳结构表

项目		属性				
阴阳		阳			阴	
五行		木	火	土	金	水
自然界	方位	东	南	中	西	北
	气候	风	热	湿	燥	寒
	五味	酸	苦	甘	辛	咸
	五色	青	赤	黄	白	黑
	五音	角	徵	宫	商	羽
人体	五脏	肝	心	脾	肺	肾
	五窍	目	舌	口	鼻	耳
	五体	筋	脉	肉	皮毛	骨
	五声	呼	笑	歌	哭	呻

（三）规模与关联

我们所说的规模是指中医药学体系所涉及的复杂系统的格局、形式或范围，当然也包括这种复杂系统各部分、各要素的规模；这种格局、形式或范围主要是通过尺度和维度进行观察的。从现代医学的角度讲，构成人体的不同层次，例如细胞、组织、系统等等都是人体不同规模的体现。在中医药学中，则表现为人体的五脏、五窍、五体，以及人体整体等不同的规模。不同的规模内部有着千丝万缕的关联关系，在不同规模之间也同样存在着千丝万缕的关联关系。由于规模、尺度和维度是密切相关的，因此在处理来自患者的非稳态信息时，就必须注重在什么规模上进行调整和干预，注重对此规模内的关联关系进行调整。而经过调整出现的新稳态也只是在这个规模上的稳态，只是这个规模内的关联关系构成的稳态，这个稳态及构成稳态的关联关系是不能突破这个规模的，不能大于这个规模，也不能小于这个规模。很明显，人体整体的稳态就是人体整体的稳态，不是天地人的稳态，也不是单一肝脏系统的稳态。当然，肝脏系统的状态会影响人体整体的状态，天地人的状态也会影响人体整体的状态，这就是不同规模间的关联关系所形成的影响，但这种影响的表现和作用只能在一定规模上体现，否则结论必将产生错误。换言之，规模内与规模间都有着千丝万缕的关联关系，这些关联关系都会对规模内和规模间的状态产生影响，但如果想确定这种影响的结果的话，则只能在相应的规模上，不能随意放大或缩小规模。

（四）功能与关联

在中医药学中最常使用的是直接功能性关联关系，因此，这也是中医药信息处理的最常见关联关系。例如治疗肺气虚常用的补气药黄芪，血虚常用的补血药当归，阴虚时常用的熟地黄等，都是利用药物功能与人体状态变化间的关联关系进行对应选择。

但也并非都是如此，有时中医治疗疾病所用之药，并非和患者的主症相对应，这是一种非直接功能性关联关系的表现。例如，中医所用的"提壶揭盖"法，根据升降相因之理，通过宣畅肺气，达到通调水道以利小便的目的，常用于治疗癃闭。肺主气，为水之上源，肺气闭阻则宣肃失职，影响全身水液代谢输布，进而导致肾与膀胱气化失司，开阖不利而小便困难。治疗时应宣发肺气，肺气得宣，则气机得畅，膀胱开阖有度，小便得利。《素问·五常政大论》有"病在下取之上"，所谓"开鬼门"之法。金元名医朱震亨有言："一人小便不通……此积痰在肺，肺为上焦，膀胱为下焦，上焦闭则下焦塞。如滴水之器必上窍通而后下窍之水出焉。以药大吐之，病如失。"以涌吐药通利小便，是一种典型的利用非直接功能性关联关系的治疗方法。

（五）同步与关联

同步是协同的理想状态。人体整体的同步一定是组成人体的各个部分之间的关联关系达到了协调状态，使人体整体处于相对的稳态；一个脏器系统的同步（如肝脏）一定是组成该脏器系统的各个部分之间的关联关系达到了协调状态，使该脏器系统的运行达到了相对的稳态。因此，同步的实质是各组成部分之间的关联关系达到协调状态，这种关联关系的协调比各部分本身的协调还要重要，从这个意义上讲，同步是关联关系的协调一致。假使人体某处患有肿瘤，但五脏六腑之间的关联关系还能处于一种协调的状态，人体的整体状态也依然可以处于相对稳态，生命可以延续；如果我们采用了一定的干预措施，使五脏六腑间的关联关系调整为良好的协调状态，那么人体整体所处的同步状态也相对较好，带瘤生存的质量较高。同样，当人体逐渐衰老时，不管局部的脏腑多么衰弱，只要生命还没有终结，各脏腑之间的关联关系还是处于一种相对的同步状态，以维持人体的稳态，维持生命的延续。

（六）相似与关联

相似本身就是一种关联。美国经济学家、20 世纪的经济学巨擘之一弗兰克·H. 奈特（Frank Hyneman Knight，1885—1972），曾经提出："我们生活在一个充满悖论的世界里。其中最核心的一条悖论是，我们之所以需要知识，是因为未来不同于过去；而能否获取知识，却又取决于未来和过去是否相似。"这表明，相似本身就是现在与过去的关联，甚或是未来和过去的关联。在中医药信息处理过程中，我们必须建立起人体状态过去、现在、未来之间的"相似"关联，需要在关联中辨识人体的状态是否相似，这是判断异常和正常的界线；需要在关联中辨识人体是否处于稳态，这是判断干预是否发挥了作用。无论是状态还是稳态，其每一时刻和前一时刻都是不一致的，能够获得的仅仅是相似的状态或稳态，而无论是状态还是稳态都是由无数关联关系构成的，这些关联关系在每时每刻都是不同的，能够获得的也仅仅是相似的关联关系。换言之，关联关系只能是相似的，而相似本身却是由关联关系构成的。

四、非线性系统中的关联

美国气象学家爱德华·诺顿·洛伦茨（Edward Norton Lorenz）1963 年在一篇提交纽约科学院的论文中提出了："一只海鸥扇动翅膀足以永远改变天气变化。"在以后的演讲和论文中他用了更加有诗意的蝴蝶："一只南美洲亚马孙河流域热带雨林中的蝴蝶，扇动几下翅膀，可以在两周以后引起美国得克萨斯州的一场龙卷风。"洛伦茨发现，由于误差可以呈指数增长，在这种情况下，一个小错误随着时间的推移会产生巨大的后果。他认为，在大气运动的过程中，即使各种误差和不确定性很小，也有可能在这个过程中积累结果，并经过逐步放大，形成一个巨大的大气运动。因此，长时间准确预测天气是不可能的。洛伦茨认为他发现了一个新现象：事件的结果对初始条件的高度敏感的依赖性。他随后将其定义为"对初值的极度不稳定"，即"混沌"，也被称为"蝴蝶效应"。"蝴蝶效应"主要还是关于混沌学的一个比喻。洛伦茨的混沌理论认为，非线性系统具有的多样性和多尺度性。混沌理论解释了确定系统可能产生随机结果的原因（舒斯特 2010）。

从中医药信息学角度看，人体本身是典型的非线性系统，具有非线性系统的一切特征，包括多样性和多尺度性，人体内存在的关联关系是典型的网状关联，从人体个体的角度讲，人体所以能保持相对的稳态，人体形成之初的状态发挥着重要作用，也就是中医药学所说的先天条件，人体的稳态对这种先天条件有着高度的敏感性，先天条件对人体的稳态能够发挥出类似"蝴蝶效应"的作用，先天条件对于发挥根本性作用的人体自组织功能有着极大的影响，而人体的自组织功能对维持人体的稳态具有至关重要的作用。人体的自组织功能可以在大小不同的规模层次发挥作用，激活人体的级联反应，使人体达到相对稳定状态。同一规模内的自组织功能激活的级联反应通路可以是完全不同的，但这种级联反应通路却应该是互相关联的，不同的自组织激活点可以诱发不同的级联反应通路，但最终却可能达到相同的效果。人体这个非线性系统内的关联关系是非常复杂的，以现在的科学水平无法识别。同时，某一规模内的自组织激发的级联反应还有可能影响其他规模的级联反应，最终都会影响人体整体的变化。

中医药学的知识体系也是非线性系统。从中医医生的个体角度来说，中医个体知识与经验之间是互相关联的，经验的不断积累促进了中医个体知识体系的形成，中医个体知识的发展又不断促进个体经验的增长；而中医药学的群体知识是产生于个体知识，并被个体知识所包容。

个体知识的不断形成和增长，促进了群体知识的发展，而群体知识的不断凝聚，则又对个体知识形成刺激，促进个体知识的充盈。

中医方剂也是非线性系统。中药药味之间的关联存在多样性和不确定性。从中医方剂学的角度看，中药药味之间经典关联关系构成了经典处方，也就是经方。经方的作用、功效与安全性已经经历了上千年的验证。《伤寒论》首方桂枝汤，药味之间存在多种关联关系。桂枝汤由桂枝、白芍、炙甘草、生姜和大枣组成。其中芍药和炙甘草相配为芍药甘草汤，桂枝和炙甘草相配为桂枝甘草汤，所以在这个处方中，从方剂的角度讲，至少含有 3 种方剂关联。芍药甘草汤，主治津液受损，阴血不足，筋脉失濡所致诸证，芍药和炙甘草形成一种关联；桂枝甘草汤，具有补助心阳，生阳化气，扶阳补中之功效，桂枝和炙甘草形成一种关联。若抛开剂量，芍药甘草汤加上桂枝甘草，再加上生姜、大枣形成的桂枝汤，则具有辛温解表，解肌发表，调和营卫之功效，芍药甘草汤与桂枝甘草汤之间形成了关联。药物之间关联组合可以影响方剂的功能，方剂进入人体之后，产生一定的疗效，药物与疗效之间形成了关联。这种关联关系是极其复杂的，药物之间组合形成的方剂本身就是一个非线性系统，充满了变量和不确定性，加之作用于人体之后，激活人体的自组织功能，诱发级联反应，所有这些都是不确定的，又是密切相关的，药物、方剂都是通过一定的关联关系实现疗效的。

而上述三个非线性系统：患者个体、医生个体、方剂组成构建了一个新的非线性系统，用以构建患者个体的稳态，而患者、医生、方剂间同样存在着复杂的关联关系，这些关联关系都是非线性的。

由此可见，中医药学体系内所有的知识都是基于关联关系建立的，中医药学在解决问题时，实际就是在解决关联关系所产生的问题。从临床来看，中医的证候是症状和体征间的关联关系构成的，它的这种关联关系是一种不确定性的关联关系，因此，证候的边缘并不是很清晰，这也是为什么经过多年的研究，依然无法确定证候的实质。方剂组合也是一样的，中医药学对中药功效本身的认识存在着不确定性，药物组合后产生的关联关系所能够发挥的作用同样存在着不确定性，因此使用中药复方调节人体状态时，就存在着极大的不确定性，一般来说，应用某个复方时是针对某种状态所具有的某种主症，复方和状态的主症是相互关联的。但在临床实际情况中，方剂中的药物对证候所起的作用，不仅仅是药物的主治和疾病的主症相互对应，同时，药物还与患者个体体内的复杂因素相互对应，如果这个方剂的主治仅仅和患者的主症相应，但与患者体内的其他因素不能匹配，那么也可能发挥的作用依然不理想。因此，方剂发挥作用是一系列复杂关联作用的结果，寻找这个规律是非常困难的。从这个角度说，关联对中医药学，特别是对中医药信息处理来说，是极其重要的，同时，这种关联是需要尽可能全面才能发挥应有的作用，甚至是掌握了所有中医概念的关联才能使中医药信息处理发挥出其应有的作用。

综上所述，我们可以认为，稳态是通过个体及其关联关系表现出来的。本书所讨论的稳态仅仅是指个体及其内外关联关系的稳态，因为中医药信息的特点是个体及其关联关系所表现出的信息特点；中医思维是在处理个体及其关联关系信息时产生的三种知识（明知识、默知识和暗知识）；尺度和维度是个体及其关联关系所处的尺度和维度；自组织是在个体及其关联关系内激发并引发级联反应；规模是个体及其关联关系形成的规模；同步亦是在个体及其关联关系中实现，其目的依然是为了使个体及其关联关系能够处于稳态；所说的相似稳态同样也是个体及其关联关系的相似稳态。因此，个体及其关联关系是稳态的载体，是中医药信息处理科学问题的基点和起点。

参 考 文 献

白春礼. 2014. 创新驱动发展战略靠什么支撑？——从科学、技术、工程的概念说起[N]. 光明日报, 5-15（16）.

北京中医医院. 1975. 赵炳南临床经验集[M]. 北京：人民卫生出版社.

陈国宁，陈秋莲，李陶深. 2001. 一个中医咳嗽症诊断专家系统的设计[J]. 广西大学学报（自然科学版），（2）：101-104.

陈吉全. 2014. 取象比类思维方法在《中医学》教学中的应用探讨[J]. 国医论坛，29（5）：52-53.

陈家旭. 2004. 英汉隐喻认知对比研究[D]. 上海：华东师范大学.

陈丽斌，纪立金. 2019. 基于取象比类探讨缺血性脑卒中脉燥证治规律[J]. 中华中医药杂志,34（12）：5592-5595.

陈琦，张大庆. 2016. 存医验药：传统医学的现代价值[J]. 自然辩证法通讯，38（1）：25-31.

程薇薇，曲峰，周文泉. 2002. 耗散结构理论——中医五行学说结合中医养生学说[G]//第二次全国中西医结合养生学与康复医学学术研讨会. 第二次全国中西医结合养生学与康复医学学术研讨会论文集. 昆明：212-214.

崔蒙，高博，杨硕，等. 2016. 中医药信息学概论[M]. 北京：科学出版社.

崔蒙，吴朝晖，乔延江主编. 2015. 中医药信息学（第一版）[M]. 北京：科学出版社.

戴汝为. 1997. 复杂巨系统科学——一门21世纪的科学[J]. 自然杂志，19（4）：187-192.

党赢，张锁，刘钰，等. 2020. 基于取象比类的病方证研究[J]. 中华中医药杂志，35（7）：3290-3292.

丁梦远，兰旭光，彭茹，等. 2021. 机器推理的进展与展望[J]. 模式识别与人工智能，34（1）：13.

丁培娜，崔应麟，王雪可，等. 2021. 从象思维角度认识偏头痛的病因病机[J]. 中医研究，34（5）：78-80.

东融汇. 2017. 100：0 新一代 AlhpaGo Zero 完虐阿法狗，堪称怪物[EB/OL].（11-8）[2022-10-14] https：//www. sohu.com/a/203009973_828349.

董建成. 2010. 医学信息学概论[M]. 北京：人民卫生出版社.

董永悦，贺钟毅. 2006. 谈传统医学中的取象比类思维[J]. 辽宁中医学院学报，（2）：14-15.

窦嘉乐，赖敏，郭瑨，等. 2021. 中医隐喻研究的目的和意义[J]. 世界中医药，16（19）：2905-2909.

窦鹏，黄玲，陈小梅. 2013. 浅谈中医学的取象比类思维[J]. 四川中医，31（3）：12-14.

杜鑫，唐慧，陆叶，等. 2021.《温病条辨》中医取象比类思维模式[J]. 中国中医药现代远程教育，19（4）：62-64.

方文贤. 1998. 医用中药药理学[M]. 北京：人民卫生出版社.

弗里德里希·克拉默 著. 柯志阳，吴彤 译. 2000. 混沌与秩序——生物系统的复杂结构[M]. 上海：上海科技教育出版社.

付书瑶，孙宇洁，李慧，等. 2020. 基于中药"望闻问切"理论探析取象比类思维下的中药形状与药效[J]. 陕西中医药大学学报，43（5）：57-59.

付文情，齐向华. 2013. 中医脉诊临证分析原则之"取象比类"[J]. 云南中医中药杂志，34（11）：17-19.

高超，唐光华，陈玉如. 2019. 中医象思维在趋势辨治理论中的应用[J]. 中医学报，34（10）：2048-2051.

顾恪波，王逊，何立丽，等. 2014. 孙桂芝教授治疗恶性肿瘤"取象比类"用药经验浅析[J]. 现代中西医结合杂志，23（36）：4066-4067，4078.

光明网. 2021. 李国杰院士：国内 AI 研究如何摆脱困境[EB/OL].（2021-08-06）[2022-10-14] https：//m. gmw. cn/

baijia/2021-08/06/35058784. html.

郭蕾, 张俊龙, 窦志芳, 等. 2007. 运用系统科学理论诠释证候的动态时空特征[J]. 中华中医药学刊, 25（3）: 463-464.

郭芮, 邓奕辉, 陈聪, 等. 2021. 基于取象比类探讨中医理论构建的思维方法[J]. 湖南中医药大学学报, 41（4）: 653-656.

哈肯著, 郭志安译. 1988. 信息与组织: 复杂系统的宏观方法[M]. 成都: 四川教育出版社.

韩秀霞, 陆如山. 2006. 世卫组织发布停产单一青蒿素制剂的公告[J]. 国外医学情报, （7）: 3-4.

何广平. 2012. 通俗量子信息学[M]. 北京: 科学出版社.

何弦, 陈红梅. 2020. 留学生中医思维培养的思考——以象思维为例[J]. 科技风, （16）: 231, 233.

贺娟. 2012. 科学方法论视野下的取象思维[J]. 北京中医药大学学报, 35（12）: 797-800.

胡晓晨. 2019. 基于深度强化学习的中医序贯诊疗方案优化方法研究[D]. 北京: 北京交通大学.

胡雪琴, 杨寅, 崔蒙. 2017. 关于中医药数据挖掘理念变迁的探讨[J]. 中国中医药图书情报杂志, 41（1）: 12-15.

黄冲, 朱燕波, 刘卓军. 2012. 基于中医体质与序参量的健康系统模型研究及应用[J]. 中西医结合学报, 10（4）: 375-379.

黄河浪. 2001. 思维[M]. 海口: 海南出版社.

黄欣荣. 2006. 复杂性科学的方法论研究[M]. 重庆: 重庆大学出版社.

黄玉燕, 汤尔群. 2016. 《内经》运气学说中的象数思维[J]. 北京中医药大学学报, 39（6）: 445-448.

黄志杰. 2000. 浅谈取象比类法对中医学的影响[J]. 中国中医基础医学杂志, （12）: 58-59.

贾海龙, 孙莹莹, 薛一涛. 2014. 中医学取象比类思维浅议[J]. 山东中医药大学学报, 38（5）: 439-440.

简维雄. 2009. 中医 "证候" 与代谢组学研究[J]. 中华中医药学刊, 27（2）: 351-352.

巨林仓. 2018. 西安交通大学 "十三五" 规划教材 自动控制原理实验教程[M]. 西安: 西安交通大学出版社.

卡洛·罗韦利著. 杨光译. 2019. 时间的秩序[M]. 长沙: 湖南科学技术出版社.

康砚澜. 2017. 取象比类思维下的中药药性理论探析[J]. 中医杂志, 58（17）: 1444-1446.

康颐. 2017. 国医大师王琦智能辅助诊疗系统发布[J]. 康颐, （9）: 91.

兰凤利, Wallner FG. 2014. 取象比类——中医学隐喻形成的过程与方法[J]. 自然辩证法通讯, 36（2）: 98-104, 128.

李董男. 2013. 温病学派医家取象比类思维特征探讨[J]. 湖北中医药大学学报, 15（2）: 48-49.

李金骁, 魏士雄, 章程鹏, 等. 2018. 乌梅丸治疗 2 型糖尿病机理的取象比类法分析[J]. 时珍国医国药, 29（9）: 2209-2211.

李军, 施一帆. 1992. 中医五行学说的耗散结构原理[J]. 中医研究, （3）: 84-85

李霖, 康立源. 2013. 用取象比类方式浅析脏腑实满特点及藏泻理论[J]. 中医杂志, 54（14）: 1254-1255, 1260.

李明珠, 詹杰, 李思汉, 等. 2020. 刍议象思维在中医诊断学中的运用[J]. 中华中医药杂志, 35（9）: 4334-4336.

李绍林, 梁飞. 2018. 《本草纲目》 "释名" 象思维探析[J]. 世界中西医结合杂志, 13（3）: 428-431.

李素云. 2018. 取象比类在传统针刺补泻理法中的应用[J]. 中国针灸, 38（9）: 1001-1005.

李铁才, 李西峙. 2014. 相似性和相似原理[M]. 哈尔滨: 哈尔滨工业大学出版社.

李子奎, 谈珍瑜, 邹芝香, 等. 2020. 从象思维角度探析尤昭玲妇科临证用药特点[J]. 江苏中医药, 52（6）: 22-24.

梁恒肇. 2018. 中医处方辅助推荐系统的设计与实现[D]. 成都: 电子科技大学.

林怡. 2020. 基于计算机视觉的中医望诊面色分类研究[D]. 南京: 南京财经大学.

刘明, 李宁, 贾成祥, 等. 2010. 取象比类法在中医学中的运用[J]. 中医学报, 25（5）: 891-893.

刘雪娇, 鲁明源. 2022. 象思维在舌诊中的应用概述[J]. 山东中医杂志, 41（4）: 453-457, 463.

刘银格, 吴淑辉, 魏露, 等. 2021. 象思维视域下的皮肤病直观论治[J]. 中华中医药杂志, 36（1）: 168-171.

鲁杰, 张其成. 2011a. 中医意象思维的认知心理路径探究[J]. 云南中医中药杂志, 32（6）: 20-22.

鲁杰, 张其成. 2011b. 中医原创思维 "意象" 的心理实质探究[J]. 云南中医学院学报, 34（4）: 7-10.

马静, 凌霄, 王盼盼, 等. 2020. 取象比类法在中药药性研究中的应用[J]. 中医学报, 35（9）: 1870-1874.

马子密，贾春华. 2012. 取象比类——中国式隐喻认知模式[J]. 世界科学技术（中医药现代化），14（5）：2082-2086.

苗东升. 2006. 系统科学精要[M]. 北京. 中国人民大学出版社.

苗东升. 2010. 系统科学精要（第3版）[M]. 北京：中国人民大学出版社.

尼古拉斯·雷舍尔著. 吴彤 译. 2007. 复杂性：一种哲学概观[M]. 上海：上海科技教育出版社.

诺吉德，等. 1963. 相似理论及因次理论[M]. 北京：国防工业出版社.

彭立娉. 2020. 人体躯干部经穴命名取象比类研究[D]. 北京：北京中医药大学.

石英杰，黄雯，赵攀，等. 2020. 面向中医智能辅助诊断系统的证候要素多层次表示方法研究[J]. 国际中医中药杂志，42（10）：1001-1007.

史成和. 2007. 中药法象药理学说浅述[J]. 浙江中医药大学学报，（6）：680-681，701.

史业骞. 2015. 象思维对方药学的影响[D]. 沈阳：辽宁中医药大学.

水木共. 1995. 走向混沌[M]. 上海：上海新学科研究会.

斯蒂芬·斯托加茨著. 张羿译. 2018. 同步：秩序如何从混沌中涌现[M]. 成都：四川人民出版社.

宋琳莉，孟庆刚. 2007. 中医药诊疗体系复杂性特征及研究思路探析[J]. 北京中医药大学学报，30（11）：736-739.

宋秒，李如辉，王栋. 2016. 取象比类方法在藏象学说中的运用探讨[J]. 浙江中医杂志，51（12）：859-860.

孙可兴，张晓芒. 2017. "取象比类"与《黄帝内经》"藏象说"逻辑建构[J]. 湖北大学学报（哲学社会科学版），44（6）：62-68，168.

田康，齐向华. 2015. 论脉诊的取象比类原理[J]. 中华中医药杂志，30（1）：15-16.

田昕，郭齐，杨傲然，等. 2012. 浅议"取象比类"对中医学理论和实践的影响[J]. 湖北中医药大学学报，14（4）：42-43.

汪瑞霞. 2010. 中国青铜设计文化"象思维"洞悉[J]. 文艺争鸣，（22）：138-140.

王宏利. 2013. 中医取象比类的逻辑基础与科学内涵[J]. 南京中医药大学学报（社会科学版），14（4）：137-140.

王冕，邢玉瑞. 2021. 象思维与《伤寒论》六经辨证体系的构建研究[J]. 医学争鸣，12（5）：39-43.

王琦. 2008. 中医体质学[M]. 北京：人民卫生出版社.

王琦，朱燕波，薛禾生，等. 2006. 中医体质量表的初步编制[J]. 中国临床康复，10（3）：12-14.

王前. 1997. 中国传统科学中"取象比类"的实质和意义[J]. 自然科学史研究，（4）：297-303.

王永炎，于智敏. 2011. 象思维的路径[J]. 天津中医药，28（1）：1-4.

维克托·迈尔-舍恩伯格著，盛杨燕等译. 2013. 大数据时代[M]. 杭州：浙江人民出版社.

温宗良，岳桂华，杨靖，等. 2012. 基于共轭梯度算法的BP神经网络在高血压证候诊断中的应用[J]. 山东中医药大学学报，36（3）：183-184.

文理. 2010. "取象比类"思维模式在《黄帝内经》中的体现[J]. 中华中医药杂志，25（12）：2320-2322.

吴家睿. 2015. 建立在系统生物学基础上的精准医学[J]. 生命科学，27（5）：558-563.

吴胜江. 2021. 基于深度强化学习和模仿学习的艾灸应用研究[D]. 重庆：重庆大学.

吴涛涛，王琦，李岩，等. 2022. 基于体病相关探讨临床预测模型的构建[J]. 中医杂志，63（16）：1507-1510，1531.

吴元洁. 2008. "取象比类"思维方法在中医基础理论教学中的运用[J]. 中医药导报，（9）：98-99.

邢玉瑞. 2014a. 象思维过程研究[J]. 陕西中医学院学报，37（1）：5-7.

邢玉瑞. 2014b. 象思维之"象"的含义[J]. 中医杂志，55（4）：271-273，282.

邢玉瑞. 2014c. 中医象思维的概念[J]. 中医杂志，55（10）：811-814.

邢玉瑞. 2014d. 中医象思维模式研究[J]. 中医杂志，55（17）：1441-1443.

邢玉瑞. 2020a. 2019年度中医思维方法研究述评[J]. 中医杂志，61（19）：1679-1684，1691.

邢玉瑞. 2020b. 中医思维方法研究存在的问题探讨[J]. 中华中医药杂志，35（4）：1663-1665.

邢玉瑞，胡勇，李翠娟. 2020a. 当前中医思维方法研究亟待解决的几个问题[J]. 中医杂志，61（3）：189-192.

邢玉瑞，孙雨来. 2020b. 类比思维与中医藏象学说的建构[J]. 山东中医药大学学报，（6）：414-416.

许帆. 2019. 基于临床数据的中医处方推荐方法研究[D]. 北京：北京交通大学.

许国志. 2000. 系统科学[M]. 上海. 上海科技教育出版社.

颜正华. 2006. 中药学[M]. 北京：人民卫生出版社.

杨军，王振国. 2010. 《本草纲目》"发明"中取象比类法的应用[J]. 辽宁中医药大学学报，12（12）：26-27.

姚春鹏，姚丹. 2019. 象思维与六腑命名[J]. 中医杂志，60（22）：1891-1894.

尤艳利，王颖晓，姚斐. 2010. 取象思维对中医经穴命名的构建作用[J]. 江苏中医药，42（1）：10-11.

余江维，马利庄，杨华元. 2010. 中医智能化诊断的研究现状与展望[J]. 辽宁中医杂志，37（1）：50-53.

曾晨，周慧，谢春光，等. 2021. 浅析张锡纯"取象比类"以药性解药用[J]. 中华中医药杂志，36（12）：7411-7413.

张本祥. 2017. 确定性与不确定性[M]. 北京：中国社会科学出版社.

张钹，朱军，苏航. 2020. 迈向第三代人工智能[J]. 中国科学：信息科学，50（9）：22.

张光鉴，等著. 1992. 相似论[M]. 南京：江苏科学技术出版社.

张海静，赵颖，张晓杰，等. 2018. 取象比类法在血瘀型银屑病治疗中的运用[J]. 中国中医药信息杂志，25（11）：106-108.

张汉宜. 2016. 试论"取象比类"是中医理论的精髓[J]. 中华中医药杂志，31（12）：4899-4901.

张嘉琪，张月琴，陈健. 2021. 优化强化学习路径特征分类的脉象识别法[J]. 计算机应用，41（11）：3402-3408.

张晋冀，李绍林，邢玉瑞. 2019. 基于象思维的"肝主疏泄"理论探赜[J]. 辽宁中医药大学学报，21（9）：87-90.

张晶. 2013. 基于象思维的中医脉象语言描述中的隐喻认知[J]. 中华中医药学刊，31（10）：2235-2236.

张立平，于智敏. 2019. 中药"形气效理"概念探析[J]. 辽宁中医杂志，46（9）：1869-1871.

张娜妮. 2008. 基于层次聚类的中医体质分类研究[D]. 西安：西安电子科技大学.

张琦. 2018. 基于文本挖掘和异构信息网络的药物推荐系统的研究与实现[D]. 重庆：重庆大学.

张涛，段淑敏. 2007. 支持向量机在中医疾病症候诊断中的应用[J]. 华北水利水电学院学报，（3）：55-56.

张旭. 2007. 《周易》中"取象比类"的句法意义及影响[J]. 太原师范学院学报（社会科学版），（5）：28-29.

张宇鹏. 2012. "象"的观念与藏象学[J]. 中国中医基础医学杂志，18（9）：930-931，938.

赵巍，徐莲薇，刘敏，等. 2021. 论取象比类在女性癥瘕治疗中的应用[J]. 中医文献杂志，39（4）：51-53，71.

郑洪新，杨柱. 2021. 中医基础理论[M]. 北京：中国中医药出版社.

郑君，张昆. 2011. 取象比类法阐发肩井穴与水火既济理论[J]. 四川中医，29（9）：52-53.

钟义信. 2010. 信息科学与技术导论（第2版）[M]. 北京：北京邮电大学出版社.

钟义信. 2013. 信息科学原理（第五版）[M]. 北京：北京邮电大学出版社.

周黎敏. 2016. "比喻"和"类比"的异同辨证[D]. 上海：上海师范大学.

周绪柳，王华，吴松. 2022. 试论取象思维对针灸学的指导意义[J]. 针灸临床杂志，38（3）：1-4.

朱清时. 2005. 中医药学的科学内涵与改革思路[J]. 自然杂志，27（5）：249-253.

朱咏华，朱文锋. 2006. 基于贝叶斯网络的中医辨证系统[J]. 湖南大学学报（自然科学版），（4）：123-125.

祝世讷. 1989. 阴平阳秘不等于阴阳平衡[J]. 山东中医药学院学报，（5）：2.

邹志文，朱金伟，鞠时光. 2008. 基于知识的中医药对症开方专家系统[J]. 电子技术应用，（4）：122-125.

Devlin J，Chang M W，Lee K，et al. 2019. BERT：Pre-training of Deep Bidirectional Transformers for Language Understanding [J]. https://doi.org/10.48550/arXiv.1810.04805.

Govers E，Gritter K. 2016. Embracing the complexity of educational programmes[J]. Cogent Education，3（1）：1172395.

H. G. 舒斯特. 2010. 混沌学引论. 第2版[M]. 成都：四川教育出版社.

M. B. 基尔皮契夫. 1955. 相似理论[M]. 北京：科学出版社.

Manrai A K，Ioannidis J，Kohane I S. 2016. Clinical genomics：From pathogenicity claims to quantitative risk estimates[J]. Jama，315（12）：1233-1234.

Mumford M D. 2003. Where have we been，where are we going? Taking stock in creativity research[J]. Creativity

Research Journal, 15（2）: 107-120.

Na K L, Sowa H, Hinoi E, et al. 2007. Endocrine regulation of energy metabolism by the Skeleton—ScienceDirect[J]. Cell, 130（3）: 456-469.

Nagy B. 2009. Analysis of the biological clock of *Neurospora*[J]. Journal of Computational and Applied Mathematics, 226（2）: 298-305.

Neelakantan A, Roth B, Mccallum A. 2015. Compositional vector space models for knowledge base inference[C]// National Conference on Artificial Intelligence.

Oury F, Sumara G, Sumara O, et al. 2011. Endocrine regulation of male fertility by the skeleton[J]. Cell, 144（5）: 796-809.

Pikovsky A, Rosenblum M, Kurths J. 2001. Synchronization, A universal concept in nonlinear sciences[M]. New York: Cambridge University Press.

Reilly T. 2009. The body clock and athletic performance[J]. Biological Rhythm Research.

Rowland H A. 王丹红译. 2005. 为纯科学呼吁[J]. 科技导报, 23（9）: 6.

Shortliffe E H, Axline S G, Buchanan B G, et al. 1973. An artificial intelligence program to advise physicians regarding antimicrobial therapy[J]. Comput Biomed Res, 6（6）: 544-560.

Silver D, Schrittwieser J, Simonyan K, et al. 2017. Mastering the game of Go without human knowledge[J]. Nature, 550（7676）: 354-359.

Thompson E, 2011. Mind in life: biology, phenomenology, and the sciences of mind[J]. Journal of Consciousness Studies, 18（5-6）: 13.

Torrance E P. 1966. Torrance tests of creative thinking—norms technical manual research edition—verbal tests, forms A and B—figural tests, forms A and B[J]. Princeton: Personnel Pres. Inc.

Turing A M. 1950. Computing machinery and intelligence[J]. Mind, 59（236）: 433-460.

WHO. 2001. Global plan for artemisinin resistance containment（GPARC）[J]. Geneva World Health Organization.

写 在 后 面

完成书稿后，我们发现了大量不完善的地方，这只能留待下一本书去完善和补充了。在书稿的最后，我们还有两个问题想特别强调一下。

第一：

本书所涉及的科学问题在实际工作中是常常能够遇到的，换句话说，实际工作中解决的技术和工程问题也会涉及到科学问题。我们以研制中医 CDSS 为例探讨一下中医药信息处理的科学问题在实际工作中的表现。

"临床决策支持系统即 CDSS，一般指凡能对临床决策提供支持的计算机系统，这个系统充分运用可供利用的、合适的计算机技术，针对半结构化或非结构化医学问题，通过人机交互方式改善和提高决策效率的系统"；CDSS "连接临床观察与临床知识，影响临床决策，改善临床结果"；CDSS 是 "在正确的时间，对正确的对象，提供正确的信息，这有别于人工智能和专家系统"；"新的 CDSS 实现辅助决策的理论主要关注于临床医生与 CDSS 之间的互动，以便于利用临床医生的知识和 CDSS 对医学知识的系统管理，更好地分析患者的信息，这样的作用较之于人或者 CDSS 系统本身具有更大的优越性。尤其是 CDSS 可以提供建议或输出一组相关信息以便临床医生浏览参阅，并可以选择出有用的信息而去除那些错误的 CDSS 建议"（https：//baike.baidu.com/item/CDSS/386665?fr=aladdin）。

我们认为，目前研制中医 CDSS 最有可能的两种基本理念模式，一是智能检索，即基于人类已有知识，对其进行智能搜索，同时将计算机认为有用的知识进行组合，并提供给临床医生参考，典型的代表是 IBM 研制的 Watson，从广义上讲，可以认为是人类知识的一种传承；二是计算机思维，即根据给出的规则，计算机在人类经验的基础上进行创造性思维，并将其结果提供给临床医生参考，典型的代表是 Google 旗下 DeepMind 研制的 AlphaGo，从广义上讲，可以认为是对于人类经验的一种创新。

我们都知道，传统上，中医学侧重于对宏观系统与复杂系统的观察，但近年来，也十分重视对微观系统的观察与研究，因此，宏观与微观、多尺度与多维度同时开展研究，在解决创制中药新药和提高中医临床疗效上取得了很大的进展，但与此同时，在跨尺度兼多维度的水平上开展的研究，特别是在具有较大不确定性的跨尺度与多维度研究项目上，依然遇到了很多的问题。这是因为以目前人类的认知水平和研究水平来说，还无法很好地协调这种复杂的情况，如果强行协调，可能出现互相干扰，最终影响研究结果。研制中医 CDSS 时也同样遇到这样的问题，当要求 CDSS 同时处理中西医的检查指标时，当同时处理局部疾病与全身状态时，当同时处理靶向清晰的西药与朝向整体的中药联用时，这些问题就会出现，这与尺度上出现涌现，维度上出现差异不无相关。此外，研制中医 CDSS，对其输出结果的可解释与不可解释同样也不仅仅是工程技术问题，也涉及更深一层的科学问题，与知识和经验甚或不可知的领域密切相关。

从临床角度看中医 CDSS 的研制，需要考虑建立起"症-病+证-治则-方剂-中药"全链条的必要性；但从中医药信息学角度看中医诊疗与信息的真实关联，考虑到真实的患者不存在单一证型，患者个体本身处于无限非线性叠加的复杂信息态，真实世界临床中患者的病证状态可分为无限亚型，那么中医 CDSS 如果沿用"症-病+证-治则-方剂-中药"的全链条，就会在中医临床诊疗中受到局限，可能会偏离真实。因此，图 1 是我们认为设计较为合理的中医 CDSS 示意图。

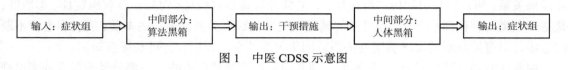

图 1 中医 CDSS 示意图

示意图显示在中医 CDSS 中有两个黑箱，这两个黑箱均是建立在复杂科学或系统科学基础上的。第一个黑箱相当于个体医生的辨证论治判定过程，对于个体医生来说是基于其诊疗经验、认知水平及对具体患者的判定；而对于中医 CDSS 则是基于通过验案与算法产生的个性化的计算机对患者症状组的认知与判定。第二个黑箱是人体复杂巨系统产生的变化，即干预措施作用于人体，其作为变量激发了人体的自组织诱发的级联反应过程，由此产生了新的人体稳态。这个过程中涉及了计算机对人类已有的明知识和默知识的处理，同时不可能利用到人类尚未认知的暗知识。

我们认为，中医 CDSS 的信息处理的基点是基于关联关系（即相关关系），所针对的是现象信息；同时由于所处理的信息缺乏确定的关联关系（因果关系），因此不能用具有准确关联关系的一般知识图谱来表达；正是因为其处理信息的模式更偏向于经验处理，所以理想的研发理念应该更接近于 AlphaGo（这里讲的是理念，而非工程技术）；中医 CDSS 处理的整个信息链条都具有不确定性，这就要求在处理中既应用明知识也使用默知识甚至是暗知识。

中医 CDSS 中所涉及的三类知识，从关联关系的角度看，明知识是已建立了明确的因果关系或确定性关系、逻辑严谨、随人类认知水平的提高或保存或推翻、数量有限、可发挥的作用是明确的；默知识是尚未建立起因果关系，能够表达关联关系或不确定性关系，特点是只可意会不可言传、难以建立逻辑推理、需要人的悟性才可领会，数量未知，可发挥的作用在某种程度上大于明知识；暗知识是与现有知识、经验均无关联，人类尚不能认知，以人类现有的认知水平无法建立其逻辑推理，可能以灵感闪现的形式被人类获取，作用巨大，数量无限。如果我们期待中医 CDSS 能够超越现有中医临床的最高水平，其关键就在于通过机器学习发挥默知识的作用，并发现暗知识。

中医 CDSS 所涉及的经验主要是狭义的经验，即在哲学上指人们在与客观事物直接接触过程中，通过感觉器官获得的，关于客观事物的现象和外部联系的认识。经验是建立在关联关系基础上的，一般由经验获得对人体状态的认知，建立的单个症状与状态间、单个药物与方剂间、状态与方剂间的关联关系是相关关系，尚未建立因果关系或确定性关系；经验具有不确定性、现象性，经验明显有别于知识，针对的是现象和相关关系；经验具有真实性，有效的经验体现的真实，反而是经过主观改造后的经验不能很好地体现真实；中医 CDSS 对信息的处理应该属于经验性处理，其辨证习惯和用药习惯均是基于经验的记录，当然，中医 CDSS 应该择取名老中医验案纳入算法模型，这样有利于提高疗效；经验具有个体的属性，即医案医论记录的都是具体中医医生的经验，是单个医生在临床诊疗中的体会，而实际上，每一个具体的中医 CDSS 系统也只是其个体的经验输出；经验是可以进步的，如果我们选择最优秀的个体经验、发掘最接近真实的经验，并不断的优化这种经验，那么这种经验就会接近知识，被群体所接受。实际上，中医 CDSS 的各个环节都是被经验所支撑的，不论是四诊症状的选取，还是证型的确立、治则治法的选取、方药的选择，中医 CDSS 各个环节均需要经验支撑。

中医 CDSS 所涉及的知识是狭义的知识，即明知识，指那些可以用文字或公式清晰描述和表达出来的知识。明知识也是建立在关联关系的基础之上的；明知识朝向建立起确定性关系或因果关系；明知识具有明确的群体性，是群体性智慧积累所得；明知识具有确定性、本质性，是基于人类现有认知水平，反映已知的确定性关系或因果关系及事物的本质；明知识也在不断的进步，只有发现新的反映确定性关系或因果关系的事实证据，方可获得新知识。

中医 CDSS 所涉及的经验与知识，两者间是在不断转化中的，一部分经验可以升华出规律、转化为明知识；一部分不能清晰描述和表达地经验，仅为个人在感觉上能够把握的，属于默知识。

输出的症状组实为通过干预措施引发人体通过自组织激发的级联反应后产生的新症状组，它是第二个黑箱的输出；在理想状态下，当数据积累到一定程度时，计算机应该可以在第一个黑箱输出干预措施前就预测出该输出症状组；但由于人体不是封闭系统，而是开放系统，在干预措施发挥作用的同时，外界环境对人体也在产生着影响，且其影响是无法确定的，新的诱因是否出现无法把握，因此计算机无法 100%准确地预测复诊症状组。实际上，此环节亦是疗效的体现。

从上述论述中，我们不难看出，中医 CDSS 的核心是把握关联关系，包括症状间关系、药物间关系、症状与药物间的关系、症状组与药物组间的关系、多诊次药物组与症状组间的关系；中医 CDSS 的系统是一个系统辨识，其最佳的状态应该能够达到自适应的状态，亦即通过多诊次数据的积累，中医 CDSS 能够自动辨识输入的人体状态，给出较好的干预措施，适应人体状态的不同变化；从这个角度看，对中医 CDSS 来说，哪个系统把握的信息更多、更接近真实，哪个系统就有更好的效果。

如果将中医 CDSS 系统看作点与线构成的知识图谱，那么点和线分别对应着事物及其关联关系。关联关系存在确定性关系和不确定性关系两类，前者是因果关系，后者是相关关系，相关关系中包含了因果关系，可以将因果关系看作是相关关系的特殊类型；其中，确定性关系及因果关系对应的是狭义的知识，即明知识；相关关系对应的是狭义的经验、默知识；二者均对中医 CDSS 系统产生扰动，但就中医 CDSS 来说，其中起更大作用的还是后者；二者均对中医 CDSS 的输出结果产生影响，即对疗效产生影响，但作用空间更大的仍是后者。

如果从本学科中医药信息学的视角看中医 CDSS 系统的研制，下面的问题是需要特别重视的。

1）本体。支撑中医 CDSS 系统的本体由个体构成，这个个体包括患者个体和医生个体。患者个体构建的本体受尺度、维度、概率的影响，在具体的尺度维度构建的系统中，基于医案产生的概率关系，可处理出具备一定规模的症状组，并给出恰当的干预措施，二者本身及其相关关系产生复杂性，其中干预措施通过激发点，诱发自组织引起的级联反应，形成同步，达到自适应状态，使人体恢复相似的稳态。基于医生个体构建的本体本身要受其经验的影响，但我们理想中的中医 CDSS 是自成体系的，这个影响主要是产生于这个中医 CDSS 系统本身的个体特征。

2）节点。节点越多离真实就越远，对真实的干扰就越大。即现有中医 CDSS 多基于"症状-证素-证+病-方剂-中药"开发，每一个节点进入下一节点时都需要人为建立标准，而人为建立就意味着受限于人的主观性，导致本体论信息进一步损失。因而节点越多，离真实的临床诊疗就越远，真实的中医经验与知识就越难体现。症状组与干预措施的关联是中医诊疗环节中最真实的部分，即此二者相关关系的建立既将有效信息纳入，又可最大限度地避免全链条信息的流失，体现出中医临床的真实。中医 CDSS 的节点越多，对触发自组织级联反应的激发点干扰就越大，恢复人体稳态的同步就越难以实现。同时，保留的节点也必须科学地确定其范围，如果范围过大，计算机有可能无法掌控，过小，又无法反映人体的真实状态，节点的确定与临床实际经验密切相关，且经验越接近真实，节点的选择越正确，CDSS 的疗效也就越好。

从中医药信息学的角度认识中医 CDSS 节点能够解决的问题，应该包括：一是确定范围，即帮助我们确定中医 CDSS 中具体讨论的中医诊疗的概念范畴。二是把握中医诊疗过程的两个要点即尺度和维度，前者如舌象、脉象，是选择舌质、舌苔的宏观描述，还是选择舌诊仪、脉诊仪的细化数据；后者如失眠，真实世界中的失眠不是孤立的，而是处于复杂联系、变化中的，抑郁焦虑可能出现失眠，冠心病高血压也可能出现失眠，同时失眠又具备不同性别、生命周期阶段、个体的社会层级等等维度。三是帮助我们把临床所见的复杂问题真实化，以及建立起真实的关联关系。

3）组合。为什么是组合？因为不论是症状，还是中药，都不是单一的，而是若干个成分组成的，因而都具有整体性。之所以是组合，还因为一旦涉及整体，就形成了跨尺度，一定会出现涌现，从而出现新的状态及特质，即可能产生新的症状或新的作用，同时还必然出现高于症状层面的大尺度上的新特质。对于出现的涌现来说，初始条件固然非常重要，但后来的影响因素绝不是没有作用。即初始的患者体质、疾病诱因及产生的症状固然非常重要，而外界环境在疾病产生后对人体的作用亦会对涌现产生影响。跨尺度的一个重要问题是涌现造成的新功能，即使初始条件非常相似，产生的涌现结果也并非完全一样。基于症状等初始条件间的不确定性关联关系，可能产生的涌现结果亦是多样的，不是唯一的。越复杂的紊乱就可能产生越复杂的涌现。即使诱发自组织的激发点相似，可能达到稳态的级联反应通路也是完全不同的，因此，涌现的结果很难预测。

中医 CDSS 涉及的组合及相互关系对于其可能产生的效果极其重要。如症状组合即若干个症状共同表征个体疾病态；药物组合即若干中药共同作用以实现对个体疾病态的干预，有可能方剂煎煮后其化学成分没有改变，但其整体功效确实发生了改变，这主要由于我们是在不同的尺度进行观察。此外，即便是现在认为的无效关联也需要加以考虑，这同样也是由于尺度不同，效果也就不同，在某种尺度是无效的，并不意味在其他尺度也是无效的。具体的组合关系包括：症状间关系，即症状组内不同症状间的关系；药物间关系，即药物组内不同药物间的关系；两者间的关系，即症状和药物之间的关系；两组间的关系，即症状组与药物组之间的关系；多组间的关系，即症状组、药物组、服药后的症状组等多组间关系。这些关系既反映了中医 CDSS 所要处理问题的复杂性，也反映了其激发点、级联反应通路、最终效果的相似性，有了这种相似性，事物才有可能重复。

4）思维。计算机思维与人的思维二者存在本质的不同，不论是认识事物的方法还是认知结果均存在差异。如 AlphaGo 下棋就能够超越我们人类智能所能把握的界线。人工智能并非模拟人的智能。以往的"专家系统"告诉我们，对于基于经验的领域直接将人类明知识输入机器的路径是走不通的。机器可以自己学习明知识（如决策树、贝叶斯朴素分类器）、默知识（如类推算法）、暗知识（如神经网络、深度学习、进化算法）。

在指向性与发散性方面，计算机与人的思维也是不同的。强迫计算机按单个中医医师的思维完成具有指向性的分类，其效果往往不理想；实际上，计算机更可能倾向于发散性，如计算机开方可能无法被中医师识别主方及君臣佐使关系，但仍然可能具有临床疗效。这或许是计算机未来在中医临床领域超越人类现有最高水平的关键特征。由于症状与症状、药物与药物、症状与药物联系的规模太大，无论是人还是计算机都无法掌握如此规模的关联关系。面对如此规模的复杂体系，无论是群体知识还是个体经验同样都是片面的，人工智能产生的同样也只是片面的个体经验。因此，我们研制中医 CDSS 所能做的，一是不追求群体知识，二是不模仿人类思维，我们希望其产生的既不是老中医经验传承，也不是人类经验总结或共性抽提，而是超越人类的暗知识。

5）其他。对于中医 CDSS 来说，过度的人为干预必然存在的问题是偏离真实，因为会破坏本就不完整的本体论信息。

道法自然。即中医 CDSS 能够收集到的人体最自然的状态也就是最真实的状态。

没有最佳。次佳不是不能解决问题，即临床获取到的都不是完整的本体论信息，而是认识论信息，有可能只是非线性叠加证候系统的不同部分，所以临床上不太可能生成最佳诊疗方案，只是不同层次的次佳治疗方案，而次佳治疗方案已足够解决绝大多数的临床问题。

中医 CDSS 的多余部分。对临床状态的过度分类不仅仅是多余的，而且这多余部的分会影响数据的有效程度，进而影响算法模型的有效程度，从而降低临床应用的效果。

基于人类知识，但不否认存在超越人类的可能。中医 CDSS 只能是基于现有人类积累的中医临床诊疗经验和知识开发，使这些经验和知识能够更有效的为临床服务。但从理论上讲，计算机有可能掌握人体状态更多的相关关系，学习医案中的默知识，发现存在于组合中的暗知识，使中医 CDSS 能够超越现有人类最高辨证和用药的水平。最终，人工智能有可能不用模仿人类的经验、知识、智能，发展出自己处理和解决临床问题的模式。

综上所述，中医 CDSS 是基于中医学对宏观系统的重视，重视天人相应，重视症状之间的相关关系，疾病之间的相关关系，药物之间的相关关系，不同症状组与不同药物组之间的相关关系等；中医 CDSS 既涉及明知识，也包含默知识，且有待发现暗知识；中医自身的学习特别强调悟性，因而中医 CDSS 更加重视默知识和暗知识；而明知识由于中医学术流派之间的认知差异，有可能存在矛盾，同时由于中药材历经千年演变，不论现行品种还是种植的土壤气候情况等均与古代有所不同，是否对相关的明知识产生影响、影响如何，均尚不可知；理想的中医 CDSS 研发理念更偏向于 AlphaGo 的理念，更重视经验的利用、规则的利用、计算机智能的利用，不论历代医家认知有多大差异、本草变化如何，均以临床疗效为明确的输赢规则、建立自动辨识、能够自适应的算法，充分发挥机器学习的优势，获得较好的疗效。

从上述讨论中不难看出，本书中所涉及的中医药信息处理科学问题实际上已经包含在中医 CDSS 的研制中。其中以下几点应该给予强调：

1）中医 CDSS 节点的规模，必须注重其所能够处理的最佳规模（包括最佳尺度与维度），中医 CDSS 的节点所涉及的信息是现象信息，是基于认识论信息、整体信息、时间信息的现象信息。

2）中医 CDSS 节点的自组织触发点，应该是计算机思维认知的触发点及其可能的级联反应；对中医 CDSS 来说，触发点比状态域更为重要，换言之，对中医 CDSS 来说，脾胃论比脾胃病更为重要。

3）中医 CDSS 的目标是追求机体的相似的稳态，其第二个黑箱的输出应该以此为目标，只有第二个黑箱输出结果是机体的相似稳态，其设计才是合理的。

4）中医 CDSS 需要通过激发触发点引发的级联反应是机体实现协同的同步，这个目标是通过算法达到的，包括状态的协同、药物的协同、状态与药物的协同、人体的协同，天地人的协同，实现协同的基点是个体与关联。

5）中医 CDSS 的第一个输入点是节点，第一个黑箱是算法提供达到同步目标的刺激原点，第一次输出是计算机为达到同步的他组织方案,第二个黑箱是人体在他组织方案原点刺激下沿级联反应通道进行同步调节，第二次输出是计算机预测的相似性稳态。

第二：

本书中包含了大量尚待解决的问题，包括：应该怎样理解中医药信息的真实性？尺度与维度是怎样支撑中医系统规模的构建的？规模与系统的交叉关系应该如何梳理？在中医药信息处理过程中协同与同步之间到底是怎样的一种关系？能否通过中医药信息处理探索自组织的激活点？在中医药信息处理中如何全面理解相似的作用？从我们综述的取象比类和象思维所得出的结论中如何发现其与中医药信息处理中的其他相似间是如何共同作用的？中医药学的思维模式到底是什么？如何在中医药学思维模式指导下建立机器思维？个体和关联是怎样支撑我们实现对中医药信息的小概率事件的处理的？等等。

此外，全书写完后，回头看看，总觉得我们还需要进一步讨论三个更为基本的问题：

首先，是中医药信息的特点到底是什么？现在看，应该这样认识，中医药信息是在中医药认知体系中对天地人或人体或功能结构的整体随时间流动而产生的变化现象状态的认识表达，这个整体是天地人或人体或功能结构在一定规模受尺度和维度约束的整体,同时这个整体是由个体各要素间关联关系构成的，注意我们强调的是要素间的关联关系，而不是要素本身，因而一定是一种现象信息，贴近真实的中医药现象信息。

其次，是中医药信息处理到底是怎样实现的？现在看，应该这样认识，整体的稳态始终是中医药信息处理的目标，而稳态是整体各因素间关联关系通过协同作用在整体层面上达到同步形成的，这种协同作用是由于外部或内部因素在某个点上激活了机体的自组织功能，通过相应的级联反应通路使整体各因素间关联关系在整体层面上达到同步形成的,每一次新的稳态形成均是相似的而非相同的。特别要强调的是，尽管自组织激活点具有随机性，其重复率是小概率事件，级联反应通路也具有随机性，发生重复仍然是小概率事件，但形成整体层面各因素间关联关系的协调一致却是相似的，因此，稳态也是相似的。

最后，是用怎样的思维模式完成了中医药信息认识与处理的？关于最后这一点，我们想多说一点。因为对中医药信息的认识和对中医药信息的处理，其特殊性应该主要是和其思维模式相关。在本书的第四章，我们专门对思维进行了探讨，但现在回想起来，显然是远远不够的，中医药信息处理的思维特点应该主要有两点：其一是相似性思维，其二是概率思维。关于相似性思维，我们在本书的架构和第三章中都进行了探讨，提出"在中医药信息处理的科学问题中，相似性思维与意象世界密切关联，涉及的象相似（取象比类）属于他相似（不同事物之间的相似性），是通过他组织得以实现的；而态相似（获取的现象、认识、整体、时间信息均是相似的，但形成态相似的自组织的起点和通路却可能是完全不同的）则属于自相似（整体和部分之间的相似性），是通过自组织得以实现的。所以和意象世界密切关联，是因为态是意象的态，象是意象的象，医患融入同一个意象，不同性质的领域也融入了同一个意象，这是遵从相似性思维的相似所具有的特点。从这个角度观察，我们似乎可以认为方剂的组成是象相似而不是态相似。同样，我们可以认为，医生个体是可以具备完备性的，他可以掌握象和态的自洽性，这种完备性造成了全科自通。所以在某种意义上，传统的中医是态相似，其知识的生成是自组织（知识间的关联关系是弱因果关联，即思维因果关联）；而学院派的中医是象相似，其知识的生成是他组织。当然，在这里，或许我们还需要讨论自洽与自组织的相互关系。我们通过信息处理、数据处理、算法等构建起虚拟世界，虚拟世界与机器思维是密切相关的，而我们既可以通过构建的虚拟世界和意象世界联通，也可以和物理世界联通。"实际上，相似性思维应该同时分类到思维项下，它所描述的绝不仅仅是相似，而真正是一种思维，一种对中医药信息处理至关重要的思维模式。中医个体思维和中医人工智能思维均属于相似性思维，也只有在相似性思维指导下，中医药信息处理才能获得所需要的结果，这是因为个体状态的相似性实际上是组合机体整体状态因素间关联关系处于相似状态，只有应用相似性思维才能理解和处理这种状态。

关于概率思维，本书中没有进行专门的讨论。百科全书对概率的定义是，概率（probability）是描述事件发生可能性大小的一个量。它是研究事物偶然性发生的可能性的重要方法，即一个事件或一次实验的结果，发生或出现的机会大小。统计上常用符号 P 来表示概率。在一定条件下肯定发生的事件称为必然事件，其概率为 1，肯定不发生的事件称为不可能事件，其概率为 0。可能发生也可能不发生的事件称为随机事件，其概率范围在 0 与 1 之间。概率越接近 1，表示发生的可能性越大。概率接近 0，发生的可能性越小。概率思维具有随机性、概括性、问题性、辐射性、指向性和创造性等主要特征。由于概率论是研究随机统计规律的学科，概率思维在处理问题时需要采用随机的方法，以透过中医药信息处理所面对的现象信息表面的偶然，去寻找其内部蕴含着的必然；中医药信息处理面对的是具有极大不确定性的复杂巨系统，我们需要运用概率思维的概括性功能揭示这些千变万化、杂乱无章的现象信息形式结构和数量关系的本质特征和规律。实际上，有关不确定性的问题一直在困扰着我们。我们知道，量子力学的出现，促进了对非线性系统、复杂性系统研究的开展，从而使不确定性的问题凸显出来，统计力学随之诞生。中医药信息处理具有明显的不确定性特征，有着明显中医药特征的维度与尺度所构建的系统同样具有明确的不确定性，在中医药信息处理过程中构建的状态规模（包括证候和方剂）具有明确的不确定性；他组织刺激自组织发级联反应通路达到的稳态依然具有明确的不确定性（亦即级联反应最终反应的结果具有不确定性）；但现代医学的信息处理同样具有明显的不确定性，现代医学同样是建立在统计的基础之上的，所有指标都是依据统计学选取正常值区间。那么，中医药与现代医学两者之间是否有差别？如果仔细观察的话，现代医学追求的是不确定性中的大概率事件，而中医药学的不确定性是小概率事件。众所周知，统计物理学朝向的是不确定性的大概率事件，与此一脉相承，现代医学基于统计学的不确定性朝向的也是大概率事件，但中医药学由于其个体化的特征导致不确定性朝向的却是小概率事件。由此可见，尽管量子力学打破了经典力学的确定性，建立了统计力学来处理其不确定性，但很明显，统计力学追求的是大概率事件，也就是说，量子力学虽然不再是确定性的了，但在不确定性的范围内，其寻求的依然是朝向确定性的大概率，这与中医药学基于个体化和辨证论治直指不确定性的小概率事件还是有着质的差别。由此可见，朝向小概率事件是中医药信息处理所具有的独特特征，在中医药信息处理过程中，这种朝向小概率事件表现得淋漓尽致。由于个体化、高维小样本使得中医药信息处理所涉及到问题维度时朝向小概率事件；由于面对的是人体复杂巨系统，中医药信息处理需要考虑涌现的问题，因而在涉及尺度问题时，朝向的还是小概率事件；同理，处理基于尺度与维度构建的规模问题时依然需要朝向小概率事件；无论是基于相似性思维还是基于相似性理论，中医药信息处理的相似事件和相似联系时，朝向的还是小概率事件；在中医药信息处理中出现的同步依然是小概率事件；基于他组织激活自组织诱发级联反应通路同样是小概率事件；由于中医药信息是现象信息，其重复率同样是小概率事件；基于个体医生经验构建的认识论信息同样是小概率事件；基于天地人的整体信息，由于其关联关系的复杂性，导致其出现率同样是小概率事件；时间信息的流动性决定了此类信息的小概率特性；个体患者和个体医生使得两者构建的系统所具有的信息明确是小概率事件；中医药学所观察的所有复杂系统都具有极为复杂的关联关系，这种关联关系出现的不确定性依然是小概率事件；无论是个体医生思维还是个性化的中医药机器思维均具有明确的不确定性，其重复的概率依然还是小概率事件。但在中医 CDSS 研制中，节点的选择是为了增大可及的概率，药物组对症状组的处理也是为了增大可及的概率，因此，怎样理解中医药的不确定性，依然深深地困扰着我们。如何利用相似性思维解决中医药信息处理中的小概率事件是需要我们认真思考的问题，实际上在人体这个复杂巨系统上所表现出来的状态信息的重复发生依然是小概率事件，小概率事件包含了大概率事件是不言而喻的，只要我们承认在人体这个开放的复杂巨系统上所有出现的状态只有相似没有相同，那么显然小概率事件包含了大概率事件，大概率事件只是小概率事件的抽提，只是有意识地将某些细节忽略掉而已。

　　上面所有这些问题都有待于在今后的研究和工作中不断探索，以求能够有所进步。十分期待读者能够给我们以更多的启发，使中医药信息处理科学问题的研究不断深入。

崔　蒙

2023 年 1 月

致　　谢

　　经过了二十余年的酝酿与思考，一年多的筹备与撰写，这本《中医药信息处理的科学问题》终于完成了第一版初稿。之所以强调第一版，因为我知道我只是在系统科学、复杂科学与中医学相融合的道路上进行了一些粗浅的基本的探索，未来我们肯定还会继续研究，还会有第二版、第三版，这是一个值得深入挖掘与探索的方向。

　　说起第一次和复杂科学结缘，时间需要回溯至20世纪九十年代末期，我要特别感谢的是中国中医科学院王永炎院士的推荐。当时王院士是中医第一个国家重点基础研究发展规划项目（973项目）"方剂关键科学问题的基础研究"的首席科学家和第八课题组组长，要求包括我在内的第八组的所有研究人员都要研读由克劳斯·迈因策尔著的《复杂性中的思维——物质、精神和人类的复杂动力学》，并且要撰写读书笔记，进行小组讨论。但当时的我只是隐约感知复杂科学是个很神秘的学科，与中医似乎在某些维度具有关联，并未能够完全熟读与理解。不过，从那时起，复杂科学和系统科学就成为我在筹划构建中医药信息学的一个关键思想源泉。

　　中国医学科学院刘德培院士予我的启示主要是包容，他对我具有深刻启示的思维方法是不要把中医和现代医学对立起来，而要将两者融合起来。就比如现象和本质、确定性和不确定性等等，所有的东西都是包容的，没有什么是不能包容的。中医学自古以来就是海纳百川、与时俱进的，在其形成之初便已吸收、借鉴了当时人文领域的一些理论、思维、观念等，明清之际，西学东渐也在中医药发展历程中留下印记。如此观之，复杂性科学的思维与方法也可以成为研究中医药信息的利器。

　　中国科学院生物物理研究所陈润生院士已年逾八旬，但他潜心治学、勇于坚持的精神是我这么多年研究中医药信息学的强大支撑。他在非编码RNA领域坚持开展了数十年的研究工作，为中国人在这个领域中占有一席之地做出了巨大的贡献，也为非编码RNA研究的推进做出了不懈的努力。陈院士不为世俗所扰，坚持追逐梦想，挑战学科难题的精神给我了很大的鼓舞。

　　长期从事系统与控制科学研究的中国科学院国家数学与交叉科学中心郭雷院士则明确地告诉我，现代医学也是建立在不确定性上，除了牛顿那种经典力学，很多现代科学尤其是生命科学基本上都是建立在不确定性上的。开展复杂性科学研究，我们要思考的是不确定性里面的差异，而非确定性和不确定性的差异。郭院士的洞见让我进一步坚定了从复杂性科学角度特别是不确定性中的小概率事件切入研究中医药学、中医药信息学的信心。

浙江大学吴朝晖院士则与我相识多年，最早始于20世纪90年代的数据处理工作，到后来在信息技术特别是人工智能研究方面的无条件支持，给了我们极大的帮助。吴院士是人工智能领域的专家，而我在这本书中还探讨了一些中医药人工智能以及计算思维方面的问题，蒙其不弃，欣然作序，我甚为感激。

最后我要感谢的是我的几位博士和博士后，从开始对系统科学的一无所知，到后来完成了五章全部内容的撰写，其中高博主要负责第一章"信息特点"和第三章第三部分"组织"，协助我完成了"本书架构"，为全书通稿和排版，以及与出版社的沟通和联系，付出了极大的努力和心血；杨硕负责第二章"核心问题"和第三章第一部分"规模"；朱玲负责第四章"思维"和第三章第二部分"同步"；朱彦则主要撰写了第三章"科学内涵"中的第四部分"相似"。我的学术经验继承工作继承人徐丽丽博士则撰写了第五章"基点"。

合抱之木，生于毫末；九层之台，起于累土；千里之行，始于足下。中医药信息学是一门新兴的交叉学科，中医药信息与复杂性科学的交互则更是一个全新的领域与方向，我期待我的学生以及更多有志于此的年轻人能够开阔思路，大胆假设，小心求证，坚守中医药信息研究这方净土，锲而不舍，百尺竿头，更进一步。

崔 蒙

2023年1月